UN VIAJE DE INICIACIÓN AL APRENDIZAJE DE FISIOLOGÍA HUMANA

Miguel Burgos Lozano

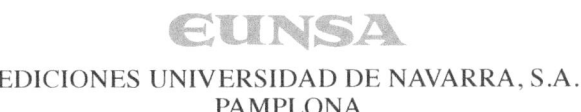

EDICIONES UNIVERSIDAD DE NAVARRA, S.A.
PAMPLONA

Cupón para la Biblioteca Virtual

Accede a la versión eBook de este título por solo **1,99 €**. Con la compra de este libro puedes utilizar el siguiente cupón para la lectura en *streaming** desde la Biblioteca Virtual. **Sigue estas instrucciones** para visualizar tu libro:

1. Dirígete a la web de la Biblioteca Virtual **https://ebooks.eunsa.es/library**.

2. En la web ve a **Iniciar sesión** e introduce tu email y contraseña. Si no estás registrado, deberás completar el proceso en **Registrarse**.

3. Tras registrarte, accede a la página del libro o lee el QR de esta página. Bajo el precio podrás **insertar el código oculto en el siguiente cupón** para activar la promoción.

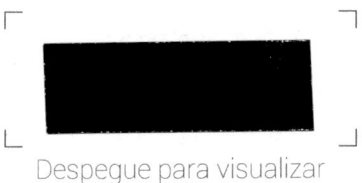

Despegue para visualizar

Acceso directo al eBook

Canjéalo en ebooks.eunsa.es

*Con acceso a internet desde cualquier navegador.

© 2024. Miguel Burgos Lozano
Ediciones Universidad de Navarra, S.A. (EUNSA)
Campus Universitario · Universidad de Navarra · 31009 Pamplona · España
+34 948 25 68 50 · www.eunsa.es · eunsa@eunsa.es

ISBN: 978-84-313-3968-5
DL NA 1531-2024

Primera Edición: Septiembre 2024

Imprime Podiprint

Printed in Spain – Impreso en España

ÍNDICE

INTRODUCCIÓN

Con este libro, os propongo un viaje iniciático. Un camino, una vía para el aprendizaje de la fisiología, la ciencia en la que se asientan las bases de la salud. Una ciencia integradora, para la que necesitamos asimilar gran cantidad de conceptos complejos, de diversa índole científica y que necesitan de una asociación de conceptos continua para un aprendizaje adecuado y significativo.

El estudio de la fisiología se puede plantear de diversas maneras, cada una con sus pros y sus contras. El itinerario de aprendizaje de este manual pone el foco en la comprensión de los conceptos y no en su memorización, algo necesario para poder llegar a integrar la fisiología *como un todo*. Es importante resaltar que este manual no es un libro de fisiología exhaustivo como *el Guyton o el Silverthorn*, sino un compendio de las nociones más importantes necesarias para iniciarse en el estudio de la fisiología humana. Está escrito focalizado sobre aquellos conocimientos necesarios que han de adquirir los estudiantes de especialidades sanitarias y científicas de primeros cursos, contado de una forma sencilla y desde la base. Muestra un equilibrio entre el rigor académico y una aproximación simplificada de la *realidad fisiológica*, acorde a la medicina basada en la evidencia científica, con el propósito de esclarecer una serie de conceptos complejos que a veces *atentan* contra nuestra idea del mundo.

Desde que comencé mi carrera científica y docente en una Facultad de Medicina me he empapado de anécdotas y dificultades del aprendizaje del alumnado en mis conversaciones con el resto de los profesores y con los propios alumnos. He impartido docencia en fisiología para alumnos de Medicina, Enfermería, Farmacia, Nutrición, y otros grados de ciencias de la salud en el ámbito universitario y en módulos profesionales. De formación bioquímico, tuve que desgranar y estudiar cada concepto comenzando por la base más elemental. Desde la fisiología celular, tan importante para conocer el mecanismo que usa cada una de las moléculas y su señalización, hasta la fisiología humana en su conjunto, necesaria para que futuros estudiantes comprendan lo que ocurre cuando no estamos en *estado de salud*.

Aunque lo ideal es tener clases de 20 personas motivadas para llevar a cabo pedagogías personalizadas (sí, lo he vivido en la universidad), en clases (mucho) más numerosas también se pueden aplicar técnicas que favorezcan el aprendizaje. El método inductivo y el uso del razonamiento con significado y guiado para llegar a cada concepto son métodos efectivos para la construcción mental del aprendizaje. Y en fisiología, tremendamente útiles. El trabajo en equipo, la *gamificación* y por su puesto la clase magistral, aderezada de manera puntual por un humor sano, son las bases pedagógicas de mis clases. Este libro pretende ser una extensión de estas sesiones, en formato escrito. El enfoque fisiológico es el sistémico, dejando mi querida fisiología celular en una base suficiente para conocer la humana. Para algunos de los temas que no son imprescindibles para comprender los cimientos de la fisiología, pero que son importantes e interesantes en mi opinión, he creado un blog dedicado al libro (https://mburgosloz.wordpress.com) donde se pueden encontrar explicaciones a una serie de temas complementarios.

Los profesores universitarios tenemos una gran responsabilidad a la hora de *enseñar a aprender* las materias que impartimos. No somos meros transmisores de información, sino que somos guías importantes para que el alumnado consiga el conocimiento, que ha de hacer suyo. Debemos adaptar la cantidad de conceptos de estudio para que sean de utilidad a cada uno de los alumnos, de muy diferentes formaciones y motivaciones, para así sacar de cada uno lo mejor de sí mismo, con el fin de que sea el mejor profesional posible. En este sentido, muchos alumnos han de romper un *techo de cristal pedagógico*: el estudiar *para aprobar*, para poder llegar a estudiar *para aprender*. Entre mis objetivos en el aula se encuentra el de motivar al estudiante a que cambie esta mentalidad (aunque pueda sonar utópico), con el fin de que saque el máximo provecho de sus capacidades, para que disfrute aprendiendo, y para que sepa que *siempre hay algo más*. Los conocimientos en fisiología, en cualquier nivel, se asemejan a un iceberg: por mucho que aprendemos, sólo vemos la parte externa del hielo. Lo importante es *querer saber* más, ¿qué hay oculto en las profundidades?

Finalmente, quiero agradecer a todas las personas que me han ayudado para la realización de este libro. A la Universidad de Navarra, por darme la formación y la libertad para crecer como docente. A Javier Balibrea de Ediciones Universidad de Navarra (EUNSA), por apoyarme en las ideas sobre el libro y en el estilo, y por animarme a escribirlo teniendo en mente a un público amplio. A la Decana de la

Facultad de Farmacia y Nutrición, María Javier, y a la directora del departamento CAF, Marian, por su apoyo a mis ideas pedagógicas. A Carmen, Vicedecana de investigación y profesorado, que fue quién me impulsó y motivó a sacar adelante este libro. A los fisiólogos cercanos, Pilar, María Jesús, Pedro, Amelia, Sonia y Jaione, que me han ayudado con sus distintas visiones del campo y con los comentarios del manuscrito. A mis antiguos compañeros de docencia de fisiología para Medicina, Silvia, Eduardo, Juan, Bea, Miriam y Pedro, por sus horas incansables de explicaciones en pro de la excelencia, su *cacharreo* fisiológico y su pasión por el aprendizaje del alumnado. A mis padres, por tanto, por su esfuerzo en que tenga la mejor educación. A Cris, por acompañarme en el viaje de su vida.

Para que a las futuras generaciones les guste aprender fisiología.

A Mario, a Marc.

1. HOMEOSTASIS

En primer lugar, ¡lo siento! Me cuesta comenzar la primera lección de un curso de fisiología, describiendo unos *aburridos* conceptos clave...pero no hay más remedio. Hemos de comprender de forma correcta **la base de la fisiología** para no perdernos en el viaje de aprendizaje conforme avance cada sistema. Así que el objetivo de este primer tema es sumergirnos y familiarizarnos con estos conceptos, aunque no podáis ver su utilidad por el momento.

Conceptos importantes

Con mucho fundamento

Entre las definiciones de la palabra fisiología podemos encontrar la siguiente: "Ciencia que estudia el **funcionamiento en estado de salud** de un organismo vivo y las partes que lo componen, incluidos sus procesos físicos y químicos". **Función** en *estado de salud*, quiere decir, cuando estamos sanos y no tenemos ninguna patología. La Organización Mundial de la Salud (OMS) define el estado de **salud** en base al bienestar físico, mental, social y de capacidad de funcionamiento teniendo en cuenta a cada individuo dentro del colectivo. Por su parte, se puede entender la función desde tres puntos de vista fisiológicos: cómo funcionan las células (fisiología celular), cómo funciona un organismo en su totalidad (fisiología humana o sistémica), y cómo interacciona el individuo con el medio ambiente que lo rodea.

En este libro vamos a trabajar desde un punto de vista imprescindible para comprender la función de nuestro cuerpo: la **integración**. Los organismos vivos somos mucho más que la simple suma de nuestras partes, de manera que necesitamos entender la fisiología como un **todo**. Conforme avancen los temas, los iremos integrando con los ya estudiados, ya que lo que ocurre en una parte del cuerpo afecta a todas las demás. Podemos incluso llevar el concepto de integración a otro nivel: nos podemos preguntar, por ejemplo, ¿por qué los eritrocitos (glóbulos rojos) transportan O_2? Y podemos dar dos repuestas válidas:

- Porque necesitamos llevar el O_2 a todos los tejidos de mi organismo (el **porqué**, la **razón**).

- Porque cada eritrocito contiene 300.000.000 de moléculas transportadoras de O_2 en su interior (el **mecanismo** o proceso, el **cómo**).

Para comprender la razón fisiológica de una determinada función, necesitamos conocer cómo se realiza. En este libro vamos a tener a los dos procesos en cuenta, y estudiaremos la fisiología como una **integración** de la **función** y el **mecanismo**.

Suficiente filosofía de la fisiología. Pasemos al estudio de una serie de conceptos tremendamente importantes. Y *no se vale* aprenderlos *de memoria*. **Para aprender, debemos de dar significado a lo aprendido**, debemos de **reflexionar continuamente**: es un proceso **tremendamente activo a nivel cognitivo**. Cada uno de nosotros ha de interiorizar los conceptos aprendidos, hemos de *hacerlos nuestros*. Acércate conmigo a aprender fisiología, *pequeño saltamontes*, y recuerda: el protagonista de este libro no soy yo, sino **tú y tu aprendizaje**. Para ello, has de **transformar la información que leas (objetiva) en tu propio conocimiento (subjetivo)**. ¡A por ello!

Todos los conceptos que vamos a estudiar en este capítulo se refieren a variables fisiológicas que tienen un fin: **mantener nuestro equilibrio interno**. Dentro de nuestro cuerpo, deseamos estabilidad. Que nada cambie demasiado, y si lo hace algún **parámetro**, contamos con **mecanismos para compensar el cambio y recuperar el equilibrio**. Y aquí viene la palabra clave de la fisiología en estado de salud: queremos mantener nuestra **homeostasis**.

Una definición de homeostasis es: "conjunto de **mecanismos** que conservan los **valores** de los **parámetros fisiológicos** dentro de un **rango**, manteniendo el **medio interno relativamente estable**". Un parámetro es una variable, una medida que puede variar, como la temperatura o la frecuencia cardíaca. Desgranemos la definición de homeostasis en cada una de sus partes, tomando la temperatura corporal como ejemplo de parámetro fisiológico:

- **Mecanismos:** se refiere a los procedimientos que realizamos para mantener nuestra temperatura corporal de 37ºC, que es imprescindible para el funcionamiento correcto de nuestros procesos internos. Para ello, a nivel de fisiología celular, unas organelas intracelulares llamadas mitocondrias desacoplan parte de la energía que obtienen para la generación de calor. A nivel de fisiología sistémica, cuando hace mucho frío, podemos tiritar, generando calor a través de la contracción muscular. Al contrario, cuando hace mucho calor, podemos sudar, de manera que el agua secretada se evapora, lo que lleva a una disminución de la temperatura corporal.

- **Parámetro fisiológico dentro de un rango:** la temperatura no ha de mantenerse a 37ºC exactos. Funcionamos bien dentro de un cierto rango de valores. Por ejemplo, entre 36.5ºC y 37,5ºC nos encontramos en homeostasis: podemos aceptar pequeños cambios sin alterar el correcto funcionamiento del organismo.

- **Medio interno relativamente estable:** en línea con el párrafo anterior, no necesitamos compensar continuamente la temperatura para que se mantenga a 37ºC, existe un rango en cada parámetro donde estamos *cómodos*.

Ahora bien, si no conseguimos compensar los cambios, perdemos la homeostasis y podemos entrar en procesos **fisiopatológicos**, que son la puerta de entrada a las enfermedades (figura 1.1).

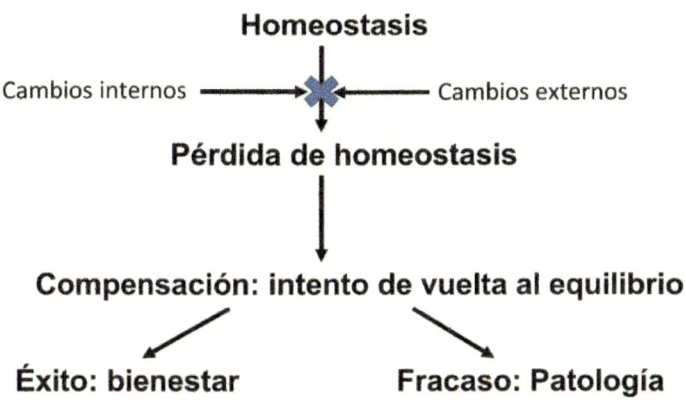

Figura 1.1. Fisiología *vs* Fisiopatología. La clave para conservar el estado de salud se basa en nuestra capacidad para compensar los cambios internos y externos y poder mantener la homeostasis. Si lo conseguimos, mantendremos nuestro estado de bienestar. Si no lo conseguimos, podemos entrar en un proceso fisiopatológico.

Para compensar los cambios en las variables fisiológicas, disponemos de una serie de mecanismos internos que permiten controlar los diferentes parámetros. Para realizar este control, necesitamos ser capaces de **sentir** los cambios de las variables, de **integrar** la información que provenga de diferentes fuentes, y de **responder** de manera eficiente ante estos cambios (figura 1.2).

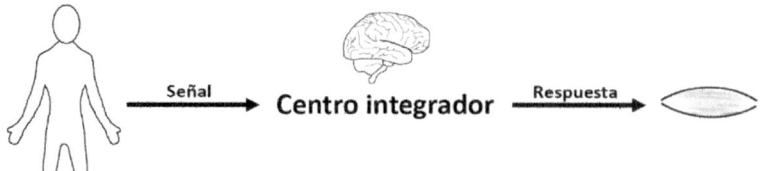

Figura 1.2. Integración señal-respuesta. Recibimos señales continuamente, y cuando ocurren cambios en las señales que nos pueden hacer perder la homeostasis, nuestro centro integrador actúa emitiendo una respuesta lo más eficiente posible. La respuesta se puede producir de diferentes maneras, provocando un cambio en la longitud de los músculos (esqueléticos como el mostrado, lisos o cardiaco), o variaciones en la liberación de moléculas a la sangre desde algunas glándulas.

A lo largo de todo nuestro cuerpo, a nivel de **fisiología sistémica**, contamos con **sensores** que nos informan de múltiples parámetros fisiológicos. Los sensores se encargan de enviar **señales** denominadas **aferentes** a nuestro centro integrador, que es **el sistema nervioso central**. En él se **integra toda la información**, y como resultado se proporciona una **respuesta**: se envían señales denominadas **eferentes**, que parten del sistema nervioso central, principalmente hacia los **músculos** y las **glándulas**. Por otro lado, podemos estudiar un proceso a nivel de **fisiología celular**. Determinadas señales externas (eléctricas, químicas, mecánicas, etc.) llegan a nuestras células. Si la célula es sensible a estas señales, se produce una **señalización intracelular**. La célula actúa como un centro integrador de todas estas señales con el objetivo de **dar una respuesta celular**, como la liberación de determinadas sustancias o el movimiento celular.

Acabamos de comentar una de las claves en fisiología: la **integración** de la información que nos llega, que es necesaria para dar una respuesta eficiente. Para ser capaz de coordinar adecuadamente las señales, nuestro sistema nervioso ha de **saber interpretar y determinar el valor de cada variable que sea el adecuado para nuestra homeostasis**. Ese valor se denomina **punto de ajuste**. Por ejemplo, en el caso de la temperatura, es de 37ºC. Alrededor de este valor podemos tener pequeñas variaciones sin consecuencias para nuestra homeostasis. De hecho, las variables fisiológicas cambian a lo largo de nuestra vida, y a lo largo del día, en lo que llamamos los **ciclos circadianos** (ciclos de 24h). Nuestra temperatura disminuye unos 0.5ºC cuando dormimos, y vuelve a aumentar al despertar. ¿Esta variación es patológica? Para nada, es necesaria para no derrochar energías innecesarias por la noche. Estos cambios fisiológicos se denominan **ritmos biológicos**, y cambian el punto de ajuste de las variables de manera recurrente y predecible. De hecho, aunque a los fisiólogos *nos encanta* el término de homeostasis, nos gusta incluso más el de **homeodiná-mica**. Los parámetros fisiológicos varían continuamente para conseguir mantener nuestro estado de salud.

Muy relacionados con los ritmos biológicos debemos de conocer los conceptos de **prealimentación** o **anteroalimentación**. Son aquellas variaciones en variables fisiológicas que realizamos involuntariamente y que nos preparan para los cambios que van a ocurrir: **nos anticipándonos fisiológicamente.** Podemos recordar la imagen de Homer Simpson babeando y relamiéndose ante el pensamiento de una rosquilla: antes de comer, ponemos en marcha mecanismos como la generación de saliva (y otras secreciones) para estar preparados ante la llegada del alimento, como veremos en fisiología digestiva. Como ejemplo de anteroalimentación en otros sistemas, el tono muscular y la frecuencia cardiaca aumentan en los momentos previos a la práctica deportiva.

Como se ha comentado anteriormente, no solo vamos a hablar del porqué, sino también del cómo ocurren los procesos fisiológicos. Vamos a estudiar diferentes tipos de **mecanismos de control** con los que podemos compensar los cambios que afectan a las variables fisiológicas. Para ello, hemos de diferenciar entre:

- Procesos fisiológicos en los que **una sola molécula** tiene efectos diferentes **dependiendo de su concentración**. Por ejemplo, el diámetro de los vasos sanguíneos de los tejidos, y por tanto la cantidad de sangre que circula a su través, está principalmente determinado por una sustancia de la cual has oído hablar: la adrenalina. Su mayor o menor concentración lleva a un aumento del diámetro de algunos vasos sanguíneos (vasodilatación) y disminución de otros (vasoconstricción). Este tipo de control fisiológico se denomina **control tónico**.

- Procesos fisiológicos en el que intervienen no una, sino **dos moléculas que tienen efectos opuestos**. Como ejemplo, podemos indicar los efectos opuestos de las hormonas insulina y glucagón sobre la glucemia (la concentración de glucosa en sangre), o los efectos contrarios de la activación del sistema simpático y parasimpático sobre la frecuencia cardiaca. Este tipo de control fisiológico se denomina **control antagonista**.

Los efectos de la adrenalina, la insulina y el glucagón y los sistemas simpáticos y parasimpático son tremendamente importantes en fisiología y los estudiaremos en detalle a lo largo del libro. Por simplificación, en este manual no vamos a diferenciar entre noradrenalina (liberada por ciertas neuronas) y adrenalina (liberada a la sangre como hormona).

Otro tipo de mecanismos que debemos conocer dada su gran importancia en el mantenimiento de la homeostasis es el de retroalimentación o *feedback*. Distinguimos dos tipos:

- **Retroalimentación negativa**: es un tipo de **compensación fisiológica**. Utilicemos un ejemplo para su comprensión. Cuando comemos, la glucosa presente en los alimentos es absorbida por células del intestino delgado, para finalmente llegar a la sangre. ¿Es homeostático que aumente la glucemia, que se mantenga más glucosa de la normal en la sangre? No, por mecanismos que explicaremos en fisiología endocrina. Además, la glucosa proporciona la energía necesaria para nuestras funciones vitales: si está en exceso, la guardamos en ciertos tejidos (hígado, músculo esquelético y tejido adiposo) para almacenarla. Para que se produzca el proceso de almacenaje de glucosa, necesitamos que nuestro páncreas libere a la sangre la insulina, la hormona que induce la entrada de glucosa hacia las células de los tejidos mencionados. El proceso en su conjunto está representado en la siguiente figura:

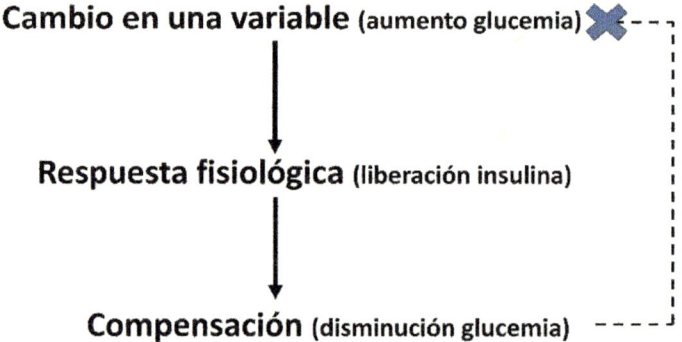

Cambio en una variable (aumento glucemia)

Respuesta fisiológica (liberación insulina)

Compensación (disminución glucemia)

Figura 1.3. **Retroalimentación negativa.** A nivel homeostático, la retroalimentación negativa pone en marcha procesos para compensar el cambio en una variable, consiguiendo el cambio en sentido opuesto; si, por ejemplo, el cambio es un aumento de la variable, los mecanismos llevan a su disminución.

En este caso, se ha *compensado* el aumento de un parámetro (glucemia) con la internalización celular de glucosa en los tejidos que la pueden almacenar por medio de la insulina, de manera que el parámetro vuelve a niveles normales: esto es un proceso de *feedback* negativo, y es la base de muchísimos procesos fisiológicos.

- **Retroalimentación positiva**: en muchas ocasiones, para conseguir un resultado homeostático, necesitamos que la variación inicial que se ha producido de un parámetro se incremente aún más para producir el efecto deseado. Un ejemplo de este tipo de proceso es el parto, que comienza con el descenso del futuro bebé al cuello uterino, provocando presión sobre el cuello del útero. ¿Este efecto es suficiente para provocar el parto, que es lo que queremos alcanzar fisiológicamente? No, para conseguirlo, necesitamos un efecto mayor. En el cuello del útero hay células sensibles a este estiramiento que conectan con una zona del cerebro de la madre, el hipotálamo. Cuando estas neuronas se activan por el efecto del estiramiento debido a que el bebé desciende al cuello uterino, su conexión con el hipotálamo provoca una liberación desde neuronas hipotalámicas a la sangre de la hormona oxitocina. La oxitocina viaja por la circulación sanguínea, y a su llegada al útero, provoca contracciones en el músculo uterino. Estas contracciones empujan más la cabeza del bebé hacia el cuello uterino, provocando un mayor estiramiento, lo que induce una mayor activación de las neuronas del hipotálamo. Las neuronas liberan más oxitocina, que a su vez provocan más contracciones, de forma que entramos en un círculo vicioso, que sólo acaba cuando el bebé nace. Cuando el cuello uterino ya no tiene la presión producida por el bebé, se interrumpe la retroalimentación positiva. Este tipo de procesos entran en un bucle que puede no tener fin, y **necesitamos un evento externo** (nacer, en este caso) para **interrumpir el bucle de retroalimentación positiva** (figura 1.4).

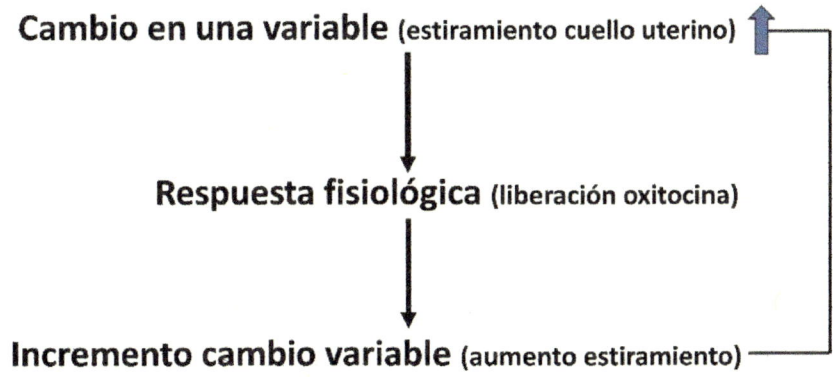

Figura 1.4. Retroalimentación positiva. A nivel homeostático, el cambio de una variable (un aumento o un descenso) es incrementado para obtener el resultado esperado; si, por ejemplo, el cambio es un aumento de la variable, los mecanismos de retroalimentación positiva conducen a un aumento aun mayor de dicha variable. No son procesos homeostáticos *por sí mismos*, ya que necesitan eventos externos para su fin; sin embargo, sin el correcto funcionamiento de estos procesos, no se puede alcanzar la homeostasis a nivel global, y veremos numerosos ejemplos de ello a lo largo del libro.

Un último concepto importante de este tema es el **equilibrio de masas**. Para entender este concepto podemos recordar al humorista José Mota y su frase *las galli-nas que entran por las que salen*. Fisiológicamente, para que se mantenga constante la cantidad de una sustancia en mi organismo, han de equilibrarse las ganancias (*gallinas que entran*) con las pérdidas (*gallinas que salen*). Parece sencillo, pero no lo es. Utilizando como ejemplo el equilibrio de masas del agua, para sus ingresos (entradas), hemos de tener en cuenta lo que bebemos (unos 2 litros), pero también la cantidad de agua formada en los procesos del metabolismo de los carbohidratos (0,3 litros). Para los egresos (pérdidas), hemos de tener en cuenta la diuresis (formación de orina, 1,5 litros), pero también la que se pierde con el sudor (muy variable), el agua presente en las heces (0,1 litros), o la que perdemos a través de los pulmones en forma de vapor de agua (también variable). Por tanto, no es tan sencillo conocer todos los ingresos y egresos de las diferentes sustancias, ya que hemos de tener en cuenta muchos factores. Algo inherente a esta cuestión es que termodinámicamente somos un sistema abierto, con entradas y salidas de material del cuerpo, por lo que hemos de estar preparados para reaccionar ante cambios externos. Podemos así definir la **homeostasis** como la **habilidad de los organismos** para **mantener estable el medio interno a pesar de las variaciones externas.** Y para ello, nuestras células han de comunicarse de manera eficiente.

Comunicación entre la célula y su entorno

¿Es el enemigo? Que se ponga

La comunicación es clave para el aprendizaje. La utilizamos para la lectura de este libro, para enviar un mensaje en el teléfono, o para demostrar lo aprendido en un examen. En este capítulo del libro vamos a estudiar la comunicación a nivel de fisiología celular, cómo *se dicen cosas* nuestras células. En primer lugar, las células normalmente *sólo hablan directamente* con sus vecinas, porque nuestros tejidos están físicamente separados los unos de los otros para mantener la homeostasis: en la jerga fisiológica hablamos de **compartimentación**. La compartimentación permite que **cada tejido se especialice, manteniendo una composición química adecuada para su función**. Contamos con diferentes cavidades a nivel anatómico (craneal, torácica y abdominal). En cada una de ellas, las células están separadas del resto de cavidades, aunque los vasos sanguíneos y los nervios pueden atravesarlas con el objetivo de llevar diferentes sustancias e información de una cavidad a otra.

La compartimentación es tan importante, que la correcta separación entre los tejidos es indispensable para la vida. A lo largo de este libro haremos referencia en numerosas ocasiones de las diferentes **barreras**, que tienen una doble función. Por un lado, impiden el paso a aquellas sustancias que no queremos dejar pasar hacia determinados tejidos. Por otro lado, **las barreras son lugares en los que dos tejidos se han de comunicar** correctamente para lograr la homeostasis. Los tejidos han de interaccionar entre ellos, por ejemplo intercambiando nutrientes y gases. Las células que separan unos tejidos de otros se denominan **epitelios**, un tipo especial de tejido que impedirá *casi* completamente la entrada y salida de sustancias en condiciones basales (como el epitelio de la piel), pero que podrán modificarse cuando necesitemos liberar o absorber determinadas sustancias. En el caso de excretar estas sustancias, (*echar fuera de nosotros*), un tipo de epitelio denominado **glandular** se encarga de la formación y preparación de la sustancia a liberar, a la espera de una señal fisiológica que dispare este proceso.

Además de los compartimentos anatómicos, los fisiólogos definimos los **compartimentos funcionales**. Para ello, tomamos como referencia la molécula más abundante en el cuerpo: el agua, el disolvente imprescindible para la vida, y que permite que ocurran todas las reacciones químicas que nos definen. Los **tres compartimentos funcionales líquidos** son (figura 1.5):

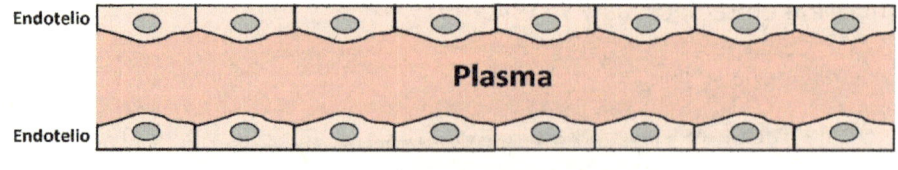

Líquido intersticial

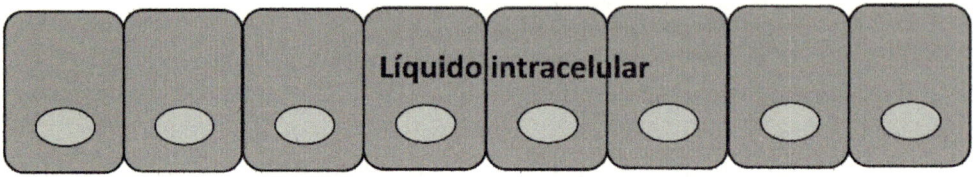

Figura 1.5. Compartimentos líquidos corporales. El plasma está situado dentro de los vasos sanguíneos, vasos que están delimitados por las **células endoteliales**. En la figura se muestra un capilar sanguíneo, en contacto directo con el líquido intersticial, que *baña* a las células de los tejidos. Dentro de las células, encontramos el líquido intracelular.

- **Líquido intracelular**: se encuentra dentro de las células, donde ocurren las reacciones metabólicas. Comprende hasta 2/3 partes del total de líquido en el nuestro organismo.

- **Líquido extracelular**: se encuentra simplemente fuera de la célula. Diferenciamos entre:
  - **Plasma**: la parte líquida de nuestra sangre, tejido que estudiaremos en el siguiente tema.
  - **Líquido intersticial**: entre el plasma y el líquido intracelular, existe un intersticio, un espacio entre la sangre y las células de los tejidos. Está en contacto y *baña* a todas las células de los diferentes tejidos.

En global, Un 60% de nuestro organismo es agua, lo que denominamos **agua corporal total**. Se distribuye de la siguiente manera ("Regla 60/40/20"):

- Líquido intracelular: 40%
- Líquido extracelular: 20%
  - Líquido intersticial: 15%
  - Plasma: 5%

El agua es el disolvente universal, donde se encuentran disueltas las diferentes sustancias en cada uno de los compartimentos líquidos. Los que se encuentran en mayor abundancia son los **iones** (también llamados **electrolitos**, sustancias con carga neta), como **Na⁺, K⁺ y Cl⁻**. Cada compartimento líquido difiere en la concentración de cada uno de estos iones. En el líquido extracelular, tanto en el intersticial como en el plasmático, encontramos gran concentración de Na⁺ y Cl⁻, y poca concentración de K⁺. Al contrario, en el líquido intracelular encontramos mucho K⁺, y poco Na⁺ y Cl⁻. De hecho, necesitamos esta distribución iónica para un funcionamiento celular eficiente. La **diferencia de concentración de los iones a ambos lados de la membrana es imprescindible para la vida**, y gastamos una enorme cantidad de energía en mantenerla. Además, otros iones como el bicarbonato (HCO_3^-) o el Ca^{2+} muestran grandes diferencias de concentración entre el líquido intracelular y el extracelular, al igual que proteínas, fosfatos, glucosa, o aminoácidos (figura 1.6). Y aquí vamos a definir un concepto importantísimo en fisiología celular. Podemos **sumar las concentraciones** de todas las moléculas presentes en cada uno de los líquidos, **de todos los elementos disueltos** en cada uno de los compartimentos. A esta suma se denomina **osmolaridad.** La osmolaridad es similar entre los líquidos corporales (con pequeñas diferencias) y está en torno a 300 mOsM (miliosmolar). Y es muy parecida en los tres compartimentos líquidos, a pesar de que contamos con concentraciones distintas de los diferentes compuestos químicos a un lado y otro de la membrana (figura 1.6).

Concentración, mM	Plasma	Líquido intersticial	Líquido intracelular
Na⁺	142	145	15
K⁺	5	5	150
HCO_3^-	24	24	10
Ca^{2+}	2	2	↓↓↓
Mg^{2+}	0.7	0,7	20
Cl⁻	108	108	10
Glucosa	5,5	5,5	↓↓↓
Suma total (mOsM)	**300**	**300**	**300**

Figura 1.6. Solutos (sustancias disueltas) en mayor concentración en los compartimentos líquidos funcionales. Las concentraciones de estos solutos se expresan en moles de cada compuesto / litro (concentración molar, M). Es una forma de concentración, como pueden ser gramos por litro, o docenas por litro. Un mol son 6×10^{23} moléculas de una sustancia. Una concentración de 1 M (Molar) tiene ese número de moléculas en un litro de disolución. 1 mM (milimol) de glucosa son 1000 moles menos de glucosa por litro de solución que 1 M. La suma de la concentración molar de cada una de las sustancias disueltas en un determinado líquido se denomina **osmolaridad** de ese líquido (concentración osmolar, OsM).

Otro concepto imprescindible para la homeostasis e íntimamente unido al concepto de osmolaridad es el de **ósmosis**. Para su comprensión, debemos estudiar brevemente algunas propiedades de la membrana plasmática, la estructura celular que delimita la célula, y que por tanto supone el lugar de interacción entre el interior celular y el líquido intersticial. Esta membrana tiene la particularidad de que es selectiva: *deja pasar* a unas determinadas sustancias, mientras que es impermeable a otras. Imaginémonos (es una simplificación, nada que ver con la realidad) que las moléculas disueltas en los líquidos corporales están o bien dentro de la célula, o bien en el líquido intersticial, pero no pueden salir ni entrar de la célula. Sin embargo, el agua *es un espíritu libre* y **puede desplazarse libremente a través de la membrana plasmática**. Hay un tema que *enfada* al agua: que tengamos más concentración de solutos a un lado que a otro de la membrana. El agua es *magnánima*, y *quiere* que todos los lugares a los que tenga acceso se encuentren a la misma concentración. Para conseguir que las concentraciones osmolares (recordemos, de la suma de todas las moléculas) sean las mismas en todos los compartimentos líquidos, **el agua se desplazará desde el lugar de menor concentración hacia el lugar de mayor concentración de solutos**. Definimos la **ósmosis** como el **movimiento de agua** a través de la membrana **ante una diferencia de osmolaridad entre dos compartimentos**. Pongamos un ejemplo: ¿qué ocurre si la osmolaridad del líquido intracelular de una célula es mayor que el líquido intersticial que la rodea? Que, como consecuencia de este desequilibrio, el agua entrará en la célula para compensar el exceso de solutos en el interior celular. Esto ocurre porque el líquido intracelular en este ejemplo tiene **mayor presión osmótica** que el líquido intersticial. La presión osmótica es la **fuerza con la que los solutos disueltos en el líquido** *atraen al agua* de otro compartimento líquido. Si un compartimento líquido tiene mayor presión osmótica que otro, ya que contiene mayor concentración de solutos, atraerá al agua hacia él. Como el agua puede atravesar la membrana libremente, entrará en la célula aumentando su volumen, y por tanto se *hinchará*. Este fenómeno se denomina tonicidad, y se explica en el blog del libro.

Imaginemos que algunas moléculas pueden entrar al interior celular desde el líquido intersticial. La osmolaridad intracelular aumentará, y con ella la presión osmótica en la célula. Como consecuencia, el agua entrará a la célula para compensar el aumento de moléculas, con el objetivo de que el líquido intracelular e intersticial estén a la misma concentración. Como **el agua tiene libertad para pasar de un lado a otro**, podemos decir que las células están en **equilibrio osmótico**: una vez se alcanza el equilibrio, la concentración de partículas es igual a ambos lados de la membrana. Sin embargo, no existe un **equilibrio químico** entre ambos lados de la membrana celular, ya que las concentraciones de cada uno de los elementos químicos a un lado y a otro de la membrana son diferentes.

Una consecuencia muy importante de que tengamos solutos diferentes en cada compartimento es que se produce una pequeña diferencia de moléculas que tienen carga positiva (cationes) y negativa (aniones) a ambos lados de la membrana, tal como describe la siguiente figura que representa a una célula:

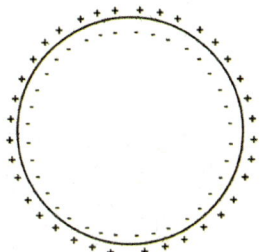

Figura 1.7. Distribución de cargas positivas y negativas a ambos lados de la membrana celular. El interior celular muestra una pequeña densidad de carga negativa respecto al exterior, en la zona colindante a la membrana plasmática. Esto genera un potencial de membrana de unos -70mV, aunque esta diferencia de cargas depende del tipo celular.

Como hemos estudiado, contamos con más Cl⁻ en el líquido intersticial que en el intracelular. ¿Cómo puede ocurrir entonces que tengamos un exceso de cargas negativas en el líquido intracelular? La respuesta radica en que contamos con gran cantidad de compuestos con carga negativa en el interior celular como la mayoría de las proteínas y el ATP, que se encuentran casi en su totalidad en el líquido intracelular, desequilibrando la balanza eléctrica y produciendo una diferencia de cargas. Esta diferencia de cargas genera un campo eléctrico de unos -70mV aproximadamente, y se denomina **potencial de membrana**. Por tanto, el interior de nuestras células es levemente más negativo que el exterior. Esta diferencia de potencial eléctrico es característica de los seres vivos, y gastamos gran cantidad de energía en mantenerlo. A modo de aclaración, el cuerpo en su conjunto es eléctricamente neutro: cada carga positiva está compensada por una carga negativa. La generación del potencial de membrana celular es un proceso complejo que se detalla en el blog de este libro.

Una aclaración: **no confundamos igualdad con equilibrio**. la homeostasis no implica que el líquido intracelular y el extracelular tengan las mismas concentraciones, sino que el organismo cuenta con las **cantidades que necesita de agua y solutos** y que éstas se **hallan en la proporción correcta** para un **funcionamiento adecuado** de la célula en los diversos compartimentos funcionales líquidos. El **desequilibrio químico** (diferente concentración de cada tipo de soluto a ambos lados de la membrana) **origina un desequilibrio eléctrico** (diferente carga eléctrica a ambos lados de la membrana).

Se ha planteado la simplificación de que los solutos no salen ni entran de la membrana. Pero obviamente, las células tienen que absorber unas sustancias, secretar otras, y ante señales específicas, responder adecuadamente. Necesitan **comunicarse**. Como hemos mencionado, la estructura que separa al interior celular de su entorno es la **membrana plasmática**. Es una **membrana doble**, formada fundamentalmente por **dos capas de fosfolípidos enfrentados (bicapa)** y por **proteínas**. Consigue un aislamiento del contenido celular del exterior, pero que a su vez ha de ser sensible a las sustancias que llegan y reaccionar ante señales de muy diversa procedencia (figura 1.8). En fisiología celular, la **dinámica de membranas** estudia la entrada y salida de moléculas, y la generación de las señales intercelulares.

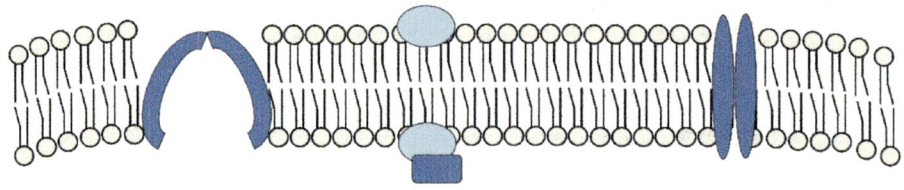

Figura 1.8. Membrana plasmática. Se muestra la bicapa de fosfolípidos (gris) y algunos tipos de proteínas (azul). Además, en la membrana encontramos colesterol (clave para la fluidez y para la comunicación), glucolípidos y glucoproteínas. En general, en las imágenes celulares de este libro la parte superior corresponde con el medio intersticial, mientras que la inferior corresponde con el líquido intracelular.

Entonces, podemos preguntarnos, ¿deja pasar la membrana plasmática algún compuesto a través de la bicapa de fosfolípidos? Ya conocemos una: el agua, que se moverá en función de la osmolaridad de los compartimentos líquidos, para igualar las concentraciones. En cuanto al resto de moléculas, **muy pocas pueden pasar a través de la bicapa de lípidos**:

- Moléculas **solubles en lípidos**, también llamadas **lipófilas**. Al tener la misma naturaleza que los fosfolípidos de membrana, pueden atravesar la bicapa entre las moléculas de fosfolípidos. Veremos algunos ejemplos a lo largo del libro, como los esteroides o las hormonas tiroideas.

- Moléculas gaseosas, como el O_2 y el CO_2.

- Moléculas pequeñas polares, pero sin carga eléctrica, como la **urea**.

Por tanto, la bicapa de fosfolípidos es **impermeable al resto de las moléculas**: **iones** (aunque son pequeños, están cargados eléctricamente), **aminoácidos**, **proteí-**

nas, **monosacáridos**, etc. Sin embargo, necesitamos que estas moléculas también entren en la célula, lo que ocurre por una serie de procesos de **transporte a través de la membrana** que vamos a estudiar a continuación.

En general, una característica muy importante del transporte de membrana de cualquier sustancia es si **gasta o no gasta energía** en el proceso. Estudiemos un ejemplo visual. Imaginémonos que tenemos un vaso de agua lleno a la altura del brazo y le damos la vuelta. La gravedad *transporta* el agua al suelo, *sin gastar energía*. Sin embargo, si queremos llevar un vaso de agua desde el suelo hasta la altura de mi brazo, tengo que gastar energía para contraer los músculos necesarios y poder desplazar el agua en sentido superior. Volviendo a la dinámica de membranas, vamos a diferenciar entre el transporte de sustancias disueltas sin gasto de energía, al que denominamos **transporte pasivo**, y el transporte de energía con gasto de energía, o **transporte activo**.

Por tanto, las **moléculas que pueden atravesar la membrana libremente** lo hacen sin gastar energía, por **transporte pasivo**. Para comprender adecuadamente el funcionamiento de este transporte, debemos conocer el proceso físico que en el que se basa: la **difusión**. La difusión es un *movimiento de una sustancia disuelta en el agua*, por la que **se dirige de lugares de mayor a menor concentración de dicha sustancia** (figura 1.9). En el caso en el que no exista diferencia de concentración, las sustancias no se mueven, no difunden. Por tanto, definimos la difusión como un movimiento de moléculas **a favor del gradiente de concentración**, que ocurre si se dan principalmente dos condiciones:

- Las moléculas pueden atravesar la membrana, o dicho de otro modo, **la membrana es permeable a estas moléculas**.
- Existe una diferencia de concentración de esta molécula a ambos lados de la membrana.

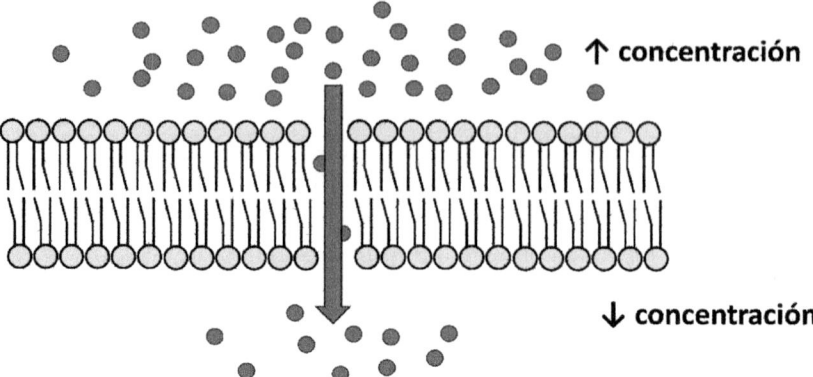

Figura 1.9. Movimiento de solutos a favor del gradiente de concentración, que *empuja* a las moléculas hacia el compartimento líquido con menos moléculas disueltas. La difusión elimina el gradiente de concentración y distribuye las moléculas de manera uniforme. Se trata de un transporte pasivo, lo que implica que las moléculas se moverán sin gastar energía. Además del gradiente de concentración y la permeabilidad, la difusión depende de la cantidad de superficie expuesta, del espesor de la membrana y su composición, de la temperatura, y del tamaño de las moléculas.

Podemos diferenciar dos tipos de difusión dentro del transporte pasivo. La primera la utilizan las moléculas que pueden atravesar la membrana entre la bicapa de fosfolípidos, y se denomina **difusión simple**. Está limitada a sustancias solubles en lípidos, y gases. Para el transporte del resto de las moléculas, necesitamos *un sitio* por donde puedan pasar: **las proteínas de membrana**, que son los lugares de paso para el resto de las sustancias que atraviesan la membrana. El transporte que usa proteínas para atravesar la membrana **sin gastar energía** se realiza por **difusión facilitada**. Es un tipo de transporte que necesita un *facilitador*, una proteína que deje pasar la sustancia a su través. Como se trata de un transporte pasivo, las moléculas se moverán siempre que se dirijan a favor del **gradiente de concentración**. Contamos con dos tipos de proteínas implicadas en la difusión facilitada, los **canales** y los **transportadores**, cuyas diferencias debemos conocer:

Los **canales** son un tipo de proteínas que atraviesan completamente la membrana. Comunican el interior celular con el exterior, permitiendo el paso de sustancias específicas (figura 1.10). Los canales pueden estar abiertos o cerrados. Algunos están abiertos de manera continua, mientras que otros están cerrados, y sólo se abren tras la llegada de una señal que les indica que han de dejar pasar a la molécula a la que son permeables. La mayoría de los canales que vamos a estudiar son específicos de iones: cuando están abiertos, permiten el paso de Na^+, K^+, Cl^- o Ca^{2+}.

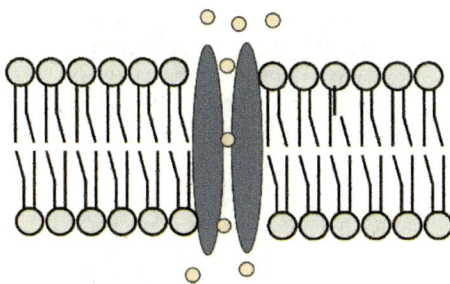

Figura 1.10. Canal de membrana. En la estructura de las proteínas que lo componen existe un hueco por donde pasan cierto tipo de moléculas, normalmente iones. Cada canal es específico de una molécula (por ejemplo, el ion Na^+), aunque puede dejar pasar moléculas parecidas (K^+, Ca^{2+}) en menor proporción. Existen otros canales que no son específicos de iones, que veremos a lo largo de este libro.

Nos podemos plantear, cuando un canal está abierto, ¿hacia dónde se produce el paso de los iones por estos canales? Para responder a la pregunta, debemos conocer el concepto de **potencial electroquímico del ion**, que se describe en el blog de este libro. Simplificando, la apertura de un canal provoca que el ion al que es permeable se desplace en base a dos parámetros:

- **Su gradiente de concentración.** Los iones más concentrados en el exterior se verán atraídos hacia el interior celular para igualar las concentraciones, y viceversa.

- **El gradiente eléctrico de la membrana.** Hemos de tener en cuenta el **potencial eléctrico de membrana celular** (ya hemos comentado que es negativo, de unos -70 mV), lo que atrae a iones positivos al interior celular y repele a los negativos.

Veamos un ejemplo de apertura de un canal de Na^+. El Na^+ es un ion **que tiene una concentración 10 veces mayor en el exterior celular que en el interior,** lo que atrae los iones al interior celular. Además, es un catión, un ion cargado positivamente, por lo que se verá atraído eléctricamente por un **interior cargado negativamente.** Por tanto, los iones Na^+ pasarán **hacia el interior de** la célula **en el caso que se abra el canal.**

Un tipo de proteína de membrana diferente implicado en la difusión facilitada es el **transportador** (figura 1.11). No forma un agujero en la membrana como los canales, sino que toman *pasajeros* a un lado de la membrana, y lo llevan hacia el otro lado de la membrana. Es como si las moléculas enseñaran el ticket en un lado de la membrana, el transportador *hace de taxi*, une la molécula y le lleva de viaje al otro lado. Las moléculas que pasan por estos transportadores irán de un lado a otro de la membrana siguiendo el gradiente de concentración, al tratarse de un transporte pasivo.

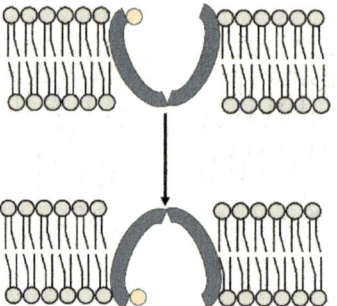

Figura 1.11. **Transportador de membrana,** que toma una molécula de un lado de la membrana y lo transporta al otro lado. Para ello, una vez une a la molécula en un lado de la membrana, cambia su conformación tridimensional y *se abre* hacia el interior celular, transportando la molécula. El tiempo que se necesita para el cambio de conformación de la proteína implica menor rapidez en el transporte que los canales. Además, el transporte de moléculas a su través se puede saturar, lo que tiene importantes implicaciones fisiológicas como veremos más adelante.

El transporte por transportadores es un proceso que puede ser bidireccional, y algunas moléculas pueden hacer el viaje tanto de ida como de vuelta (figura 1.12).

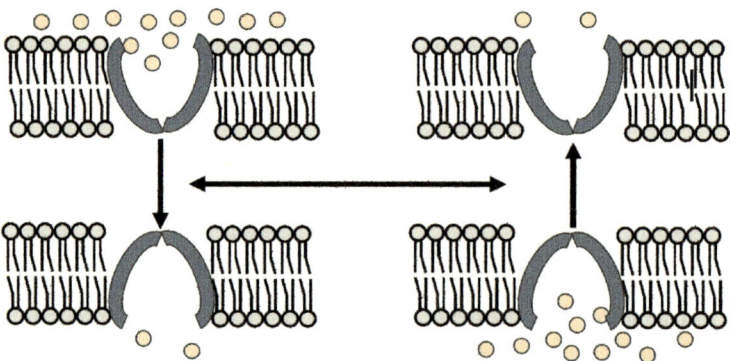

Figura 1.12: **Sentido del transporte de moléculas a través de los transportadores bidireccionales.** En la imagen izquierda, el transportador lleva las moléculas hacia el interior celular (parte inferior) al estar más concentrada la molécula en el exterior. En la imagen derecha, ocurre lo contrario. El transporte por estos transportadores depende exclusivamente de la concentración de esa molécula a uno y otro lado de la membrana. Fisiológicamente esto es posible bajo algunas circunstancias y en algunos tipos celulares.

Un ejemplo de transportadores que pueden ser bidireccionales serían los llamados GLUTs (*GLUcose Transporters*), que transportan hacia el interior celular moléculas de glucosa, nuestra principal *moneda energética extracelular*, a cada una de nuestras células cuando la necesitamos. En determinados momentos, la glucosa puede también salir de algunas células en las que se almacena, con el objetivo de llegar al resto de los tejidos para obtener energía.

Unos párrafos atrás comentamos que las concentraciones de los distintos iones son diferentes en los compartimentos líquidos. Esto ocurre entre otros procesos porque contamos con **otro tipo de transportadores**, que llevan los diferentes iones de un lado a otro de la membrana **en contra del gradiente de concentración**. Son transportadores por tanto de **transporte activo**, en el que gastamos nuestra *moneda energética intracelular*, la adenosina trifosfato (ATP), para conseguir aumentar el gradiente de concentración. Podemos preguntarnos entonces, ¿para qué gastar tanta energía? La razón la encontramos en que se puede *almacenar* energía en forma de gradiente electroquímico, para usarla en el momento que lo necesitemos. Un ejemplo de este transporte activo lo realiza la **bomba Na⁺/K⁺**, que transporta **3 Na⁺ hacia fuera de la célula,** a la vez que transporta **2 K⁺ hacia dentro de la célula** (figura 1.13). En cada intercambio, se gasta una molécula de ATP, por lo que a este transportador se le llama **bomba ATPasa**. Se gasta ATP ya que los iones se transportan **en contra del gradiente de concentración**: los iones Na⁺ se encuentran en mayor concentración fuera de la célula, y debemos gastar energía para llevar Na⁺ del interior al exterior, al igual que ocurre en sentido inverso para el K⁺. El hecho de que **tengamos 10 veces más Na⁺ fuera que dentro es clave para la fisiología celular**. Por ejemplo, las neuronas se comunican entre ellas al producirse una entrada de Na⁺ a la célula tras ciertos estímulos, lo que puede desencadenar el denominado **potencial de acción**: una entrada masiva de Na⁺ seguida de una salida masiva de K⁺ en el axón neuronal, que tiene la capacidad de propagarse hasta la hendidura sináptica, que es el lugar donde se comunican dos neuronas.

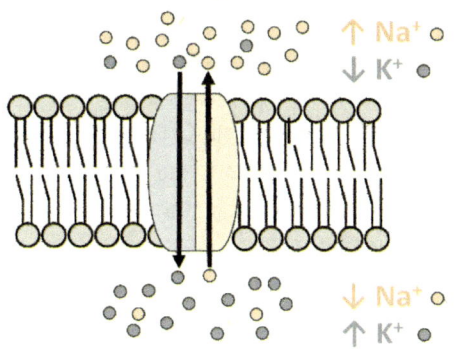

Figura 1.13. Bomba ATPasa Na⁺/K⁺. Es una proteína que funciona de forma continua, liberando 3 Na⁺ hacia el exterior e internalizando 2 K⁺ hacia el interior, gastando una molécula de ATP en el proceso. En neuronas puede suponer ¡hasta la mitad de gasto de la energía!

Otro ejemplo de transporte activo importante es el de Ca^{2+}. Como les digo a mis estudiantes, nosotros somos *haters* del Ca^{2+}. No lo soportamos en el interior de las células. En cuanto aumenta un poco, lo echamos fuera de la célula, o lo metemos dentro de unos orgánulos interiores (retículo endoplásmico) para que *no nos moleste* en el citosol celular. ¿Por qué? La respuesta es que cuando aumenta el Ca^{2+} en el interior, *pasan cosas. Cosas fisiológicas,* como la contracción muscular, la apoptosis (muerte celular programada), la señalización de rutas metabólicas, la exocitosis (liberación de sustancias al exterior), y un largo etc. Queremos que estos procesos ocurran de forma puntual y regulada, por lo que los cambios de concentración de Ca^{2+} deben estar muy bien ajustados. Para echar el Ca^{2+} fuera de las células y poder mantener una concentración baja del ion en el interior celular, usamos proteínas que liberan al Ca^{2+} al exterior gastando ATP, las llamadas **bombas ATPasas de Ca^{2+}** (figura 1.14).

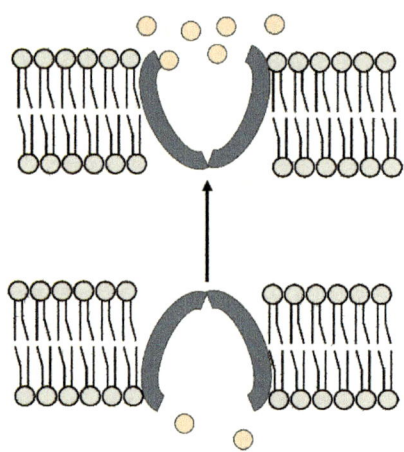

Figura 1.14. Bomba Ca^{2+}- ATPasa. El ATP se usa continuamente para llevar el Ca^{2+} al exterior y poder mantener una concentración intracelular muy reducida del ion en condiciones basales (100 nM). Encontramos 10.000 moléculas de Ca^{2+} en el exterior por cada una del interior.

En estos dos ejemplos de transporte activo, el gasto de energía proviene directamente del uso de ATP por la bomba, así que lo llamamos **transporte activo primario**. Y si hay un primario, es que hay un secundario. Recordemos la bomba Na^+/K^+, que funciona de forma continua en la célula, siempre liberando Na^+ al exterior. Está creando un **gradiente de Na^+**. El **transporte activo secundario** consiste **en aprovechar este gradiente para introducir moléculas al interior.** Existen determinadas moléculas que queremos introducir a la célula, pero que están más concentradas en el interior. Para ello, podemos *aprovechar* el gradiente del Na^+, a favor de concentración, para introducir esta molécula en contra de su gradiente de concentración. Estudiémoslo con otro ejemplo utilizando la glucosa. En ciertas células nos interesa transportar este monosacárido al interior celular, pero puede ocurrir que nos encontremos con un exterior con menor concentración de glucosa. El gradiente de Na$^+$ generado previamente por el uso de la bomba Na$^+$/K$^+$ se utiliza para introducir la glucosa por medio de unos transportadores llamados SGLT (*Sodium-Glucose Transporters*), a favor de gradiente de Na$^+$, pero en contra del gradiente de glucosa (figura 1.15).

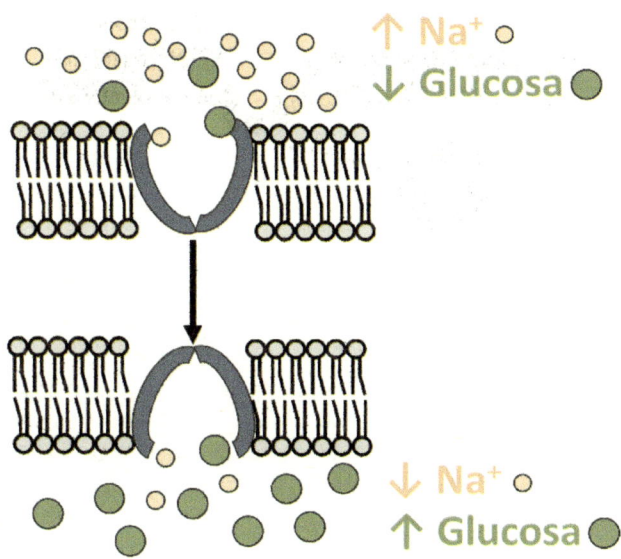

Figura 1.15. Transporte activo secundario de glucosa por el transportador SGLT. Es un tipo de transporte que se produce en determinados tejidos, donde necesitamos transportar glucosa al interior celular en contra del gradiente de concentración, como el intestino o el riñón. No se gasta energía directamente en este proceso, pero se usa un gradiente de Na$^+$ que fue creado mediante la actividad de la bomba Na$^+$/K$^+$ ATPasa para llevar el Na$^+$ hacia fuera de la célula, proceso en el que sí se gastó energía.

Todo lo descrito hasta ahora en relación con el transporte de sustancias lo hemos referido a sustancias pequeñas. Para las sustancias grandes, como las macromoléculas, contamos con otras formas de transporte, aunque mucho menos rápidas y efectivas. Algunas de estas moléculas pueden pasar al interior celular porque la membrana se invagina "captando" la molécula formando **una vesícula**, en un proceso que llamamos **endocitosis** (figura 1.16). Igualmente, tras la señal adecuada, hay moléculas que pueden ser liberadas al exterior en el proceso contrario, denominado **exocitosis**.

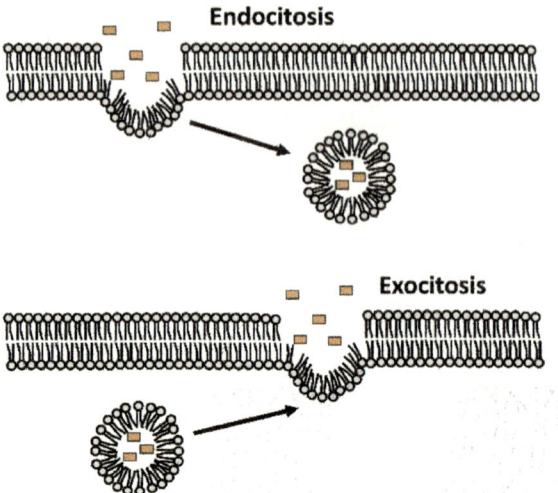

Figura 1.16. Endocitosis y exocitosis. En la **endocitosis**, la membrana se invagina, internalizando las moléculas hacia el interior. Las vesículas que se forman tienen diferentes tamaños y tipos, y pueden captar de manera muy específica moléculas como transferrina (transporta Fe^{2+} en la sangre), algunas hormonas, factores de crecimiento o anticuerpos. También es un proceso utilizado para internalizar bacterias, o células apoptóticas, o que absorbe líquido intersticial con sus elementos disueltos de manera inespecífica. Por su parte, los procesos de **exocitosis** son muy importantes en la liberación al exterior de sustancias de naturaleza muy diferente, como moco, colágeno, hormonas o neurotransmisores.

Para la comunicación, hasta ahora nos hemos centrado en aquellas sustancias que se han de transportar hacia dentro y fuera de la célula. Pero la membrana plasmática es también clave en la **transmisión de señales** del exterior al interior celular. Diferentes moléculas llegan a la célula con el fin de transmitir la información, para lo cual **la información extracelular** ha de **transformarse en información intracelular**: es lo que definimos como **transducción** de la señal (figura 1.17).

La molécula que va a provocar la transducción de la señal en la célula se llama **primer mensajero** o **ligando**. Cuando el ligando *liga*, es decir, cuando se une a **una proteína receptora de membrana** que llamamos **receptor**, provoca una **reacción** en dicho receptor. Esta reacción lleva a que ocurran cambios en otras moléculas del interior de la célula. Puede aumentar la concentración de estas moléculas, o que se produzca una reacción química como la fosforilación de proteínas. Estas moléculas que cambian en el interior celular son los **segundos mensajeros**. En resumen, las **señales extracelulares provocan la transducción de la información, induciendo una respuesta fisiológica intracelular**. Estas respuestas pueden ser la activación de proteínas del metabolismo, la contracción muscular, la muerte celular programada, o la liberación de proteínas inflamatorias. Todo lo que pensemos que puede ocurrir en una célula, viene de su comunicación con el exterior. Incluso, muchos tejidos necesitan señales externas simplemente para mantenerse vivos, los denominados factores de crecimiento.

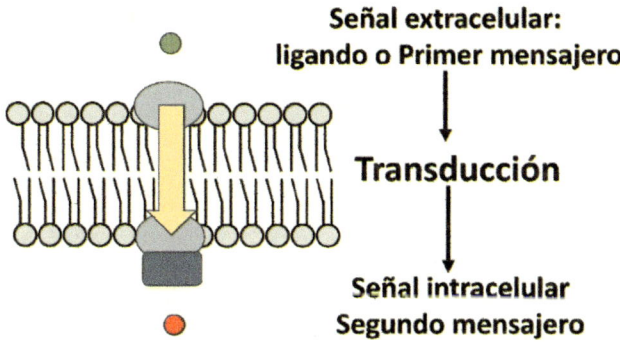

Figura 1.17. Transducción de la señal a través de la membrana plasmática. Las molécu-las que no pueden atravesar la membrana y que tienen un efecto intracelular actúan so-bre **receptores proteicos**. Tras la unión de los **ligandos**, los receptores cambian su confor-mación tridimensional, activándose o inhibiéndose. Este efecto llevará a una reacción en una proteína intracelular, que produce la formación de un **segundo mensajero**, una señal intracelular que llevará a la acción fisiológica de la célula. Un ejemplo de transducción es la llegada del neurotransmisor acetilcolina (el ligando) al músculo esquelético, que se une a su receptor en la membrana, lo que provoca una serie de señales intracelulares que acaban con un aumento intracelular de Ca^{2+}, lo que da lugar a la contracción (acortamien-to) muscular. En el blog del libro se describen los principales receptores de membrana y segundos mensajeros.

En realidad, no se produce una única señal intracelular, sino que la información se va transformando en lo que llamamos una **cascada intracelular** hasta llegar al producto final, como las que se dan en multitud de procesos bioquímicos. El primer mensajero activará a una molécula intracelular, que a su vez activará a otra molécula, que a su vez activará a otra, hasta llegar a la conversión de un **sustrato** de la reacción en un **producto final**, que es quien ejerce la acción fisiológica (figura 1.18).

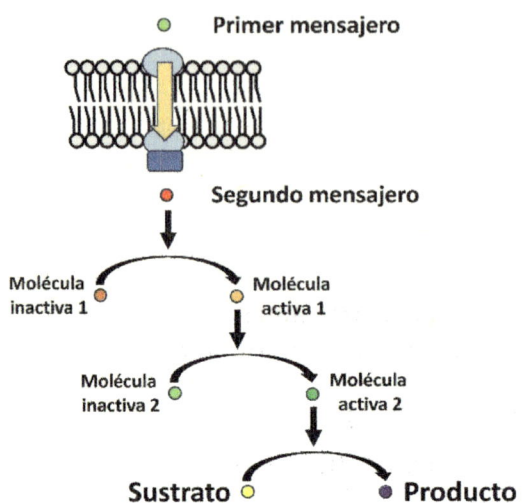

Figura 1.18. Cascada de señalización intracelular. Una vez que se forma el segundo mensajero, se produce una reacción en cadena, en la cual se van dando de manera secuencial y ordenada una serie de pasos hasta llegar al producto final. Este producto final es el que provoca la reacción fisiológica en la célula.

Un fenómeno relacionado con las cascadas intracelulares es que desde una sola molécula de ligando se forman múltiples moléculas intracelulares de señal, tal como se detalla en la figura 1.19: **la señal se amplifica.**

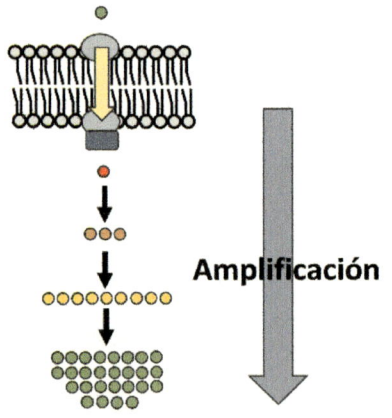

Figura 1.19. Amplificación de la señal en la transducción celular. La señal se incrementa en cada paso de la cascada intracelular, ya que de cada una de las moléculas formadas, se forman varias moléculas en el siguiente paso. De una sola molécula de ligando, obtenemos una reacción de muchas moléculas finales: si en el primer paso de la cascada intracelular se producen 3 moléculas, cada una de las cuales es capaz de formar 3 moléculas nuevas, obtendremos 9 moléculas en el siguiente paso. En el tercer paso obtendremos 27 moléculas, etc. La señal se amplifica, y de un solo ligando, numerosas moléculas convierten el sustrato en el producto final.

En todos estos ejemplos los **ligandos se unen a receptores de membrana**, provocando una transducción de la señal. Pero como hemos estudiado al principio de este capítulo, hay ciertas sustancias **lipófilas**, capaces de atravesar la membrana, como las hormonas esteroideas y tiroideas. Los receptores de estas sustancias no se encuentran en la membrana celular, ya que las **proteínas receptoras de moléculas lipófilas se sitúan en el interior celular**. El mecanismo de transducción es similar, con la diferencia de que la transducción de la señal no ocurre en la membrana, sino por la unión de la sustancia lipófila a su receptor intracelular. Por contra, las sustancias lipófobas (-fobos=miedo), no pueden atravesar la membrana y necesitan un receptor de membrana.

Hay un tema muy importante en esta comunicación celular, que no quiero que pase desapercibido: **es tan importante el ligando como su receptor**. Es decir, los ligandos tendrán efecto en aquellas células que tengan receptores específicos para estos primeros mensajeros. Si no es así, **este ligando no podrá ejercer ningún efecto sobre esta célula**.

Podemos diferenciar dos tipos de comunicación. En primer lugar, las células se pueden **comunicar a corta distancia**. Las células *hablan* con sus vecinas, o incluso consigo mismas. Es un tipo de **comunicación local**, que a su vez podemos a su vez diferenciar entre 3 tipos (figura 1.20):

- Comunicación por **uniones comunicantes** (*gap junction*). se establecen conexiones directas entre las células, permitiendo directamente el paso de sustancias entre ellas.

- Comunicación **dependiente de contacto**: moléculas de la membrana de una célula interaccionan con moléculas de la membrana de otra célula con la que contactan, produciendo un efecto en esta última.

- Comunicación **autocrina** (una célula libera una sustancia, que hará efecto sobre la misma célula), y **paracrina** (una célula libera una sustancia, que hará efecto en células adyacentes).

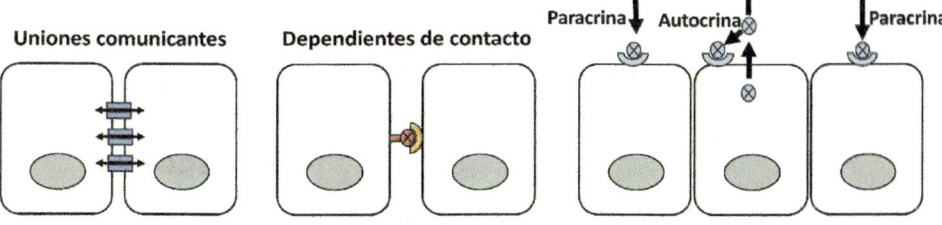

Uniones comunicantes   **Dependientes de contacto**   Paracrina   Autocrina   Paracrina

Figura 1.20. Tipos de comunicación local en fisiología celular. Como ejemplos, las uniones comunicantes dejan pasar principalmente iones o ATP; las dependientes de contacto son importantes en la comunicación en el sistema inmunitario para el reconocimiento de células extrañas por los linfocitos; y la comunicación autocrina y paracrina se produce en muchas de las células de la sangre.

Introducción al sistema neuroendocrino

Oh capitán, mi capitán

La comunicación local es importante en el entorno de la célula, en lo próximo, lo cercano, *atendiendo a las necesidades* del propio tejido. Pero necesitamos sistemas que controlen globalmente nuestra homeostasis. Para ello, contamos con un segundo tipo de comunicación, una **comunicación a larga distancia, que** *atiende a las necesidades* de nuestro organismo *como un todo*. De este proceso se encarga nuestro **sistema neuroendocrino**, que tiene en cuenta a nuestro cuerpo a nivel global regulando la **fisiología sistémica**. El sistema neuroendocrino se puede comunicar de dos formas (figura 1.21):

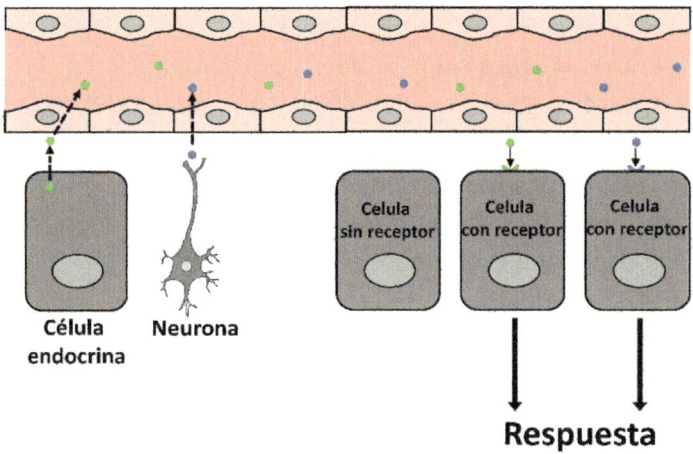

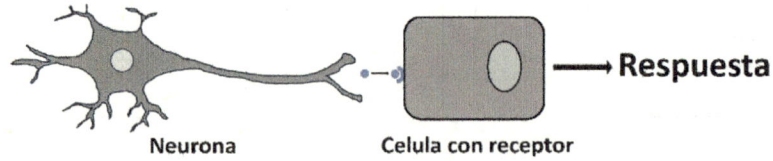

Figura 1.21. Tipos de comunicación a larga distancia en fisiología. A través de la sangre, las hormonas y neurohormonas transmiten la información a sus células receptoras. Las neuronas pueden llevar a cabo comunicación a corta y a larga distancia, ya que algunos axones pueden tener más de un metro de longitud.

- **Comunicación endocrina**, en la que se liberan sustancias a la sangre denominadas **hormonas** desde ciertos tejidos.
- **Comunicación nerviosa,** en la que contamos con **neuronas** que pueden transmitir información en lugares lejanos al de su origen. Además, las propias neuronas pueden liberar neurotransmisores a la sangre que funcionan como hormonas, las neurohormonas.

Aunque profundizaremos más adelante en la fisiología del sistema endocrino, conozcamos algunas nociones de sus funciones y características. La palabra clave en este sistema es **hormona**. Se trata de moléculas que **se liberan a la sangre** desde células o glándulas, y que son transportadas hacia cualquier tejido de nuestro cuerpo a través del sistema vascular. Las glándulas que liberan hormonas se denominan endocrinas, y se encuentran en el interior del encéfalo (hipófisis), en el cuello (tiroides), en la parte superior de los riñones (suprarrenales), en el sistema digestivo (páncreas endocrino), o en los órganos sexuales, como iremos viendo a medida que presentemos los diferentes sistemas fisiológicos.

A nivel de fisiología celular, **las hormonas actúan como ligandos**, uniéndose a **receptores** en los tejidos para provocar una señal específica en cada célula. Algunas hormonas tienen efecto en todos los tipos celulares, mientras que otras tienen efectos en determinados tejidos, los denominados **tejidos diana**, que son aquellos que tienen receptores para esa hormona. Las hormonas ejercen su **acción a concentraciones muy bajas**, por lo que los **receptores son altamente sensibles**. Además, las hormonas son muy específicas de sus receptores, lo cual es importante para evitar la activación de receptores similares. A nivel estructural, se trata de moléculas muy diferentes, y entre ellas encontramos proteínas como la prolactina, péptidos como el glucagón, derivados de aminoácidos como las hormonas tiroideas, o derivados del colesterol como las hormonas esteroideas. Una vez que la señal endocrina se transduce en las células diana, las hormonas pueden controlar procesos metabólicos en el interior celular, como la velocidad de las reacciones enzimáticas, el transporte de iones y otras moléculas a través de las membranas; o la expresión de genes y la síntesis de proteínas. Como resultado, las hormonas controlan el crecimiento y desarrollo, el metabolismo, el balance energético o la reproducción, es decir, las hormonas son las **responsables de las funciones continuas y de largo plazo**.

Y ahora, *arremanguémonos* mentalmente, vamos a por unas *ligeras nociones* del sistema nervioso. Todos nosotros conocemos algunos detalles, pero para empezar desde la base, ¿qué **características tiene nuestro sistema nervioso?**

- Tiene que ser **sensible a estímulos,** por ejemplo, tener la capacidad de detectar una energía determinada como la de los fotones de luz.

- Tiene que ser capaz de **discriminar entre los diferentes estímulos**, por ejemplo, distinguir entre la luz y el sonido.

- Tiene que ser capaz de **integrar las señales**, tanto las procedentes **del interior** (por ejemplo, presión arterial) como **del exterior** (por ejemplo, luz).

Y todo lo realiza con un **objetivo principal: dar una respuesta adecuada en el tiempo necesario**. Al contrario que el sistema endocrino, el sistema nervioso es el **responsable de las funciones agudas y a corto plazo**.

Para ello, las **neuronas** se **comunican continuamente**. Esta comunicación es clave para que la información se procese en un tiempo infinitesimal, y así poder dar una respuesta adecuada a cada una de las situaciones fisiológicas. Las neuronas son un tipo muy especial de células (figura 1.22), con un cuerpo celular (también llamado "soma"), y una prolongación tremendamente fina, llamada axón, **capaz de llevar señales eléctricas por su membrana hasta lugares que pueden ser muy lejanos**. Las señales eléctricas que viajan por el axón son las responsables del envío de información necesario para la comunicación con otras células (una segunda neurona, o un músculo, normalmente). La transmisión de información entre neuronas se produce normalmente en un lugar donde el axón se sitúa muy cerca de las **dendritas**, unas prolongaciones del soma neuronal. Entre el final del axón y la dendrita existe un pequeño espacio llamado **hendidura sináptica**, en el que se liberan desde el axón los **neurotransmisores**, que se unirán a **receptores** en la segunda neurona. Denominamos neurona **presináptica** a la primera, y neurona **postsináptica** a la segunda. La conexión entre axones presinápticos y dendritas postsinápticas se denomina **sinapsis**.

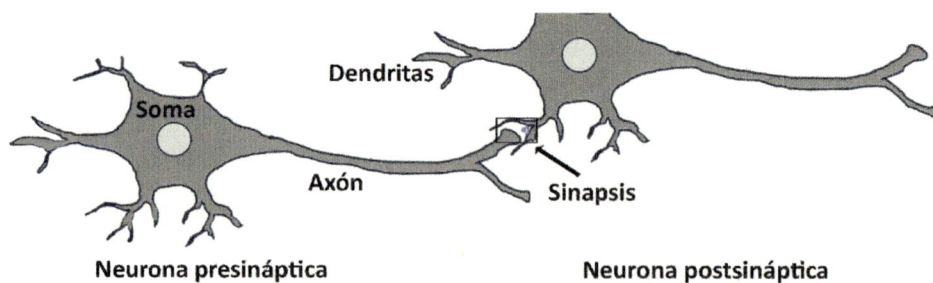

Figura 1.22. Neurona presináptica, sinapsis y neurona postsináptica. El lugar donde se produce la comunicación es muy estrecho y se conoce como hendidura sináptica. Allí se liberan los neurotransmisores por parte de la neurona presináptica, que se unirán a los receptores de la neurona postsináptica para realizar su acción. Contamos con 83.000 millones de neuronas, y muchas llegan a contar con hasta 30.000 sinapsis con las que se comunican con otras neuronas.

Recordando conceptos del primer capítulo, el neurotransmisor es el primer mensajero (**ligando**), que se une al **receptor** de la neurona postsináptica. La unión del ligando
al receptor **transducirá** la señal en la neurona postsináptica, y provocará una **señal
intracelular (segundo mensajero)**, que inducirá una determinada **respuesta** celular.
Por ejemplo, una respuesta celular es la formación de otra señal eléctrica (potencial
de acción) que discurrirá por el axón de la neurona postsináptica. Esto también ocurre
cuando la neurona inerva (contacta) con otras células como las musculares. La unión
del neurotransmisor al receptor induce una respuesta específica: en el ejemplo del
músculo, se desencadena la contracción, como veremos en el siguiente capítulo.

Uno de los conceptos realmente difíciles a los que se enfrenta un estudiante de
fisiología dada su complejidad es el **potencial de acción**. Los docentes comentamos
que son conceptos que los estudiantes no entienden a pesar del esfuerzo que realizan, y se creen incapaces de aprenderlo cuando vuelven a aparecer en las diferentes
asignaturas. Se han creado *anticuerpos mentales* que impiden el aprendizaje de ese
concepto. Nada más lejos de la realidad, lo que ocurre es que se carece de una base
suficiente, de una comprensión de otros conceptos sin los cuales es imposible aprender con significado. Con motivación y ganas del estudiante, y desgranando paso
a paso el proceso, se puede comprender su base fisiológica. Al no tratarse de un
concepto fundamental para comprender el resto de este manual, la generación del
potencial de acción está explicada detalladamente en el blog del libro.

No todas las células del sistema nervioso son neuronas, ni mucho menos. De
hecho, diferentes estudios indican que las neuronas solo comprenden el 10% del total
de células en este tejido. Al resto de las células se le conoce como **glía** (figura 1.23). En
la glía encontramos la **microglía,** la policía del sistema nervioso; los **oligodendrocitos**
y las **células de Schwann**, que forman las llamadas vainas de mielina, unas envol-
turas de los axones que aumentan la velocidad del potencial de acción para que la
señal eléctrica sea aún más rápida; y los **astrocitos**, células en forma de estrella que
modulan la efectividad de la sinapsis, *alimentan* a las neuronas y retiran el K^+ y neurotransmisores en exceso que son perjudiciales, entre sus múltiples funciones. Otra
función astrocitaria tremendamente importante es la creación de un *control de fronte-
ras*, que deja pasar sólo lo que necesitemos al sistema nervioso central. Se denomina
barrera hematoencefálica, y está formada por *brazos* de los astrocitos que rodean a
los capilares sanguíneos junto a las células endoteliales, vigilando que entren aquellas
sustancias adecuadas a nuestro tejido cerebral. Esta barrera impide el paso de ciertas
sustancias que potencialmente nos pueden hacer daño, lo cual es tremendamente
importante a la hora de diseñar un fármaco, por ejemplo; pero sí deja pasar glucosa,
aminoácidos, y otros compuestos imprescindibles para la función nerviosa.

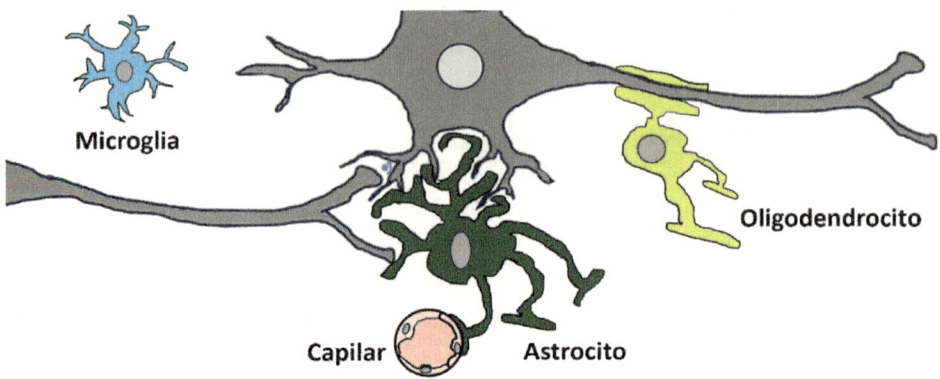

Figura 1.23. Células gliales en el sistema nervioso. Son imprescindibles en el correcto funcionamiento cerebral, además de mostrar un rol importante en procesos patológicos. El parénquima nervioso está tremendamente empaquetado, con escasa matriz extracelular y con gran cantidad de vasos sanguíneos que llevan la sangre para cubrir las altas demandas energéticas neuronales. Los astrocitos tienen un rol especialmente importante por la gran cantidad de funciones. En los últimos años se ha postulado la hipótesis de la sinapsis tripartita, según la cual, en las sinapsis, son tan importantes las neuronas pre- y postsinápticas como el astrocito que rodea la hendidura sináptica, ya que es capaz de reaccionar ante los neurotransmisores, modulando las señales neuronales mediante la liberación de moléculas denominadas gliotransmisores.

Además del flujo de sangre al cerebro, existe otro fluido muy importante a nivel del sistema nervioso central, necesario para el correcto funcionamiento del sistema nervioso: el **líquido cefalorraquídeo**. Se sitúa entre el tejido cerebral y el cráneo, dentro de unas capas protectoras denominadas meninges, y en unos lugares enormes del interior cerebral denominados ventrículos (figura 1.24). Se forma de manera continua en la base de los ventrículos y circula por todo el sistema nervioso central, y tiene una doble función de protección: física, protegiendo al cerebro porque crea una capa líquida que envuelve al parénquima nervioso, y química, ya que muchos deshechos se excretan a este líquido para que finalmente abandonen el sistema nervioso central.

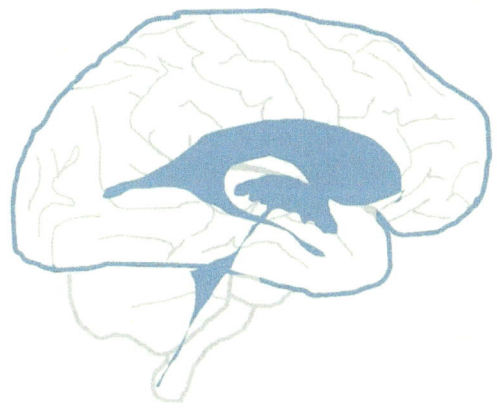

Figura 1.24. Vista sagital (lateral) derecha del encéfalo que muestra las zonas de circulación del líquido cefalorraquídeo por el sistema nervioso central (azul). Los ventrículos cerebrales se encuentran en el interior de los hemisferios cerebrales. En el exterior de los hemisferios cerebrales encontramos las meninges, formadas por tres capas: de más externa a más interna, duramadre, aracnoides y piamadre. Entre las dos últimas discurre el líquido cefalorraquídeo por el denominado espacio subaracnoideo.

A continuación, pasemos al estudio del sistema nervioso a nivel sistémico, que podemos dividir en dos grandes partes. Por un lado, el **sistema nervioso central**, formado por el tejido nervioso en el encéfalo (cerebro, tallo encefálico y cerebelo) y la médula espinal; y por otro lado, el **sistema nervioso periférico**, formado por los nervios (figura 1.25).

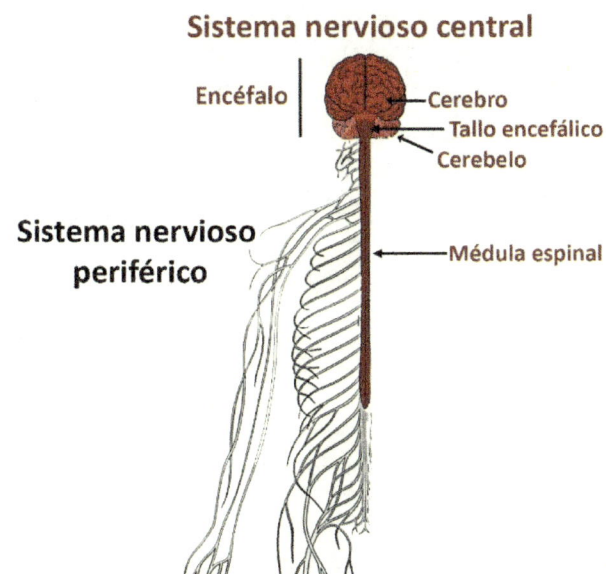

Figura 1.25. Sistema nervioso. El sistema nervioso central se representa en rojo, con el encéfalo (cerebro, tallo encefálico y cerebelo) y médula espinal. Se representan asimismo los nervios del **sistema nervioso periférico** de la parte derecha de nuestro cuerpo.

El encéfalo está formado por el **cerebro**, compuesto por los hemisferios cerebrales y por una zona interna denominada diencéfalo. Simplificando en gran medida, es el lugar que recibe e integra la información sensitiva, regula las funciones motoras, y donde se producen las funciones cognitivas como el razonamiento, el lenguaje, la memoria o la inteligencia. Estudiaremos con más detalle estas funciones en el capítulo final del libro, pero para *abrir boca* vamos a observar la parte más externa de los hemisferios cerebrales, la corteza cerebral (figura 1.26). Se divide en cuatro **lóbulos** bien diferenciados, correspondientes con los huesos que las protegen: frontal, parietal, temporal y occipital. Aunque gran parte de nuestro cerebro está interconectado, en estos lóbulos encontramos zonas donde **llega información aferente** (**cortezas sensitivas**), otras zonas en las que se **integra la información** de diferente procedencia (**áreas de asociación**), y otras zonas desde las que se **envía información eferente.** Iremos estudiando a lo largo del libro a grandes rasgos las funciones más importantes de cada una de estas zonas.

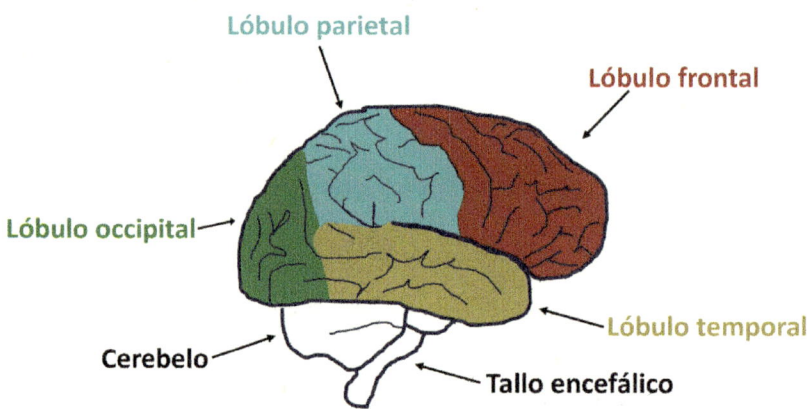

Figura 1.26. **Vista externa del encéfalo** donde diferenciamos los cuatro lóbulos más externos: frontal, parietal, temporal y occipital, con funciones bien definidas, aunque las conexiones entre ellas son múltiples para lograr un funcionamiento adecuado. El lóbulo parietal y el frontal se separan por la cisura de Rolando, y el frontal y el temporal por la cisura de Silvio. En la corteza cerebral se encuentran una serie de invaginaciones denominadas giros o circunvoluciones que aumentan enormemente la superficie, separadas por surcos (no mostrado). Para estudiar de forma más detallada la corteza en neuroanatomía se utilizan las denominadas áreas de Brodmann, que comprenden 52 divisiones del córtex cerebral definidas por su organización citológica e histológica.

Entre el cerebro y la médula espinal nos encontramos con el **tallo encefálico**. Es el lugar que regula de forma automática las funciones involuntarias, como la frecuencia cardiaca y respiratoria, la temperatura corporal o la presión sanguínea. Tanto al tallo encefálico como a la médula espinal llegan los **nervios** que forman el **sistema nervioso periférico** (figura 1.25).

Los nervios son agrupaciones de neuronas, que entran y salen al sistema nervioso central. Siempre son pares, unos en la parte izquierda de nuestro cuerpo, y otros en la parte derecha. Desde la parte superior (cabeza) a la inferior, encontramos **12 pares de nervios craneales**, que nacen en el interior de la cavidad craneal, en la base del encéfalo y en diferentes partes del tallo encefálico. Tienen funciones muy diferentes, que van desde recibir las sensaciones lumínicas, olorosas y de sensibilidad facial, mover los músculos oculares y de la masticación, hasta influir en las funciones cardiacas y de la fisiología digestiva. Si seguimos en sentido inferior, en la **médula espinal** nos encontramos con los **nervios espinales** o **raquídeos**, también pares, en los diferentes tramos de la médula: cervical, torácica, lumbar y sacra. Cuentan asimismo con múltiples funciones: recogen la sensibilidad táctil de las extremidades y de la cavidad torácica y abdominopélvica, recogen las sensaciones de nuestras vísceras, llevan la información de las fibras motoras que nos permitirán los movimientos voluntarios, y regulan el flujo de sangre por los vasos sanguíneos, además de múltiples aspectos viscerales e inconscientes. Muy importante, **cada nervio es dual: las fibras que lo componen contienen información que bien se dirige hacia el sistema nervioso central, o bien se dirige al cuerpo partiendo del sistema nervioso central**. Si volvemos a la figura 1.2, el centro integrador sería el sistema nervioso central, si tenemos en cuenta a todo nuestro organismo. A él llegan **señales aferentes que discurren por los nervios del sistema nervioso periférico, que informan de todas las sensaciones, tanto internas como externas**, como veremos más adelante. El **sistema nervioso central integra toda la información recibida, y emite una respuesta, una señal eferente**, adecuada a cada situación, también **a través de los nervios del sistema nervioso periférico** (figura 1.27).

El **sistema nervioso periférico aferente** es la subdivisión del sistema nervioso que **informa de señales, tanto internas como externas**. Las señales que recibe el sistema nervioso central pueden **provenir del exterior** como los fotones de luz, ondas mecánicas que interpretaremos como sonido, o las moléculas olorosas, que estimularan respectivamente nuestra retina, nuestra cóclea o nuestros receptores odoríferos. Pero también contamos con sentidos que nos informan de **sensaciones de nuestro propio cuerpo** que se pueden hacer conscientes, como el tacto o el dolor, para lo cual también contamos con receptores específicos. Son los denominados **sentidos somáticos**. Indagaremos más sobre cada uno de estos sentidos al final de este libro. Además, al sistema nervioso central llegan señales procedentes de los músculos que informan sobre el nivel de contracción muscular, y de diferentes parámetros de nuestros tejidos internos como la presión arterial. Estas últimas señales son **viscerales e inconscientes.** Cada una de estas señales tiene efecto en sus receptores específicos, se transduce la información para dar una respuesta celular, y esta respuesta se envía a través del sistema nervioso aferente (nuestros nervios) hacia el sistema nervioso central.

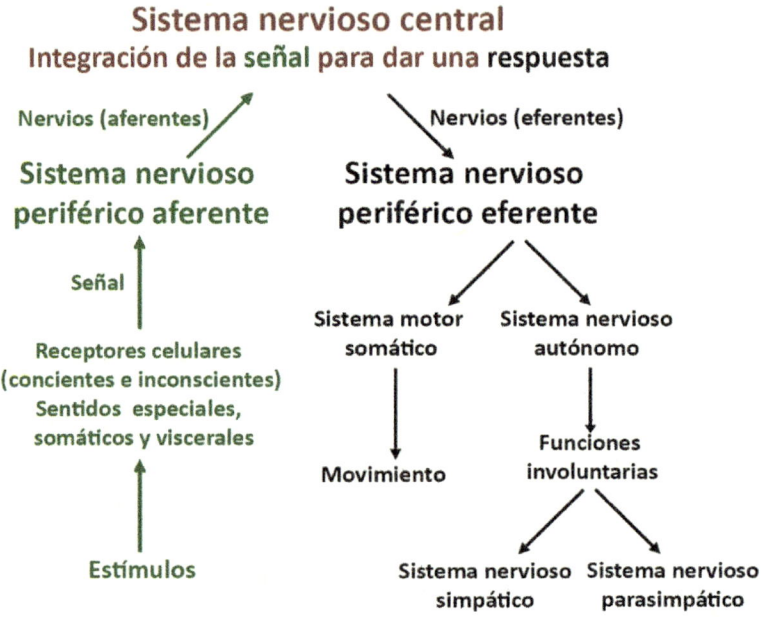

Figura 1.27. **Esquema del sistema nervioso** que diferencia entre la parte aferente y eferente del sistema nervioso periférico. Los estímulos tanto externos como internos estimulan receptores de nuestros sensores, que llevan la información al sistema nervioso central por el sistema nervioso periférico aferente. El sistema nervioso central integra la información, y da una respuesta adecuada para mantener nuestra homeostasis a través del sistema nervioso periférico eferente. Puede dar la orden de mover músculos de manera voluntaria a través del sistema motor somático, o puede regular funciones involuntarias a través del sistema nervioso autónomo.

El **sistema nervioso central integra toda la información que le llega en cada momento de nuestra vida, para dar una respuesta adecuada a cada circunstancia.** Dejaremos para el final de este libro sus funciones principales dada la complejidad anatómica y fisiológica. Para abrir boca, podemos mencionar que el sistema nervioso central *toma las decisiones* para absolutamente todo lo que hacemos, en base a nuestras experiencias previas conservadas en nuestra memoria (tanto las conscientes como las inconscientes), a nuestro estado emocional o a nuestro estado metabólico. El sistema nervioso central también mueve nuestros músculos, coordinando por ejemplo aquellos que son necesarios para caminar. Aumenta nuestra frecuencia cardiaca o la disminuye dependiendo de lo que necesitemos. Incrementa los procesos digestivos cuando llega la comida al tubo digestivo. ¿Cómo puede realizarlo? Mediante el envío de información a través de los nervios del sistema nervioso periférico. Como la respuesta *sale* del sistema nervioso central, en este caso la información se dirige por el sistema nervioso periférico eferente.

Y el **sistema periférico eferente** tiene varias **subdivisiones**. En primer lugar, contamos con uno encargado de *mover el esqueleto*. Es el **sistema nervioso motor somático**, que lleva la información que da la orden para contraer (acortar) nuestros músculos esqueléticos, aquellos que están en contacto con los huesos. La contracción y relajación muscular es la que nos permite mantener nuestra postura y conseguir el **movimiento**, y lo estudiaremos en el capítulo dedicado a la fisiología muscular. Adelanto que contamos con neuronas (neuronas motoras somáticas), que salen de nuestro encéfalo o de nuestra médula espinal por los nervios eferentes (tanto por los craneales como por los espinales) y contactan con cada uno de los músculos, a los que dan la orden de contracción (figura 1.27).

Sistema nervioso autónomo

¡Jo, que ha sido sin querer!

Existe una subdivisión del sistema periférico que es imprescindible para el mantenimiento de la homeostasis: nuestro **sistema nervioso autónomo**. También se le denomina visceral, ya que **regula todas las funciones involuntarias**, de nuestras vísceras internas. Lo hace sin que tengamos una percepción consciente de que ocurre, aunque sí que podemos notar sus consecuencias, en forma de aumentos del latido cardiaco o de la sudoración. Se divide en dos sistemas que se contraponen, *el ying y el yang homeostático*: **el sistema simpático y el sistema parasimpático.**

Para conocer el funcionamiento de estos dos sistemas, vamos a plantear dos casos extremos. En la primera situación estamos *activos físicamente*, por ejemplo, haciendo ejercicio. Necesitamos que nuestro corazón aumente la presión con la que empuja la sangre hacia el sistema vascular, que aumente la frecuencia cardiaca, y que llegue más sangre a mis músculos esqueléticos. Para poder conseguir todos estos cambios, **se activa el sistema simpático.** Es el sistema que se pone en marcha ante una situación de *estrés fisiológico.* Cuidado, que tenemos asociado el estrés a patología, pero hay un estrés positivo (*eustres*), que nos permite afrontar una situación determinada para realizar correctamente nuestras funciones, aportándonos una sensación de satisfacción. Lo veremos más en detalle en el sistema endocrino. Al sistema simpático también lo llamamos *"**Fight or flight**"*, ya que se descubrió en estudios en moscas de la fruta, que ante una situación de estrés, tienen dos opciones: o luchan, o vuelan. Nosotros tenemos un dicho popular relacionado, *el que no corre vuela*, pero en ambas acciones contamos con un sistema simpático activado. El sistema simpático es por tanto un sistema eferente, ya que envía información hacia los tejidos diana. Por ejemplo, la información simpática se dirige hacia el corazón, en el que induce un aumento de contracción cardiaca y de la frecuencia cardiaca. También tiene efectos que incrementan el paso de aire hacia los pulmones, por ejemplo. Pero el sistema simpático no tiene efecto activador en todos los tejidos. ¿Necesitamos hacer la digestión cuando hacemos ejercicio? No, así que la activación del sistema simpático induce la inhibición de la motilidad intestinal y del flujo de sangre que se dirige hacia el tubo digestivo. Estudiaremos como se produce cada uno de estos cambios cuando estudiemos los diferentes sistemas fisiológicos.

El **sistema parasimpático** es el sistema antagónico al simpático, al que se contrapone, su némesis, su *yang*. Si el simpático es el *flight or fight*, el parasimpático lo definimos en inglés con algo más humano: ***Rest and digest***. A mí siempre me viene la imagen de un Homer Simpson parasimpático, al que se le cae la baba cuando está durmiendo la siesta. El sistema parasimpático es el principal implicado en regular las funciones en reposo, como la digestión: cuando se activa este sistema, aumenta la motilidad y secreciones intestinales, disminuye el ritmo cardiaco, y se ven favorecidos aquellos procesos que no necesitan la contracción continua de nuestros músculos esqueléticos. **Es muy importante en la salud a largo plazo**.

Cada nervio que contiene información del sistema nervioso autónomo lleva o bien información simpática, o bien parasimpática, pero no de ambos sistemas a la vez. Por ejemplo, los pares de nervios craneales llevan información exclusivamente parasimpática, a través de un nervio muy especial denominado **nervio vago** (de *remolón* no tiene nada, de hecho, tiene funciones cardiovasculares, respiratorias y digestivas imprescindibles para la vida). Los nervios que salen de la región sacra de la médula espinal también llevan información parasimpática (figura 1.28). Sin embargo, los nervios de la región torácica y lumbar llevan información simpática y no parasimpática. Por tanto, las funciones simpáticas dependerán de los pares de nervios que parten de estas zonas de la médula espinal (figura 1.28). Tanto en los pares de nervios craneales como en los nervios espinales, la información del sistema autónomo puede estar acompañada de información motora, e información sensitiva aferente, tanto visceral, somática o exteroceptiva.

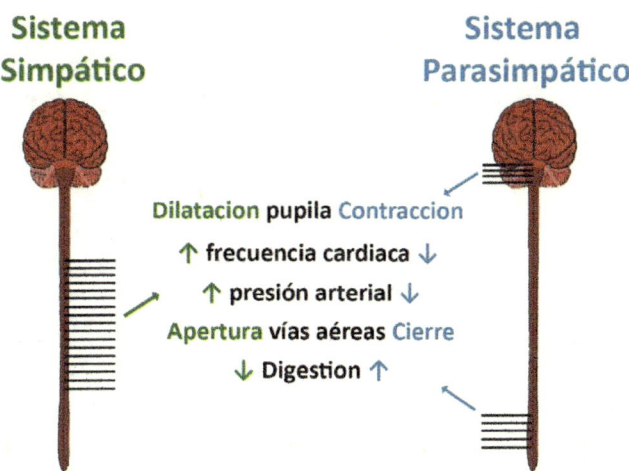

Figura 1.28. **Localización de la salida de los nervios autónomos** del sistema nervioso periférico desde el sistema nervioso central, y algunas de sus acciones fisiológicas. *Como curiosidad, mencionar que el término simpático proviene de una traducción del inglés sympathetic, que significa "comprensivo", lo cual tampoco refleja para nada sus funciones.*

Existe **un equilibrio constante entre los sistemas simpático y parasimpático: cuando uno está activado, el otro desactivado, y viceversa**. La homeostasis depende por completo de que exista un **equilibrio dinámico** entre estos sistemas. La palabra dinámico es muy importante, ya que hemos de pasar rápidamente a la activación de uno u otro dependiendo de nuestras necesidades. Y otra palabra clave es **antagonismo**: casi siempre que un sistema tiene un efecto sobre un parámetro fisiológico, la otra rama autónoma realiza el efecto contrario.

¿Cómo puede provocar los efectos mencionados el sistema autónomo? Sus neuronas tienen diferentes tejidos diana. Una es el **músculo cardiaco**, donde pueden afectar a la frecuencia cardiaca o a la fuerza de contracción del corazón. Otro es el **músculo liso**, que como veremos en el siguiente capítulo, es un tipo de músculo que rodea las vísceras y los vasos sanguíneos, y que tiene funciones clave para mantener nuestra homeostasis.

La denominación de sistema nervioso autónomo se debe a que funciona de forma automática, sin que seamos conscientes de ello. Sin embargo, está completamente controlado por centros superiores del sistema nervioso central como el hipotálamo y el tallo encefálico, que deciden si tenemos que aumentar la temperatura, comer, orinar, aumentar la presión arterial o la frecuencia cardiaca ante las necesidades de cada momento. Es más, estos sistemas dependen de las emociones y los recuerdos conservados en la memoria de cada uno de nosotros, lo que veremos en el último capítulo del libro.

A continuación, estudiemos la base de los mecanismos fisiológicos de los sistemas simpático y parasimpático a nivel celular. Las neuronas autónomas se localizan en los nervios correspondientes y contactan con sus tejidos diana, que son músculos principalmente. Las neuronas simpáticas que salen de la médula espinal no son las que llegan directamente al tejido diana, sino que nada más salir de la médula, contactan con otras neuronas en los **ganglios simpáticos**. Como esto ocurre a lo largo de cada uno de los nervios eferentes, se forma una **cadena de ganglios** paralelos a la médula espinal, en los que neuronas simpáticas primarias contactan con neuronas simpáticas secundarias. Entre ellas, se comunican por medio de un neurotransmisor llamado acetilcolina. Cuando la acetilcolina liberada por la neurona primaria se une a la secundaria, en esta última se produce una señal, una *descarga eléctrica* que viaja como potenciales de acción neuronal por el axón, y que llega finalmente al lugar de contacto entre las neuronas y los músculos. Allí, esta señal produce la liberación de neurotransmisores desde la neurona que se unen a sus receptores en la célula muscular (cardiaca o lisa) (figura 1.29). En el caso del **sistema simpático, este neurotransmisor es la adrenalina**. La adrenalina liberada **se une a su receptor**, que se denomina **receptor adrenérgico**, situado en la membrana del músculo, lo que provoca una señal intracelular muscular que estudiaremos en el siguiente capítulo. Normalmente, asociamos la adrenalina a estar llenos de energía, con *ganas de derrochar* actividad física. En este sentido, en el caso de la activación simpática, la adrenalina provoca un aumento del flujo de sangre a ciertos órganos que necesitamos para esta actividad, como es el caso del músculo esquelético. No lo confundamos con la contracción de las propias células del músculo esquelético, que no está mediada por la adrenalina.

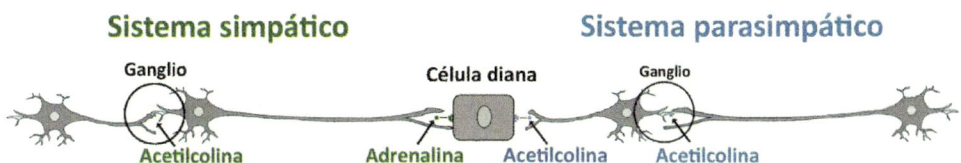

Figura 1.29. Comunicación en el sistema nervioso autónomo. En el sistema nervioso, los ganglios son grupos de somas neuronales agrupados en el sistema periférico, donde hacen sinapsis las neuronas primarias, que parten de la médula espinal, con las secundarias, que llegan a los tejidos diana. A los tejidos diana como el músculo liso llegan las neuronas secundarias de los sistemas nervioso simpático y parasimpático. Estos sistemas conectan mediante sinapsis con las mismas células, provocando efectos contrarios en ellas. Dentro del sistema nervioso central también existen agrupaciones de cuerpos neuronales, que se denominan núcleos.

Aunque también es un sistema de dos neuronas, el sistema parasimpático es un poco diferente. la primera neurona parte de los pares de nervios craneales, o desde los nervios sacros de la médula espinal, y llega casi hasta el tejido diana (figura 1.29). Allí activa a la segunda neurona parasimpática, mucho más corta. La señal va por esta última neurona hasta su unión con las células musculares, donde libera **acetilcolina**. La acetilcolina induce una respuesta en su receptor, denominado **receptor colinérgico**, lo que provoca las señales intracelulares que estudiaremos al llegar a los diferentes sistemas.

Finalmente, existe otra subdivisión del sistema nervioso autónomo que es específica de un solo sistema, el digestivo: es el **sistema nervioso entérico** (con tilde, sí). Cuenta con 200 millones de neuronas localizadas a lo largo del tubo digestivo, y tiene unas funciones específicas de las que se encarga sin que nos demos cuenta: la secreción de sustancias al interior del tubo, y la movilidad de los músculos que lo rodean. Y hablando de músculos, vamos al siguiente capítulo del libro.

Base fisiológica de los músculos

¿Nos movemos, o no?

Asociamos la palabra músculo con la **generación de movimiento**. Nos movemos hacia cualquier lugar porque aprendimos a contraer nuestros músculos de las piernas de manera secuencial, con el fin de poder **desplazarnos**. Sabemos intuitivamente que al contraer ciertos músculos podemos **mover objetos**, como cuando disminuimos el ángulo entre el brazo y el antebrazo. Además del movimiento, los músculos nos sirven también para *apretar* la mano lo suficiente con el fin de *agarrar* un determinado objeto: podemos **generar fuerza**. Y la función de la musculatura va mucho más allá. **Movemos la sangre** porque tenemos una bomba, un tipo de músculo cardiaco que se contrae muchas veces cada minuto de tu vida. No nos damos cuenta, pero el músculo liso situado alrededor de las arterias y las venas se contrae y relaja para **dirigir la sangre hacia los diferentes tejidos**. La contracción del músculo liso localizado a su alrededor de las **glándulas exocrinas** provoca la **secreción de su contenido al exterior**. El **sistema nervioso entérico** que mencionamos en el capítulo anterior es el responsable entre otros tipos de movimiento del **peristaltismo**, que **mueve el bolo alimenticio** *hacia delante* mediante la contracción de los músculos localizados alrededor del tubo digestivo. Cuando tiritamos, **generamos calor** por las contracciones musculares. Asimismo, el músculo tiene funciones imprescindibles para nuestra homeostasis que no están relacionadas con la contracción muscular, como el almacenaje de la glucosa en forma de glucógeno en el músculo esquelético.

Contamos con tres tipos musculares en nuestro organismo:

- El **músculo esquelético** es el que se encarga de mantener la posición y generar el movimiento del esqueleto. Es voluntario y está controlado por el **sistema nervioso motor somático**.

- El **músculo cardiaco** es el que se encarga de **bombear la sangre** para que se **mueva por el sistema circulatorio**. Es **involuntario**, y se **contrae por sí mismo**, aunque está enormemente influenciado por el **sistema nervioso autónomo**.

- El **músculo liso** tiene diferentes funciones, desde aumentar o disminuir el diámetro de nuestros vasos sanguíneos y nuestros bronquios, realizar los movimientos intestinales, o provocar la secreción glandular. Es **involuntario** y se controla por el **sistema nervioso autónomo**.

Todos ellos tienen una característica en común: son **las únicas células de nuestro cuerpo que tienen la capacidad de acortar su longitud ante ciertos estímulos**

externos. Son células alargadas, localizadas unas a continuación de las otras. La clave para el acortamiento del músculo es que el estímulo que provoca la contracción llegue al mismo tiempo a un grupo grande de células, de forma que se consiga una contracción efectiva con los fines que acabamos de describir: llevar la sangre desde el corazón hacia las arterias, acortar un músculo esquelético unido a un hueso para acercarlo o alejarlo de otro hueso en una articulación, o contraer un vaso sanguíneo para limitar la sangre que se dirige a un determinado tejido.

El **músculo esquelético** comprende un 40% del peso de nuestro cuerpo. Es un tejido que se une por medio de los tendones a nuestros huesos, que son las estructuras rígidas que forman nuestro esqueleto. Podemos visualizar la función muscular esquelética con un ejemplo que podemos realizar en cualquier momento. Nuestro músculo bíceps está unido por tendones al húmero (hueso del brazo) por un lado, y por el otro al radio, uno de los huesos que forma el antebrazo. Cuando el músculo bíceps se contrae, *tira* del radio, y como el húmero y el radio tienen una articulación entre ellos, la del codo, el radio se acerca al húmero. Se ha producido una disminución en el ángulo de la articulación, que llamamos **flexión**. Por lo tanto, el bíceps es un músculo flexor. Definimos un lugar de **origen del músculo** (en el bíceps sería su unión al húmero), y un lugar de **inserción del músculo** (en el bíceps, su unión al radio). Normalmente, el músculo mueve la articulación desde la inserción hacia el origen. Cuando el músculo se relaja, volvemos a la posición inicial, aumentando el ángulo de la articulación. Por el contrario, existen otros grupos de músculos con función antagonista. Son los **músculos extensores**, que mueven los huesos aumentando el ángulo de la articulación, alejando los huesos entre sí. Cuando un músculo flexor se contrae, el músculo extensor se relaja y viceversa. En el caso del brazo, el músculo extensor es el tríceps. Además, existen otros músculos que ayudan a que se produzca una flexión o extensión en las articulaciones, que se denominan **sinérgicos**. Finalmente, los músculos **fijadores** sostienen los huesos entre sí. Los nombres de los huesos pueden atender a sus características (como el flexor del pulgar), a su lugar del cuerpo (como el dorsal ancho), o a las estructuras que unen (como el esternocleidomastoideo).

Sigamos con unas pinceladas de fisiología celular, necesarias para comprender el mecanismo. ¿Cómo se consigue el acortamiento, la contracción de las células musculares? En primer lugar, hemos de tener en cuenta la estructura anatómica e histológica de nuestros músculos (figura 1.30). Los músculos esqueléticos están formados por grupos de células que se denominan **fibras musculares,** y que están situadas tanto en paralelo (unas al lado de las otras) como en serie (unas a continuación de las otras). Estas fibras musculares se agrupan en **fascículos musculares**. Varios fascículos musculares forman un músculo determinado. Conseguiremos la **contracción cuando todas las células musculares o miocitos se acorten a la vez.** Para ello, se necesita una señal intracelular, un **segundo mensajero** necesario y suficiente para que se produzca la contracción: **un aumento del Ca^{2+} intracelular.** Estudiemos paso a paso como se consigue el aumento de concentración de este ion en el interior celular.

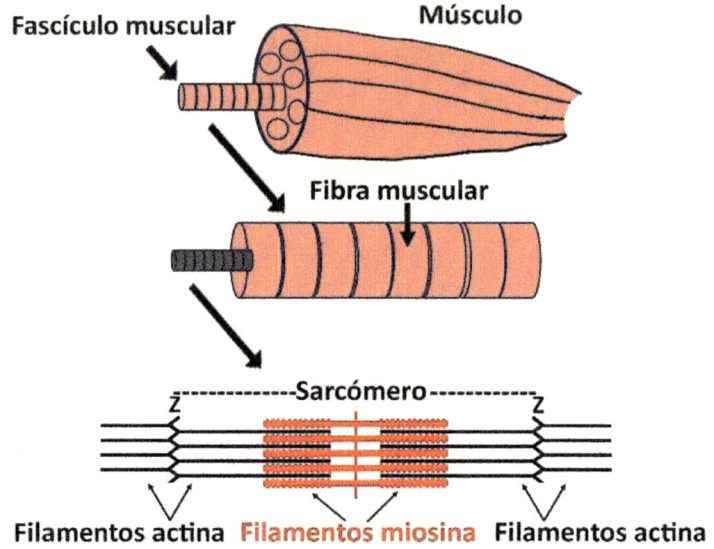

Figura 1.30. **Estructura del músculo esquelético.** Un músculo típico se agrupa en fascículos musculares, a su vez formados por unas células alargadas (miocitos) denominadas fibras musculares. Las fibras musculares contienen gran cantidad de filamentos de actina (negro) entrelazados con filamentos de miosina (rojo). Estos filamentos forman los sarcómeros, estructuras que se disponen una a continuación de la otra. Los sarcómeros comprenden el espacio entre dos discos Z, en el que las actinas de sarcómeros consecutivos se unen.

En el capítulo anterior describimos una parte del sistema nervioso periférico con la función de dar la orden de contracción a los músculos esqueléticos: el **sistema motor somático.** Es un sistema por tanto eferente, ya que lleva la señal para la contracción muscular desde el sistema nervioso central hacia los músculos esqueléticos. Desde una zona cerebral muy concreta de la corteza frontal, en su límite con la parietal, denominada **corteza motora primaria**, parten las neuronas del sistema motor somático, las **neuronas motoras primarias**, que llevan la señal para la contracción del músculo. Las neuronas motoras primarias siguen una trayectoria *especial*. (figura 1.31). Cuando descienden, cruzan al lado contrario a la altura del bulbo raquídeo;

es decir, las neuronas que parten de nuestro hemisferio cerebral izquierdo controlan los músculos de la parte derecha de nuestro cuerpo, y viceversa.

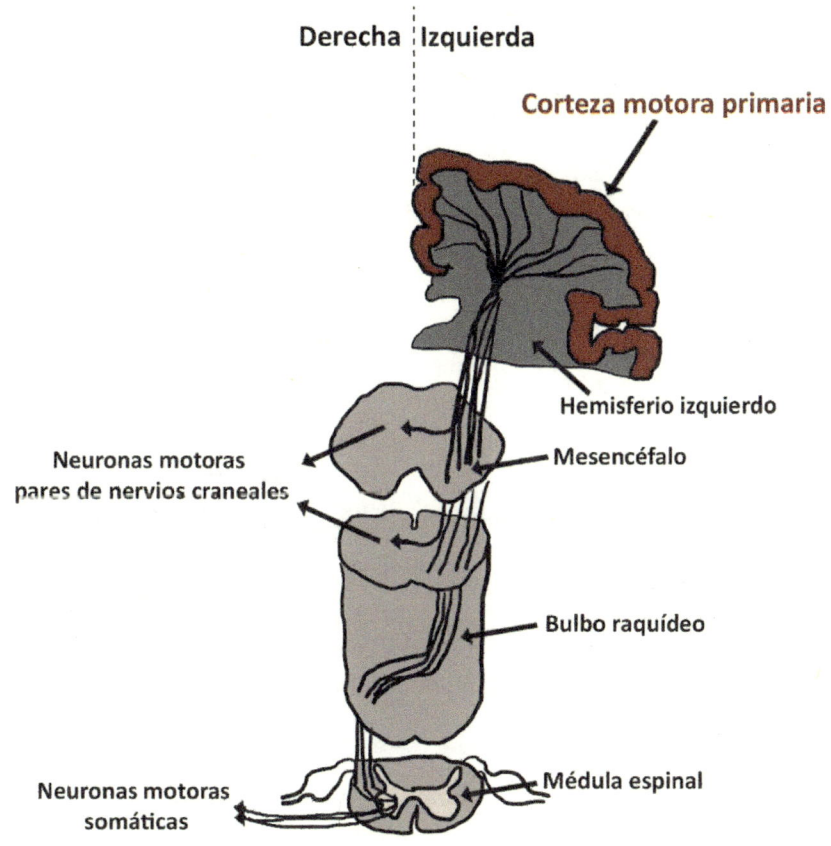

Figura 1.31. Trayectos de las neuronas motoras primarias desde la corteza motora izquierda hasta que salen de la médula espinal. Hasta este momento hemos observado imágenes que mostraban una vista lateral, también llamada sagital, de nuestro cerebro. Pero también podemos observarlo de frente, en un plano que se denomina frontal o coronal, como el que observamos en esta figura, donde se muestra la continuación de los axones por la médula espinal. Las neuronas motoras primarias siguen una trayectoria descendente hasta llegar a la altura que cruzan en contralateral (*hacia el lado contrario*) en el tallo encefálico. Las que cruzan a nivel del mesencéfalo (parte superior del tallo encefálico) se encargan del movimiento de los músculos de la cara, mientras que el resto cruza en el bulbo raquídeo, en una región conocida como *pirámides*. Por ello, el grupo de neuronas que siguen este camino forman la vía o tracto piramidal o corticoespinal. Una vez llega a la altura del músculo que inerva, la segunda neurona sale de la médula espinal por su cara ventral o anterior. Remarcar que las aferencias del sistema nervioso periférico llegan a la médula espinal por su parte dorsal o posterior.

En el lugar donde abandonan la médula espinal, los axones de las neuronas motoras primarias hacen sinapsis con una **segunda neurona motora**, que es la que inerva su tejido diana. **Inervar** es alcanzar, por parte de un nervio o una neurona, un determinado tejido, en este caso el músculo esquelético. Cada neurona motora contacta con muchos miocitos: la **base de la contracción muscular es que muchas células se contraigan a la vez para acortar la longitud del músculo**. Al conjunto de una neurona motora y las fibras musculares que inerva se denomina **unidad motora**.

Estudiemos el mecanismo por el que la neurona motora traslada la información al músculo esquelético en la unión neuromuscular. En primer lugar, la señal eléctrica (potencial de acción) que viaja por el axón de la motoneurona es capaz de provocar la liberación en la sinapsis del neurotransmisor. El neurotransmisor del sistema motor somático que provoca la acción muscular cuando se une a su receptor en el miocito es la **acetilcolina** (figura 1.32).

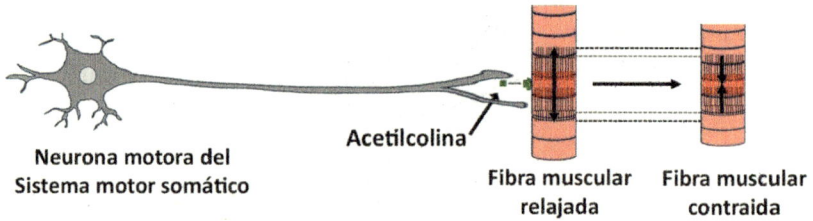

Neurona motora del Sistema motor somático

Acetilcolina

Fibra muscular relajada   **Fibra muscular contraida**

Figura 1.32. Comunicación motoneurona-miocito muscular. Cuando se libera la acetilcolina en la sinapsis de la placa motora, se produce un potencial de acción en la membrana del músculo, que provoca su contracción. Las líneas discontinuas muestran la amplitud del sarcómero en reposo, que se ve disminuida tras la contracción. La propagación del potencial de acción en la célula muscular activa a unos canales de la membrana en contacto con canales del retículo endoplásmico, por los que se libera la mayoría del Ca^{2+} necesario para la contracción. Esta parte de fisiología celular está fuera del ámbito de este libro y se puede consultar en manuales generales de fisiología humana.

La unión de la acetilcolina a su receptor produce el denominado **acoplamiento excitación-contracción**: los eventos eléctricos que ocurren en la membrana plasmática (excitación) de la célula muscular se transforman en un aumento de Ca^{2+} en el citosol de la célula, lo que provoca la contracción muscular. Cuando la acetilcolina se une a su receptor en la membrana de las células musculares, provoca un **potencial de acción** en la célula muscular, que se propaga rápidamente por todas las células vecinas. **La consecuencia del potencial de acción es que aumenta el Ca^{2+} intracelular en los miocitos, lo que lleva a un acortamiento simultáneo en todos ellos y a la contracción muscular.**

¿Cómo se consigue acortar un miocito? Para responder a esta pregunta debemos entrar a su interior celular, donde se encuentran unas proteínas denominadas **actinas y miosinas.** Estas proteínas están entrelazadas, y forman las estructuras que tienen capacidad de acostarse, que se denominan **sarcómeros** (figura 1.30). Los sarcómeros se colocan en serie, uno a continuación del siguiente. Cuando la célula está relajada, las actinas y miosinas están parcialmente enlazadas entre sí, tal como podemos observar en la figura 1.33. La llegada del miocito de la señal de la contracción, es decir, cuando aumenta la concentración del Ca^{2+}, provoca que **las actinas se acerquen las miosinas,** de forma que el sarcómero ve disminuido su tamaño: este efecto es el que consigue acortar la longitud celular. Cuando miles de sarcómeros en serie se acortan en las fibras musculares de un mismo fascículo, el **músculo se contrae** (figura 1.33).

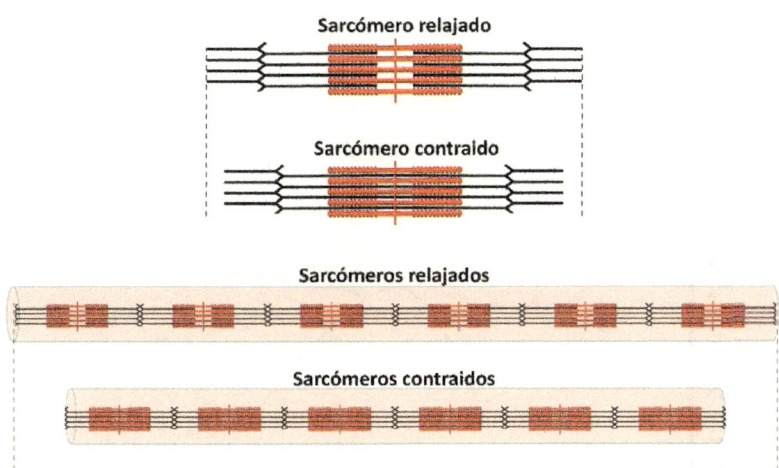

Figura 1.33. Acortamiento de los sarcómeros de una fibra muscular. Los sarcómeros están dispuestos en serie, uno tras otro. Al disminuir la longitud de muchos de ellos, conseguimos la contracción muscular. Las líneas discontinuas muestran la amplitud del conjunto de los sarcómeros en reposo, que se ve disminuida tras la contracción. En este tipo de músculo, el Ca^{2+} *desplaza* a la troponina C, una proteína que normalmente inhibe la unión entre la actina y la miosina. La falta de unión de la troponina C provoca el llamado "golpe de ATP", necesario para que las moléculas de actina se desplacen hacia el centro del sarcómero. Para más información, se recomienda consultar libros de fisiología general.

Recordemos que somos *haters* del Ca^{2+}. Nada más realizar su acción, expulsamos al ion de las células por bombas Ca^{2+}-ATPasas situadas en la membrana celular y en la membrana del retículo endoplásmico, reduciendo la concentración intracelular (citosólica) de Ca^{2+}, y devolviendo a los sarcómeros a su longitud inicial, por tanto relajando el músculo.

Hemos de comprender un aspecto importante del acortamiento del sarcómero, al que volveremos cuando estudiemos el músculo cardiaco. Las moléculas de actina y miosina están parcialmente entrelazadas en la relajación muscular, y el acercamiento de las actinas al centro del sarcómero provoca a la contracción. **El entrelazamiento parcial en estado relajado entre actinas y miosinas puede ser mayor o menor.** Si las actinas están más alejadas del centro del sarcómero en reposo, el acortamiento del sarcómero será mayor: *la longitud inicial del sarcómero influye en la capacidad de contracción muscular* (figura 1.34). Ante una mayor longitud inicial del sarcómero, se obtendrá una mayor contracción, dentro de unos límites fisiológicos. Como ejemplo, estiremos una goma elástica levemente, y soltémosla: la goma vuelve a su posición inicial (por su elasticidad, como veremos más adelante). ¿Y si la estiramos más? Vuelve *con más fuerza*. Imaginemos que esto es lo que ocurre si las actinas y las miosinas están más separadas en estado de reposo muscular. Cuidado, si llevamos al límite el entrecruzamiento entre las fibras del sarcómero, podemos perder la capacidad de realizar la contracción (*rompemos* la goma).

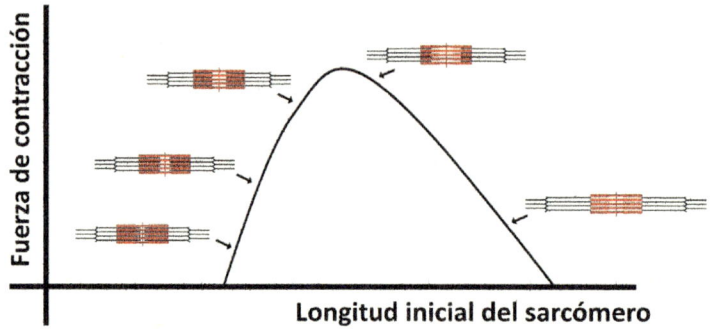

Figura 1.34. La longitud del sarcómero en reposo influye en la fuerza de contracción. La curva indica como cambia la tensión o fuerza de contracción dependiendo de la longitud inicial del sarcómero. El óptimo de fuerza de contracción implica una longitud inicial del sarcómero determinada, donde se va a conseguir mayor tensión muscular (centro de la gráfica). Si los filamentos de actina y miosina están demasiado cercanos (izquierda), o demasiado lejanos (derecha), la tensión que se consigue es menor. Este efecto es válido tanto para el músculo esquelético como para el músculo cardiaco.

Muy relacionado con este concepto de longitud inicial del sarcómero es que nuestros músculos esqueléticos no siempre se encuentran completamente relajados en reposo. Hay un pequeño grado de contracción en estado basal en ciertos músculos que denominamos **tono muscular**. Es necesario para mantener las posiciones en reposo de los huesos, y es inconsciente, no tenemos control voluntario sobre él. Seguro que te ha pasado alguna vez que te has levantado muy rápido de la cama y te *fallan las piernas*: tu tono muscular no era suficiente para mantener la postura en bipedestación, ya que cuando estamos tumbados, en decúbito, el grado de contracción de nuestros músculos esqueléticos es menor. Cuando falla nuestro tono muscular, puede ser tanto por defecto (hipotonía) como por exceso (hipertonía). Las patologías asociadas al tono muscular pueden estar relacionadas tanto con el estado fisiológico del nervio periférico, como de la unión neuromuscular o de la propia fibra muscular.

Para controlar el tono muscular y otras propiedades musculares, contamos con los **propioceptores,** sensores especializados que se encuentran en los músculos, tendones y articulaciones. Aunque no somos conscientes de ello, los propioceptores proporcionan de manera continua información al sistema nervioso central sobre la posición y el movimiento del cuerpo en el espacio, permitiendo el mantenimiento del equilibrio y la coordinación de movimientos. Contamos con propioceptores que envían información al sistema nervioso central sobre cambios en la longitud del músculo, denominados **husos musculares**; con propioceptores en los tendones que dan información sensitiva de la fuerza de contracción, denominados **órganos tendinosos de Golgi;** y con propioceptores que informan del movimiento de las articulaciones denominados **receptores articulares**. Seguro que alguna vez un médico os ha dado un golpe en la rodilla con un martillo de reflejos. Bueno, no exactamente en la rodilla, sino en el tendón rotuliano. Con este golpe, el médico valora el estado de vuestros **reflejos musculares**, qué son **respuestas automáticas e involuntarias del sistema nervioso ante el estiramiento repentino de un músculo, que provocan su contracción inconsciente**.

Veamos otro ejemplo de reflejo muscular. Un estímulo que provoca un daño en un dedo (sin darnos cuenta que tocamos algo demasiado caliente), induce de forma inconsciente una contracción del bíceps, entre otros movimientos, con el fin de alejar la mano del estímulo. Es un proceso inconsciente, ya que tiene que ser muy rápido. Se hará consciente más tarde, es decir, una vez ya ha comenzado el movimiento; si se tuviera que hacer consciente antes del movimiento, el daño sería mucho mayor porque tendríamos que planificar el movimiento, y tardaríamos más tiempo en retirar nuestra mano del lugar que produce el daño. Para realizar este movimiento involuntario, contamos con receptores sensoriales de dolor (nociceptores) conectados *directamente* con una neurona motora que, a su vez, provoca la contracción del músculo. Como la información se dirige desde un propioceptor o nociceptor hasta la médula espinal, y de allí directamente da la orden para la contracción del músculo esquelético correspondiente, forma una señal de ida y vuelta que llamamos **arco reflejo** (figura 1.35).

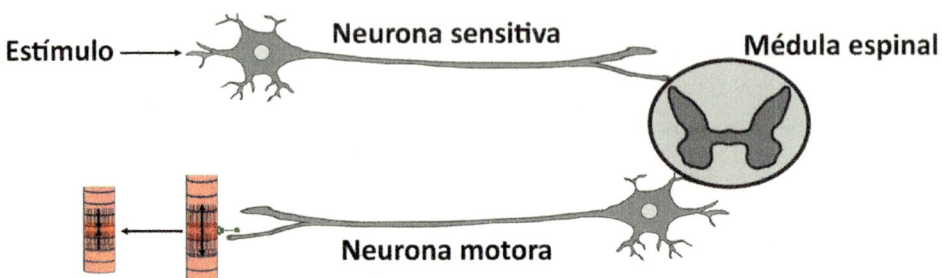

Figura 1.35. Arco reflejo. Ante un estímulo doloroso, necesitamos reaccionar rápidamente. Contamos con neuronas aferentes sensitivas que al llegar a la médula espinal *conectan* con neuronas motoras, que directamente inducen una flexión o extensión muscular, sin la participación de la corteza motora somática. Se puede observar la materia *gris* (núcleos de neuronas) interna en la médula espinal, que tiene forma de *alas de mariposa* sobre un fondo de materia *blanca* (axones neuronales). Asimismo, se muestra como la información aferente llega a la médula espinal por su parte dorsal, mientras que la información eferente sale de la médula espinal por su parte ventral. La médula espinal, neuronas y músculo no se encuentran a escala, para facilitar la comprensión del concepto.

A todos estos reflejos se les denomina **somáticos**, porque implican a neuronas motoras somáticas. Son tremendamente importantes en nuestra fisiología postural, ya que participan en cada uno de los movimientos que hacemos a lo largo del día. En clínica se analizan estos reflejos para investigar el estado de nuestro sistema nervioso y nuestros músculos, ya que muchos de estos reflejos son innatos. En el caso del golpe en el tendón rotuliano, al golpearlo con un martillo de reflejos se estira el músculo cuádriceps. Nuestros propioceptores de este músculo son sensibles al estiramiento, y envían la señal hasta la médula espinal, que directamente está conectada con una neurona motora que provoca la contracción refleja del cuádriceps, lo que lleva a que un estiramiento de la pierna. En realidad, este proceso implica tanto una activación del cuádriceps (músculo extensor), como una inhibición del músculo flexor antagonista (isquiotibial). En este ejemplo, se produce una extensión de la articulación, pero también podemos tener el ejemplo contrario. Si pisamos una chincheta, se pone en marcha el **reflejo flexor**. Los nociceptores que reciben la señal dolorosa están conectados con las neuronas motoras que provocan la contracción inconsciente de los músculos flexores, en este caso los isquiotibiales, para retirar el pie del estímulo doloroso. Además, una neurona que lleva la señal de dolor hacia el sistema nervioso central provoca que el estímulo se haga consciente, milisegundos más tarde.

Otro ejemplo de reflejo muscular que podemos comprobar en casa es aquel que ocurre cuando tenemos una carga en el brazo, y añadimos un peso adicional. De hecho, pueden aparecer dos tipos de reflejos. Como estoy seguro de que comenzáis a sentir más curiosidad sobre fisiología, podéis sacar de la biblioteca un libro de referencia en el campo como es el *Guyton*. Si lo mantenéis sobre una mano, os daréis cuenta que pesa unos 3 kg de peso. A continuación, ponéis este libro encima, añadiendo más peso. Si al añadir un peso adicional consideramos (inconscientemente) que podemos mantenerlo (evitando que se caigan dos libros de fisiología al suelo, que eso está muy feo), se pone en marcha el **reflejo miotático**: el estiramiento de los husos musculares del bíceps provoca una respuesta refleja que contrae el músculo, compensando el aumento de la carga para evitar su caída. Pongámonos en una segunda situación. Si en vez de poner el libro que estáis leyendo encima del *Guyton* añadís otro libro extenso de fisiología como el *Silverthorn*, de igual peso que el primero, los husos musculares pueden detectar que el aumento de la carga es excesiva, y que si intentamos compensar, podemos dañar nuestras fibras musculares. En este caso, relajamos el músculo de manera refleja y dejamos caer ambos libros: es el **reflejo miotático inverso**.

Otros reflejos son los **posturales**, que nos ayudan a mantener la posición del cuerpo. Para mantener el equilibrio, necesitaremos compensar continuamente los pequeños cambios de posición de manera refleja, contrayendo y relajando ciertos músculos. Dependen de su coordinación en el tallo encefálico, al que llegan la información del sistema visual, vestibular (de nuestro equilibrio, situado en el oído interno), y de los propioceptores. La integración de la información lleva a cambios en los músculos necesarios para mantenernos de pie o levantarnos del suelo, por ejemplo.

Cuando un movimiento es voluntario, integramos la información en nuestra corteza cerebral. No es necesaria la participación de estímulos externos, sino que podemos decidir ir hacia un sitio sin que medie más que mi intención de moverme. Para ello, coordinamos a unas zonas que están cerca de la corteza motora, las **áreas de asociación motora**, con dos zonas de nuestro encéfalo muy importantes: el **cerebelo** y los **núcleos o ganglios basales,** unas agrupaciones de neuronas en la parte más profunda del cerebro (figura 1.36). Entre las tres zonas se **planifica** el movimiento, se envía la señal a la corteza motora para su **inicio**, y se **ejecuta** cuando nos movemos. En todo momento, el cerebelo tiene aferencias sensitivas de los músculos que permiten corregir cualquier desviación del movimiento planeado. Por su parte, los núcleos basales participan en la regulación de los movimientos aprendidos, además de controlar el tono muscular.

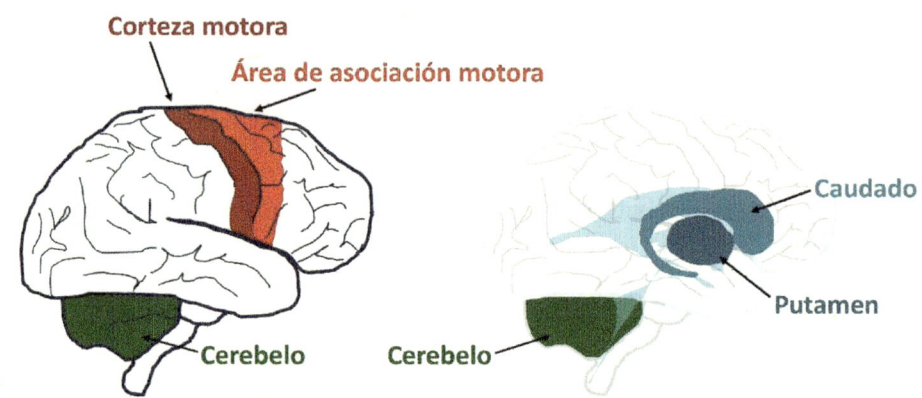

Figura 1.36. Centros del encéfalo que participan en el movimiento voluntario. En la imagen izquierda observamos una vista sagital externa, mostrando la corteza motora y el área de asociación motora primaria. La imagen derecha muestra un corte más profundo que deja observar zonas más internas. Rodeando el tronco del encéfalo observamos dos de los núcleos basales, el caudado y el putamen. En ambas imágenes se puede observar la posición del cerebelo.

Contamos con gran cantidad de reflejos desde nuestro nacimiento, pero otros son aprendidos. Ya no nos acordamos, pero hace algún tiempo no controlábamos la micción: es un tipo de reflejo que debemos aprender. Otros reflejos que se pueden aprender lo hacen por aprendizaje por condicionamiento. Por ejemplo, seguro que habéis oído hablar de los experimentos con el perro de Pávlov, al que se introduce un reflejo de salivación mediante condicionamiento clásico. La repetición de muchos de los movimientos aprendidos nos lleva a que no tengamos que pensar en ellos y realizar movimientos complejos como caminar o andar en bici. Contamos con la denominada **memoria muscular**. Forma parte de una memoria denominada procedimental, que estudiaremos en el último capítulo del libro, y que se aprende con la práctica.

Estudiemos a continuación la base fisiológica del **músculo liso**, que aunque comparte algunas características con el músculo esquelético, también muestra grandes diferencias. El músculo liso es un tejido absolutamente necesario para nuestra homeostasis, con multitud de diferentes funciones imprescindibles para la vida, todas ellas involuntarias. La inervación del músculo liso la realiza el sistema nervioso autónomo, tanto el simpático como el parasimpático. Sus funciones dependen del sistema específico en el que se localice el músculo:

- **Sistema vascular:** encontramos músculo liso en las capas que rodean a cada uno de los vasos sanguíneos (menos en los capilares). Se encuentra dispuesto de manera circular, **alrededor del vaso**. Cuando se **contrae el músculo liso vascular**, el diámetro del vaso se reduce, **dejando pasar menos sangre al tejido que irriga**, y viceversa.

- **Sistema respiratorio, bronquios y bronquiolos:** al igual que en el caso de los vasos sanguíneos, existe una capa de músculo liso circular que rodea los conductos por donde pasa el aire. Cuando se **contrae el músculo liso bronquial**, el diámetro se reduce, **dejando pasar menos aire**, y viceversa.

- **Sistema digestivo: el tubo digestivo** también está rodeado de músculo liso, en esta ocasión tanto por una capa de músculo en disposición circular, como por una capa en disposición longitudinal. Se encarga de su contracción el **sistema nervioso entérico**, quien provoca los **procesos de motilidad** a lo largo del tubo digestivo.

Otros sistemas como el reproductor, las vías urinarias o el ojo también están rodeadas por músculo liso.

En cuanto al proceso de contracción, el músculo liso tiene algunas **similitudes** con el músculo esquelético. Está formado por fibras musculares, y **su función se debe a la contracción de los miocitos**. Pero también tiene grandes **diferencias**:

- Las **funciones** del músculo liso son **diferentes** dependiendo de cada tejido.

- El **sistema nervioso** que lo inerva es el **autónomo** y no el somático

- En el acoplamiento excitación-contracción no hay hendiduras sinápticas tal como las conocemos, sino que **el neurotransmisor difunde** localmente hasta llegar a los miocitos.

- La estructura básica para la contracción **no es el sarcómero**, sino otro tipo de entrecruzamientos entre actina y miosina que, aunque son mucho menos efectivos a la hora de la contracción, gastan mucha menos energía. No necesitamos una rapidez extrema en este músculo, como sí lo necesitamos en el esquelético.

- La señal para el aumento de Ca^{2+} que provoca la unión de las fibras de actina y miosina es diferente al del músculo esquelético.

- La contracción ocurre de manera más lenta que en los músculos esquelético o cardiaco, pero el músculo liso **puede mantener su fuerza durante periodos prolongados**. Esto es muy importante para el control de muchos de nuestros tejidos, como la vejiga o los **esfínteres**, que son zonas de contracción continuada, y que separan diferentes lugares anatómicos.

- **No sólo los neurotransmisores** provocan su contracción, sino que otros estímulos que veremos en su momento también pueden conseguir el acortamiento de los miocitos:

  o **Hormonas**: la misma adrenalina que se libera en las sinapsis simpáticas puede transportarse por la sangre como neurohormona y actuar sobre este músculo.

  o Señales **paracrinas**: por ejemplo, el óxido nítrico (NO) proveniente de células endoteliales puede relajar el músculo liso vascular.

  o **Estiramiento** del miocito: en algunos tejidos, el estiramiento de la membrana de la célula muscular abre canales de Ca^{2+}, lo que provoca la entrada del ion al interior y la consiguiente contracción muscular.

Además de los reflejos somáticos, tenemos que conocer unos reflejos muy importantes que están mediados por los sistemas simpático y parasimpático: los **reflejos autónomos**. Contamos con sensores en nuestros tejidos que informan de cambios en multitud de parámetros importantes fisiológicos como la presión arterial, la temperatura o la osmolaridad. Los lugares a los que llega la información en el encéfalo se denominan **centros de control**, y están formados por núcleos (grupos de neuronas) que **regulan las funciones involuntarias**. Se encuentran principalmente en el **tallo encefálico**, y en otra zona tremendamente importante de la base del cerebro llamada **hipotálamo** (figura 1.37). Los sensores informan de cambios en las variables fisiológicas, y los centros **integran la información y dan una respuesta fisiológica adecuada**. Por ejemplo, tienen la capacidad de aumentar la frecuencia de los ciclos de inspiración/espiración. Pueden aumentar o disminuir el número de veces que nuestro corazón se contrae por minuto, o la fuerza con que lo hace. Regulan el diámetro de nuestros vasos sanguíneos de manera continua, porque inducen un cierto grado basal de contracción del músculo liso. Provocan los vómitos, náuseas, estornudos, tos y salivación. Modulan la micción y la defecación, e incluso convierten estímulos emocionales en respuestas viscerales, como el miedo, la ira, el hambre, el rubor (cuando nos ponemos rojos), o la piloerección (cuando *se nos pone la piel de gallina*). **Toda nuestra homeostasis pasa por el correcto funcionamiento de estos centros autónomos** y sus reflejos asociados.

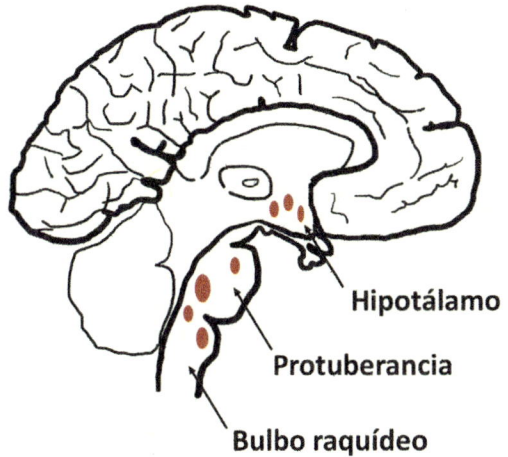

Hipotálamo

Protuberancia

Bulbo raquídeo

Figura 1.37. Corte medial del encéfalo donde podemos apreciar la situación anatómica de los centros de control (en rojo) de las funciones involuntarias, que detallaremos al avanzar por los diferentes sistemas. Estos centros de control se encuentran en el hipotálamo y en el tallo encefálico, tanto en la protuberancia como en el bulbo raquídeo.

2. LA SANGRE

La sangre es un tejido *extraño*, diferente al resto de tejidos, ya que presenta dos características únicas: es un líquido, y no para de moverse. Sus diferentes elementos pueden estar en nuestro cerebro en un momento dado, y segundos más tarde aparecen en nuestros vasos sanguíneos del talón. Es un tejido en movimiento, que transita dentro del circuito cerrado que forma nuestro sistema vascular. Supone nuestra vía de transporte de moléculas, tanto las necesarias para la vida, como las que queremos desechar. La sangre contiene diferentes células específicas, entre ellas las más numerosas de nuestro cuerpo, los eritrocitos (que es el nombre clínico de los glóbulos rojos). También otras que luchan contra las infecciones y los elementos que evitan que nos desangremos. En el plasma, la parte líquida, se transportan gases, nutrientes, hormonas, y compuestos de desecho. Además, es imprescindible para la homeostasis del agua y de la temperatura corporal y para la regulación del pH.

Un parámetro muy importante para la integración de los diferentes sistemas fisiológicos es la **volemia**, la **cantidad total de sangre que circula por nuestros vasos sanguíneos**. Según la regla 60/40/20, el 20% del agua de nuestro cuerpo se encuentra en el líquido extracelular, y una cuarta parte de este último pertenece al plasma sanguíneo. El volumen que ocupa el plasma corresponde aproximadamente a la mitad de la sangre, y la otra mitad lo ocupan las células. En total, tenemos aproximadamente 5 o 6 litros de sangre que discurre por nuestro sistema circulatorio. Recordemos esta cifra, que va a ser muy importante cuando estudiemos la fisiología cardiovascular.

Elementos de la sangre

Todo a la vez en todas partes: el tejido en movimiento perpetuo

Para estudiar los elementos de la sangre, visualicemos un tubo donde se deposita la sangre tras su extracción para realizar una analítica. Estos tubos se centrifugan para que los diferentes elementos se separen en base a su densidad (figura 2.1).

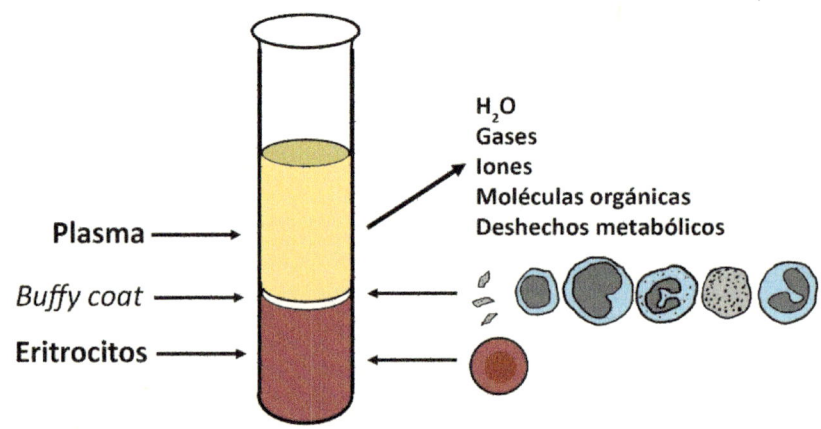

Figura 2.1. Muestra de sangre centrifugada en un tubo con EDTA. La mayor parte de las células son los eritrocitos, que tienen más densidad y se sitúan al fondo del tubo tras la centrifugación. En la parte intermedia hay una lámina fina (*buffy coat*) donde encontramos las plaquetas y los leucocitos (glóbulos blancos), mientras que el plasma tiene menos densidad, y se localiza en la parte superior del tubo. Esta separación por densidad solo ocurre si por medios químicos retiramos el Ca^{2+} del plasma, ya que los tubos están recubiertos de agentes como el EDTA o el citrato, que secuestran el Ca^{2+}. Ante la falta de este ion, la sangre no puede coagular.

En la parte superior del tubo, observamos la fracción líquida de la sangre, el **plasma** sanguíneo. El estudio de sus componentes se realiza en la parte de la analítica que denominamos **bioquímica en sangre**. Entre los componentes principales, encontramos:

- **H_2O:** el disolvente *universal*, que supone el 90% del plasma.

- **Gases:** O_2, que necesitan las células para la respiración celular, y CO_2, formado como producto de reacciones metabólicas.

- **Iones**, imprescindibles para la vida:

  o Na^+ y Cl^-, que conforman 2/3 partes de la totalidad de las moléculas que contribuyen a la osmolaridad el líquido extracelular.

  o K^+, que necesitamos mantener en una concentración determinada para la homeostasis, ya que pequeñas variaciones en el plasma pueden cambiar el potencial de membrana en reposo.

  o Fe^{2+}, que forma parte de la hemoglobina, la proteína transportadora de O_2.

  o Ca^{2+}, necesario para la coagulación.

  o HCO_3^-, que forma parte de nuestro sistema tampón de ácidos, y *transporta* CO_2.

  o Otros iones en menor concentración como I^- (forma parte de las hormonas tiroideas) o PO_4^-.

- Moléculas orgánicas:

  o **Nutrientes,** como la **glucosa**, nuestra moneda energética extracelular.

  o **Aminoácidos**, necesarios para formar proteínas.

  o **Proteínas plasmáticas**, que se forman en el hígado, y que tienen diferentes funciones:

    ▪ **Albúminas:** contribuyen a la presión osmótica del plasma. Volveremos a ellas en fisiología cardiovascular, ya que son importantes para el intercambio de sustancias en los capilares sanguíneos.

    ▪ **Globulinas**: como enzimas, proteínas transportadoras, factores de coagulación e inmunoglobulinas (anticuerpos).

    ▪ **Fibrinógeno**: proteína precursora de la fibrina, que forma la red con la que se tapona una rotura de vasos sanguíneos, y que por tanto es clave para la coagulación.

    ▪ **Transferrina**: necesaria para el transporte de Fe^{2+}, que es un ion muy insoluble.

  o **Hormonas,** que si son lipídicas necesitan proteínas transportadoras.

  o **Vitaminas y oligoelementos** en pequeñas cantidades, pero imprescindibles para la vida.

  o **Lípidos**: encontramos todo tipo de sustancias grasas en agua, como los ácidos grasos, triglicéridos, fosfolípidos y colesterol. La insolubilidad de los lípidos en el agua implica que han de transportarse unidos a ciertas proteínas, formando **lipoproteínas**:

- Tras la absorción de los lípidos en el intestino, llegan a la circulación como **quilomicrones**, que transportan un 90% de los triglicéridos de la dieta. El tejido adiposo, el cardiaco y el músculo esquelético los capta para formar ácidos grasos libres, que podrán ser almacenados de nuevo o liberados al plasma para ser absorbidos por otras células.

- Lipoproteínas de muy baja densidad, **VLDL**, que transportan triglicéridos, fosfolípidos y colesterol desde el hígado hacia el resto de tejidos. Conforme viajan por la circulación, irán aumentando su proporción de colesterol, hasta que se convierte en su componente lipídico mayoritario y las denominamos lipoproteínas de baja densidad, **LDL**. Su función es la de distribuir el colesterol a las células para mantener sus membranas celulares, y para la formación de hormonas esteroideas en el sistema endocrino. Es el *colesterol malo*, ya que en exceso puede llevar al desarrollo de aterosclerosis.

- Lipoproteínas de alta densidad (**HDL**), que transportan hacia el hígado el exceso de colesterol, retirándolo de las arterias. Es el *colesterol bueno*, ya que lleva el colesterol al hígado para su excreción formando parte la bilis, como veremos en la fisiología digestiva.

o **Productos de deshecho** como **urea** (metabolismo de las proteínas), **ácido úrico** (de ciertas bases nitrogenadas), **creatinina** (tejido muscular), o productos del metabolismo como el lactato.

Una vez estudiado el plasma, conozcamos los denominados **elementos formes de la sangre**. No todo son células, ya que las plaquetas son *trozos* de células. Gran parte del volumen de la sangre está ocupado por los eritrocitos respecto a la sangre total. Y es que la mayoría de las células de la sangre, incluso la mayoría de nuestras células, son **eritrocitos**. En el tubo centrifugado, entre el plasma y los eritrocitos nos encontramos con las **plaquetas** y los **leucocitos**, y todos ellos se analizan, tanto en cantidad como en proporción, en el **hemograma** de un análisis de sangre. En él estudiamos, de menor a mayor concentración:

- **Leucocitos** (glóbulos blancos), con función en la respuesta inmunitaria. Son células que duran en circulación desde horas hasta unos cuantos días. Se encuentran en el orden de unos pocos miles por cada μl (microlitro); pero pueden aumentar según nuestras necesidades, como por ejemplo cuando tenemos una infección.

- **Plaquetas** (trombocitos), claves en la coagulación sanguínea. Su concentración es de 300.000 por cada microlitro de sangre, y duran unos diez días.

- **Eritrocitos** (glóbulos rojos): que transportan O_2 y CO_2, entre otras funciones que estudiaremos, y que son la inmensa mayoría de las células de la sangre, con ¡4-5 millones por cada microlitro! Su vida media en la circulación es de cuatro meses.

Todos los elementos formes tienen una característica común: provienen de células que se dividen continuamente, y que están localizadas en la **médula ósea**, una zona del interior de algunos de nuestros huesos. Estas células se denominan **células madre**. Cada tipo de célula madre va a **diferenciarse** y formar eritrocitos, plaquetas, o diferentes tipos de leucocitos, en un proceso que se denomina **hematopoyesis** (figura 2.2). Las señales químicas que inducen la diferenciación desde las células madre hematopoyéticas son ciertas **hormonas** y otras sustancias paracrinas.

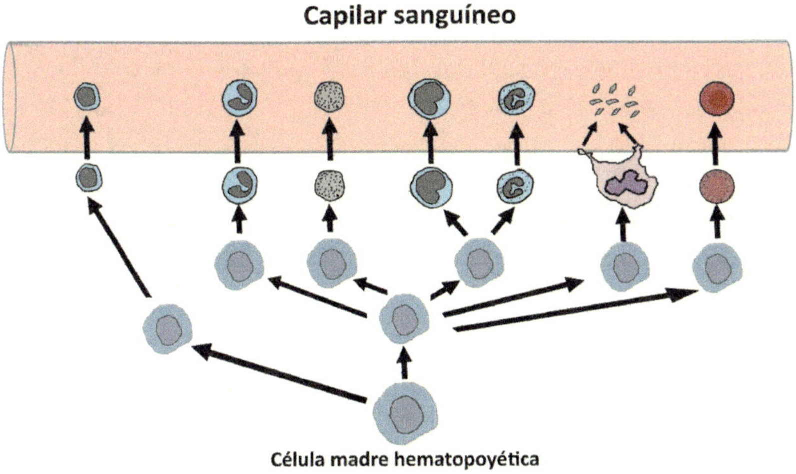

Capilar sanguíneo

Célula madre hematopoyética

Figura 2.2. **Las células madre hematopoyéticas de la médula ósea** se dividen en dos grandes líneas, la linfoide (linfocitos) y la mieloide (resto de células), que dan lugar a todas las células de la sangre. De izquierda a derecha: linfocitos, eosinófilos, basófilos, monocitos, neutrófilos, plaquetas (provenientes de megacariocitos), y eritrocitos (provenientes de reticulocitos). Las funciones de los leucocitos se detallan en el blog del libro en la entrada dedicada a la respuesta inmunitaria.

La diferenciación de los leucocitos se denomina **leucopoyesis**. Los principales tipos de leucocitos a su vez se diferencian en:

- **Monocitos**: los vigilantes de la sangre. Los agentes de la *policía nacional*, que vigila que todo esté correcto. Cuando se necesita, son capaces de extravasarse a los tejidos circundantes para combatir una infección, transformándose en **macrófagos**, la *policía municipal,* que son células tremendamente activas específicas de cada tejido.

- **Neutrófilos**: si los monocitos son la policía, los neutrófilos son la *guardia civil de tráfico.* Son nuestra primera línea de defensa contra bacterias y hongos, fagocitando todo tipo de microorganismos. Liberan citoquinas, sustancias paracrinas con diferentes funciones como atraer otros leucocitos, o inducir la fiebre.

- **Basófilos**: leucocitos que contienen gran cantidad de vesículas *cargadas* con moléculas mediadoras de la inflamación y procesos alérgicos, como la histamina.

- **Eosinófilos**: leucocitos asociados a enfermedades parasitarias, ya que se unen a grandes parásitos para su destrucción.

- **Linfocitos T y B**: los grandes actores en lo que llamamos la inmunidad adquirida, esa capacidad de responder mejor ante una infección cuando conocemos los agentes que nos han infectado previamente. Mientras que los T son los *GEOs*, que atacan con armas especiales a los virus, bacterias y hongos, los B se especializan en el ataque a distancia, en liberar *drones* (anticuerpos) que neutralizan a los agentes infecciosos.

Estas células se **diferencian** desde sus respectivas células madre por medio de una serie de moléculas paracrinas llamadas **citoquinas** e **interleuquinas**. En estado basal, ante la ausencia de infecciones, contamos con unos pocos miles de leucocitos por cada microlitro. Ante la presencia de una infección, los propios leucocitos liberan citoquinas que inducen la producción de más leucocitos desde la médula ósea para luchar contra el agente externo, multiplicando su presencia en la sangre. Existen otras células con capacidad de liberar estas sustancias paracrinas, como el endotelio, las células que forman los vasos sanguíneos. El estudio de los porcentajes entre los diferentes tipos de leucocitos en el hemograma nos da una idea de qué tipo de infección se trata. Por ejemplo, las infecciones por parásitos tipo protozoo aumentan el ratio de eosinófilos respecto al resto.

Sigamos por el estudio de las **plaquetas o trombocitos**. La formación de plaquetas en la médula ósea se denomina **trombopoyesis**. Para que se produzca este proceso, es necesaria la liberación de una hormona desde el hígado denominada **trombopoyetina**. Esta hormona induce la formación de nuevas plaquetas desde una célula enorme de la médula ósea denominada **megacariocito**. Una vez llegan a la sangre, las plaquetas son todavía inactivas, y están llenas de unos gránulos llenos de proteínas que tienen un papel clave en la coagulación, como veremos en el siguiente capítulo.

Finalmente, estudiemos las células que forman el 80% del número total de células sanguíneas, los **eritrocitos**. Son un tipo de células muy especiales, las más pequeñas de nuestro organismo, que no poseen núcleo celular ni mitocondrias. Como no tienen DNA, no pueden reparar los defectos que aparecen en su membrana a su paso por los vasos sanguíneos, y *explotan* cuando han pasado cuatro meses desde que se formaron, al circular por los capilares más pequeños que tenemos, que se encuentran en el bazo. Su producción está estrictamente regulada, y depende de unas células en el riñón, que ante estímulos como una bajada del O_2 en el tejido renal, liberan a la sangre una hormona denominada **eritropoyetina** (EPO). Esta hormona es la que induce en la médula ósea la formación de eritrocitos, que se denomina **eritropoyesis**. Es un proceso tremendamente eficiente, ya que formamos dos millones de eritrocitos...¡por segundo! Una de las funciones más importantes de los eritrocitos es el transporte de O_2 para que llegue de forma adecuada a los tejidos. Este proceso está regulado por un mecanismo de retroalimentación negativa (figura 2.3):

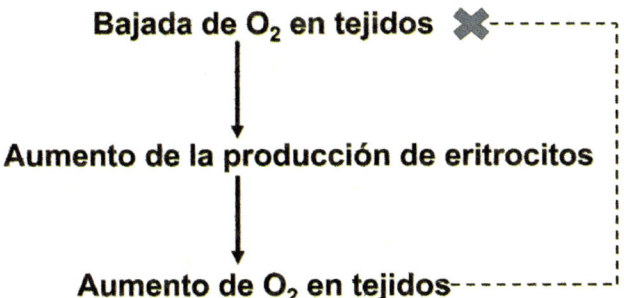

Figura 2.3. Retroalimentación negativa para compensar una disminución del O_2 en sangre. El tejido renal libera EPO para compensar el cambio en la variable (bajada de O_2), de manera que se forman más eritrocitos, que transportan mayor cantidad de O_2, lo que aumenta la cantidad de O_2 que llegue a los tejidos.

La regulación de la concentración de eritrocitos en sangre es tremendamente importante, ya que tanto el defecto como el exceso de estas células es perjudicial. Contamos con un parámetro que medimos en el hemograma denominado **hematocrito**, que es la proporción o ratio del volumen de eritrocitos respecto al volumen total de sangre (figura 2.4). No existe un porcentaje estricto en cuanto a la normalidad, y la horquilla del hematocrito fisiológico en hombres es algo mayor (40-54%)

que en mujeres (38-47%). El hematocrito depende enormemente de nuestro estado fisiológico. Por ejemplo, si nos fuéramos a vivir a La Paz, Bolivia, a 3000 metros de altitud, llegaría menos O_2 a nuestros tejidos. Ante este cambio, se liberaría más EPO desde el riñón para aumentar la formación de eritrocitos, provocando un aumento del hematocrito, incremento necesario para mantener la homeostasis.

Hematocrito

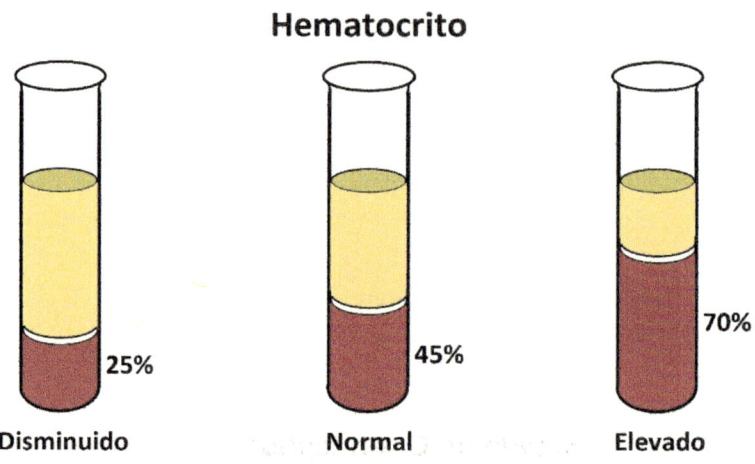

Figura 2.4. Hematocrito normal, disminuido y elevado. Las cifras están exageradas para la comprensión del concepto. Aunque el hematocrito *normal* está situado en 45%, depende mucho de factores como el sexo o factores metabólicos y ambientales, siendo un parámetro con un rango amplio de normalidad.

Su uso diagnóstico es muy útil. En el caso de no contar con suficientes eritrocitos, podemos observar un hematocrito disminuido, con lo que no llega a nuestros tejidos suficiente cantidad de O_2. Es el caso de las **anemias** que podemos desarrollar ante la falta en nuestra dieta de vitaminas B_9 (folato) o B_{12} (cobalamina), que son necesarias para la formación de los eritrocitos. Al contrario, si tenemos demasiados eritrocitos, lo que se denomina **policitemia**, la sangre se puede hacer menos fluida, lo que favorece la formación de **trombos**. Los trombos son acúmulos de células que bloquean las arterias e impiden que llegue la sangre a los tejidos, lo que puede llevar a un accidente cardiovascular (isquemia o falta de O_2 tisular). Si ocurre en el encéfalo, pueden provocar un ictus, y si ocurre en las arterias coronarias, que rodean al propio corazón, pueden originar un infarto de miocardio. Además, un hematocrito elevado puede indicar una deshidratación (cuando es de gran magnitud), ya que en esta situación se puede disminuir el volumen de plasma, pero no los eritrocitos totales, de forma que el hematocrito aumenta. Y desconfiad de un fumador que dice que *lo dejó* hace mucho si su hematocrito está elevado, ya que la falta de O_2 en los tejidos lleva a una mayor síntesis de EPO, a una mayor eritropoyesis, y por consiguiente a un hematocrito incrementado. De hecho, este aumento está detrás del aumento de riesgo cardiovascular (sufrir un ictus/infarto) que tienen las personas fumadoras.

Los eritrocitos son células especiales. No contienen DNA, por lo que carecen de la facultad de multiplicarse. Simplificando, podemos considerarlos como *sacos de hemoglobina*, la proteína que tiene capacidad de transportar O_2. En cada eritrocito tenemos del orden de ¡300 millones de moléculas! de hemoglobina. Como contamos con 5 millones de eritrocito por cada µl de sangre, la cantidad de moléculas de hemoglobina que transportamos en cada momento es enorme, del orden de trillones en nuestro organismo. Cada molécula de hemoglobina puede transportar hasta 4 moléculas de O_2, debido a que contiene una estructura proteica, el grupo hemo, en cada una de sus 4 cadenas de globina. El átomo de Fe^{2+} que se localiza en cada grupo hemo, en una reacción reversible, une el O_2 en los pulmones, y lo libera en los tejidos, proceso que estudiaremos en fisiología respiratoria. Para una correcta síntesis de hemoglobina, necesitamos contar con suficiente Fe^{2+}. Si se encuentra en exceso, este ion se almacena en el hígado, formando parte de una proteína llamada **ferritina**. Ante la falta de Fe^{2+}, aumenta su absorción por las microvellosidades intestinales, cuando ingerimos alimentos que lo contengan. Una vez en la sangre, se transporta con otra proteína llamada **transferrina** hacia la médula ósea, donde se usa para formar hemoglobina dentro de los eritrocitos.

La membrana de los eritrocitos se rompe aproximadamente tras cuatro meses en la circulación sanguínea, especialmente al atravesar los capilares del bazo. Todos sus elementos, mayoritariamente moléculas de hemoglobina, salen al plasma. Allí la hemoglobina se cataboliza formando **bilirrubina**. En un individuo sano, esta molécula se excreta a nivel renal y digestivo. Por su parte, el Fe^{2+} se une a la transferrina para volver al hígado y almacenarse hasta que lo necesitemos de nuevo para formar hemoglobina.

Una vez conocida la base fisiológica de los elementos que forman la sangre, estudiemos cómo podemos evitar que *se nos salga* de los vasos. Conozcamos cómo funciona la **hemostasia**.

Coagulación

Tapiando agujeros

Nuestros vasos sanguíneos se rompen, continuamente. Es el precio a pagar por mantener un líquido en el movimiento, buscando un equilibrio entre la circulación de las sustancias y el paso de estas mismas sustancias hacia las células del resto de tejidos. Para evitar *desangrarnos*, hemos de reparar las roturas del tejido vascular, en un proceso que se denomina **coagulación** o **hemostasia**. Y contamos con dos elementos clave para que este proceso sea efectivo:

- En primer lugar, las **plaquetas** son fundamentales. Forman un tapón que evita temporalmente que la sangre abandone el vaso.

- Para que el tapón de plaquetas sea permanente, necesitamos la acción de varios elementos del plasma: los **factores de coagulación**. Son sustancias **procoagulantes**, que entrarán en acción en caso de rotura del vaso sanguíneo.

Como siempre en fisiología, **en el equilibrio está la virtud homeostática**. En el caso de que existan demasiadas sustancias procoagulantes, se pueden formar **coágulos**. Los coágulos de una determinada magnitud pueden formar **trombos**, que bloquean el paso de la sangre por los vasos, ocasionando una **trombosis**, que es un trastorno de **hipercoagulabilidad**. Para evitarlo, en el plasma existen sustancias **anticoagulantes**, que evitan la formación excesiva de coágulos. Por otro lado, un desequilibrio hacia las sustancias anticoagulantes puede llevar a un fracaso de la coagulación ocasionando **procesos hemorrágicos**, que son trastornos de **hipocoagulabilidad**.

La sangre se encuentra dentro de los vasos sanguíneos, *tubos* cuya pared está formada por unas células denominadas **células endoteliales** o **endotelio**. Las células endoteliales forman la estructura del vaso sanguíneo, uniéndose unas a las otras. En las arterias y las venas, sus uniones son estancas, porque lo que queremos es un transporte de las sustancias. En los capilares, que son los vasos sanguíneos más pequeños y donde se produce el intercambio de sustancias con los tejidos, las células endoteliales dejan espacios entre ellas. Estos espacios son atravesados por sustancias importantes para el intercambio hídrico, de gases, de nutrientes o de deshecho, entre las células y los tejidos adyacentes. Como ha demostrado la ciencia en los últimos tiempos, las células endoteliales son mucho más que meras células estructurales, y participan en diferentes procesos homeostáticos mediante la liberación de sustancias paracrinas, entre otras funciones. Rodeando al endotelio, nos encontramos una capa de tejido conjuntivo denominada matriz extracelular, en la que encontramos **fibroblastos** y fibras de **colágeno**. En vasos más grandes como arterias y venas contamos con capas adicionales con presencia de músculo liso y de fibras elásticas, como veremos más adelante.

El esquema de la figura 2.5 nos muestra una visión global de la hemostasia:

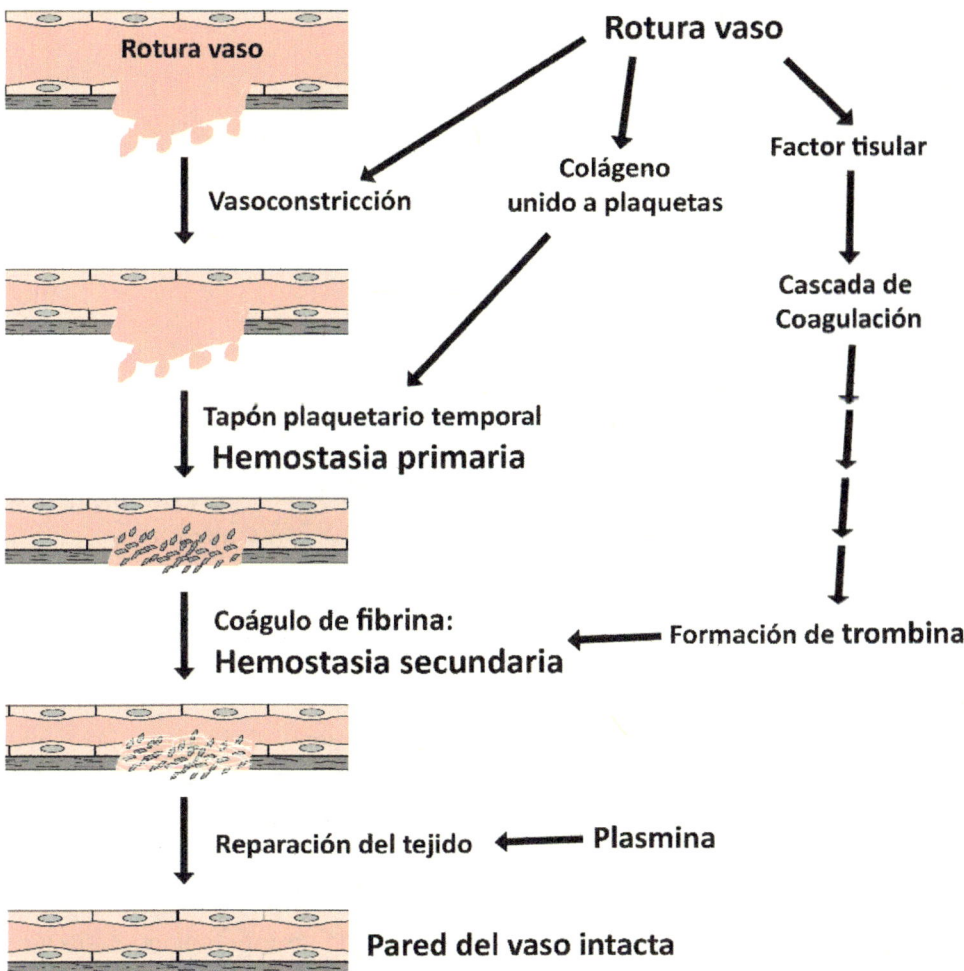

Figura 2.5. **Proceso global de la hemostasia.** Se muestra el endotelio que rodea al vaso sanguíneo y la capa subyacente de matriz extracelular con colágeno. La rotura del vaso sanguíneo lleva a una vasoconstricción para evitar la pérdida de sangre, a la adhesión de las plaquetas que formará el tapón temporal (hemostasia primaria), y a la activación de la cascada de coagulación que estabilizará el tapón plaquetario (hemostasia secundaria) para proceder a la reparación del tejido. Una vez se ha reparado, la plasmina disuelve el coágulo, dejando una pared del vaso intacta.

Todo comienza cuando se desgarra el tejido vascular al romperse la pared de las células endoteliales. En primer lugar, las propias células endoteliales dañadas liberan moléculas que producen una disminución del diámetro del vaso sanguíneo, que denominamos **vasoconstricción**, importante para perder la menor cantidad de sangre por el vaso lesionado.

En ese momento, la sangre entra en contacto con la capa de colágeno subyacente. **Las plaquetas que circulan** en ese punto por la sangre van a ser muy importantes, ya que van a sufrir los siguientes procesos:

- En primer lugar, **las plaquetas se adhieren al colágeno de la capa externa**. La adhesión al colágeno ocurre porque hay una proteína en nuestra sangre con capacidad de unir por un lado el colágeno, y por otra a unas proteínas de la membrana plaquetaria. Es el llamado **factor de Von Willebrand**. En el caso de que no contemos con suficiente cantidad de este factor o no funcione adecuadamente, se produce una enfermedad del mismo nombre que provoca hemorragias importantes.

- La unión al colágeno **activa las plaquetas**, produciendo un cambio en su morfología.

- La activación plaquetaria lleva a la **secreción** de sustancias **vasoconstrictoras** como serotonina, con la misma función que las moléculas liberadas por el endotelio para reducir el diámetro del vaso.

- La activación plaquetaria lleva asimismo a la secreción de **agregantes plaquetarios**, como los **tromboxanos**. En principio, son pocas las plaquetas que se adhieren, y no pueden detener la pérdida de sangre. La **agregación plaquetaria** lleva a la atracción de más plaquetas, que se adhieren y liberan más sustancias agregantes, en un ciclo de retroalimentación positiva que finaliza cuando se logra taponar la rotura del vaso. Existen fármacos que bloquean la formación de tromboxanos como la aspirina, inhibiendo la agregación plaquetaria, lo que resulta en una sangre más fluida.

Todos estos procesos terminan en la formación de un **tapón plaquetario temporal**. Al proceso en su conjunto lo denominamos **hemostasia primaria**. Pero este tapón de plaquetas es débil, y para que sea efectivo hemos de reforzarlo. Aquí entra en juego la **cascada de coagulación** (figura 2.6). Se trata de una sucesión de reacciones en cadena que tiene un objetivo final: la formación de una red, una *tela de araña* que evite que el tapón plaquetario temporal se deshaga: la **red de fibrina**.

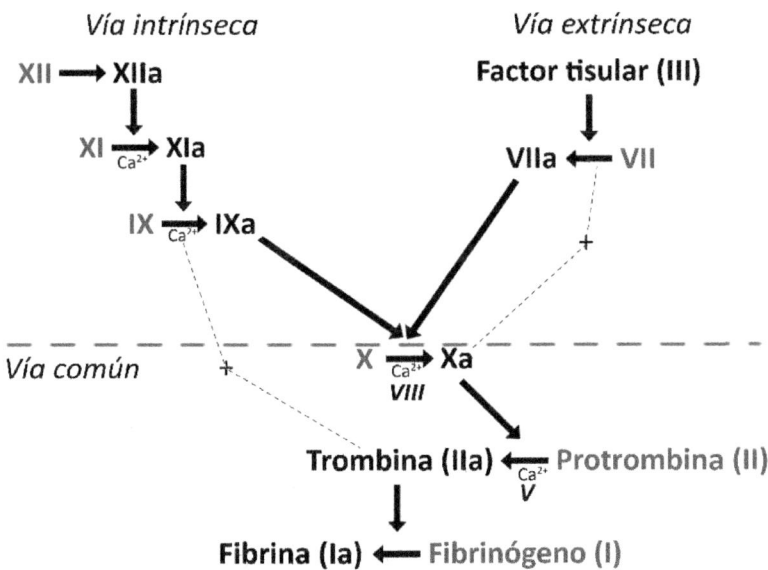

Figura 2.6. Cascada de Coagulación. El objetivo final es la formación de la red de fibrina que estabilice el tapón plaquetario temporal. El sufijo "a" en los números romanos implica a que un factor se ha activado. Las vías extrínseca ("que comienza fuera del vaso") e intrínseca ("que comienza dentro del vaso") convergen en la activación del factor X, que marca el comienzo de la vía común. Podemos encontrar múltiples procesos de retroalimentación positiva (+). La presencia de Ca^{2+} es imprescindible en varios de los pasos para que se produzcan las reacciones. Los factores V y VIII son cofactores necesarios en algunos pasos.

Además del colágeno que se une a las plaquetas, en la matriz extracelular que rodea al endotelio contamos con fibroblastos, y si es una arteria o una vena, se encuentran fibras musculares lisas. Encontramos en la membrana de los miocitos y de los fibroblastos una glicoproteína llamada **Factor III** o **Factor tisular**, que es el que comienza todo el proceso hemostático al entrar en contacto con la sangre. Podemos observar este factor en la parte superior derecha de las figuras 2.5 y 2.6, donde se muestra el comienzo de la llamada **vía extrínseca**, que quiere decir *de fuera* del vaso sanguíneo. El factor III que ahora está expuesto, accesible a la sangre, **activa** a una proteína normalmente inactiva presente en la sangre, llamada **factor VII**. Esta activación se denota en la figura al pasar de VII a **VIIa**. Los factores que se activan tienen la propiedad de activar a otros en un efecto *cascada*, ordenado y secuencial, de ahí la denominación de **cascada de coagulación**. El factor VIIa activa al factor X, que pasará a **Xa**. El Xa activará al II, que se activará formando el IIa. Y este es uno de los que tiene nombre propio: **trombina**. Su nombre se debe a su efecto procoagulante.

La trombina es la gran protagonista, ya que actúa sobre una de esas proteínas del plasma que estudiamos en el tema anterior, el **fibrinógeno (factor I)**, formando la red de **fibrina (factor Ia)**. La **fibrina es una proteína que forma una red que se va estructurando alrededor de las plaquetas.** Forma una malla que fija las plaquetas a las paredes del vaso sanguíneo con el objetivo de que el tapón se haga duradero, formando el **coágulo.**

Si existe una parte extrínseca de la cascada de la coagulación, es porque hay una intrínseca. Tarda bastante más en tener lugar que el extrínseco (minutos, respecto a segundos). Su objetivo es el de amplificar la cascada de coagulación, creando más factor Xa, que es el que comienza la **vía común** a la extrínseca y la intrínseca. La activación de esta última comienza a partir del factor XII, pero en realidad lo más importante es que la trombina que se forma por la vía extrínseca facilitará la formación de XIa, lo que acabará en mayor formación de Xa. Es un proceso de retroalimentación positiva. En la figura 2.6 podemos observar otros procesos de este tipo indicados con un "+", ya que otros factores activados aumentan la activación de sus predecesores. Necesitamos que la cascada aumente en gran medida para conseguir la estabilización del coágulo.

Otros factores como el **V** y el **VIII** se encuentran también presentes en la sangre, pero no son enzimas que se activen, sino que son **cofactores** de diferentes reacciones enzimáticas. Necesitamos su presencia para que se produzcan determinadas reacciones. Tanto excesos como defectos de activación de estos cofactores llevan a la aparición de enfermedades. Es el caso de la mutación de Leiden, que afecta al factor V y provoca trombosis, o de defectos en la actividad del VIII, que llevan aparición de hemofilia A. El factor IV no es una proteína, sino el ion Ca^{2+}, imprescindible para que se produzcan diferentes reacciones de activación en la cascada de coagulación. Si queremos evitar que coagule la sangre cuando la extraemos, nada más fácil que *secuestrar* esos iones, para lo que podemos usar agentes químicos como el citrato o el EDTA.

Una vez formado el coágulo, se queda en su posición hasta que se repare el tejido y la pared endotelial se cierre. En ese momento, se procede al proceso denominado **fibrinolisis**, que consiste en la eliminación del coágulo para evitar obstáculos al paso de la sangre. Para ello, la proteína **plasmina** rompe los enlaces que forman la red de fibrina, devolviendo el vaso sanguíneo a su estado anterior a la rotura.

Podemos preguntaros ¿cómo es posible que no se coagule toda la sangre cuando comienza la hemostasia, si es un mecanismo de retroalimentación positiva? De hecho, la capacidad procoagulante de 1 mililitro de sangre podría coagular TODA la sangre. Pero tenemos dos mecanismos para evitarlo. En primer lugar, el **endotelio** sano libera de forma continua **sustancias antiagregantes** que inhiben la agregación plaquetaria. Sustancias como ADP, algunas prostaglandinas y una muy especial, el óxido nítrico (NO), impiden que el coágulo se forme más allá de la zona lesionada. De esta forma, se consigue una **respuesta localizada** que limita el coágulo al área de la lesión. Además, en la sangre circulan de forma continua **anticoagulantes endógenos,** que evitan la formación de trombos de manera espontánea. Es el caso de las proteínas heparina, antitrombina III o proteína C, que actúan sobre la vía intrínseca de la coagulación. En clínica se usan a menudo **anticoagulantes exógenos**, como el EDTA o el citrato, que secuestran el Ca^{2+} en los tubos de extracción analítica, o la heparina en casos que necesitemos evitar una aparición de trombos en la sangre de personas vulnerables. El acenocumarol, más conocido comercialmente como *Sintrom*, se usa habitualmente en pacientes de edad avanzada, ya que necesitan una sangre más fluida para disminuir la potencial aparición de trombosis. El acenocumarol actúa **inhibiendo la función de la vitamina K**, vitamina que actúa como cofactor en la formación de factores de coagulación como el factor X. Otros fármacos que actúan sobre estas vías salvan muchas vidas, como aquellos con función análoga activador del plasminógeno tisular (TPA), una proteína implicada en la formación de plasmina en la sangre.

Grupos sanguíneos

¿Seguro que somos compatibles?

Los grupos o tipos sanguíneos son una **forma de clasificar la sangre** de diferentes individuos en base a unas proteínas que se encuentran en la **membrana** de los **eritrocitos,** denominadas **antígenos.** La palabra antígeno se utiliza comúnmente en inmunología. Se refiere a aquellas moléculas que pueden ser reconocidas por nuestro sistema inmune, ante lo que este sistema puede formar y **liberar anticuerpos** que se unen específicamente a dichos antígenos. Esta unión lleva a la **aglutinación,** una reacción necesaria para la eliminación de células o microorganismos como bacterias.

Si contamos con antígenos presentes en la membrana de nuestros eritrocitos, ¿queremos eliminarlos mediante su aglutinación con anticuerpos? Nada más lejos de la realidad. Los antígenos de nuestra sangre no reaccionan con nuestros anticuerpos, ni los formamos normalmente en nuestro cuerpo. Entonces, ¿cuál es el problema?

En primer lugar, describamos parte a parte las propiedades de nuestra sangre en relación a los grupos sanguíneos. Cada uno de nosotros podemos tener diferentes tipos de antígenos en la membrana de nuestros eritrocitos. Relativo al sistema **ABO,** podemos tener **antígenos** de tipo **A,** o **antígenos** de tipo B en la superficie de los eritrocitos. O podemos incluso **no tener ningún tipo de antígeno.** Esta es la clave para conocer nuestro grupo sanguíneo, ya que la presencia de un antígeno u otro, o de ambos a la vez, o de su ausencia, es el **determinante del grupo sanguíneo del individuo** (figura 2.7).

- **Grupo sanguíneo "O": No presenta antígenos** en la superficie del eritrocito.
- **Grupo sanguíneo "A":** Presencia de **antígeno A** en la superficie del eritrocito.
- **Grupo sanguíneo "B":** Presencia de **antígeno B** en la superficie del eritrocito.
- **Grupo sanguíneo "AB":** Presencia de los **antígenos A y B** en la superficie del eritrocito.

La expresión en la membrana del eritrocito de los antígenos depende de genes que recibimos de nuestros padres. Podemos recibir de cada uno de nuestros progenitores uno de los tres **alelos** (*versiones genéticas del antígeno*) A, B o O. Como recibimos un alelo de nuestras madres y otro de nuestros padres, podemos tener distintos **genotipos,** con diferentes posibilidades, OO, AA, AO, BB, BO o AB. En este punto debemos de conocer algunas características de genética:

- Tanto A como B presentan **dominancia** sobre el O. Si por ejemplo hemos heredado los alelos A y O tendremos antígenos A en la membrana de los eritro-

Genotipo	Grupo sanguíneo	Antígenos en el eritrocito	Anticuerpos en el plasma
OO	**O**	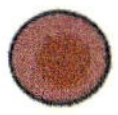	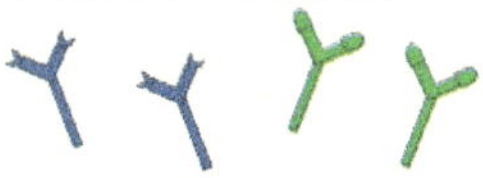
AA/AO	**A**	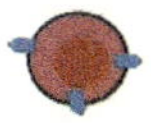	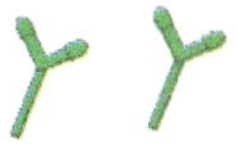
BB/BO	**B**	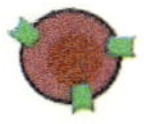	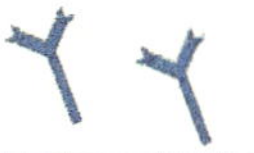
AB	**AB**	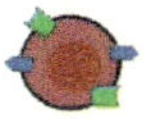	

Figura 2.7. Antígenos en la superficie de los eritrocitos y anticuerpos en el plasma. Nuestro grupo sanguíneo ABO viene determinado por la presencia o ausencia de antígenos A y/o B en la membrana de los eritrocitos. Fisiológicamente no podemos tener anticuerpos en el plasma del mismo tipo que los antígenos presentes en los eritrocitos, ya que se produciría una reacción de aglutinación. Los antígenos A de la membrana del eritrocito y los anticuerpos anti-A del plasma se muestran en azul. Los antígenos B de la membrana del eritrocito y los anticuerpos anti-B del plasma se muestran en verde. Estos grupos sanguíneos se pueden denominar indistintamente "ABO" o "AB0". En este manual se usará preferentemente el primero ya que explica mejor la ausencia de antígeno en la membrana del eritrocito.

citos, con lo cual seremos del grupo A, al igual que los individuos AA. Se dice que los genotipos AA y AO mostrarán un **fenotipo** A (expresarán antígenos A en la membrana del eritrocito). Igualmente, BB y BO mostrarán un fenotipo B.

- A y B presentan **codominancia**, quiere decir, se expresarán ambos antígenos a la vez en nuestros eritrocitos. Su fenotipo es por tanto AB.

- La única manera de que nuestro grupo sea O es que tanto nuestra madre como nuestro padre lo sean (genotipo OO, fenotipo O).

Muy importante: nosotros **no tenemos en la sangre anticuerpos contra nuestros propios antígenos**. Si tuviéramos o desarrolláramos anticuerpos que reaccionen con nuestros antígenos, podría darse una reacción antígeno-anticuerpo, que llevaría a una **aglutinación** de los eritrocitos. Esta reacción puede llevar a una agrupación y rotura del eritrocito por la lesión de su membrana celular, y su destrucción lleva una liberación masiva de hemoglobina, que es potencialmente letal. Esto ocurriría si siendo del grupo A se forman anticuerpos anti-A (que une específicamente el antígeno A), o si soy del B, se forman anticuerpos anti-B. **Esto no ocurre en nuestra sangre**, pero sí que ocurre un fenómeno curioso. Observemos la cuarta columna de la figura 2.7. Si soy del grupo O, no tengo antígenos en la membrana de mis eritrocitos, pero en mi sangre existen anticuerpos que reaccionan contra A y contra B. Si soy A, tengo anticuerpos anti-B, y si soy B, anti-A. Esto no supone un problema en mi sangre, ya que no puede producirse la aglutinación. El problema se produce **si recibo sangre de una persona que no es compatible con mi grupo sanguíneo**. Esta es la razón por la que es imprescindible realizar una **tipificación sanguínea para hacer una transfusión** de sangre. En la población española, algo más del 40% de los individuos son A o O, el 10% B, y sólo el 3% es AB.

Acabamos de describir el **sistema ABO**, uno de los tipos sanguíneos más importantes, pero no es el único. Además de la letra del grupo sanguíneo, aparece un signo + o un –. Se debe al **sistema Rhesus**, que se basa en la presencia (+) o la ausencia (-) de otra proteína en la membrana de los eritrocitos, el **antígeno D**. Cualquiera de los grupos sanguíneos del sistema ABO puede tener o no este antígeno D. Por ejemplo, una persona A- tendrá antígenos A, pero no D. Podríamos entonces deducir entonces que los Rh-, que no tienen antígeno D, tendrán en su plasma anticuerpos anti-D. Pero este sistema no funciona como el ABO, y los individuos Rh- no tienen en sangre anticuerpos anti-D de forma *natural*. Sólo los desarrollan en el caso de que la sangre Rh- se exponga ante eritrocitos con antígeno D, en cuyo caso nuestra maquinaria inmune se pone en marcha y crea anticuerpos anti-D, que pueden provocar una reacción de aglutinación. Ante una transfusión con incompatibilidad Rh, como se necesitan unas semanas para formar los anticuerpos, el receptor Rh- sufre una reacción transfusional retardada. Pero si ocurre una segunda transfusión igual a la primera, los anticuerpos ya estarán en la sangre y la reacción tendrá lugar inmediatamente, poniendo en riesgo la vida del paciente de forma inmediata.

Si eres mamá o papá, probablemente conozcas las pruebas de compatibilidad sanguínea que te hicieron junto a tu pareja. Dentro de los casos en que puede producirse una aglutinación, una muy grave es la eritroblastosis fetal o enfermedad hemolítica del recién nacido. El feto tiene alelos Rh de la madre y del padre. Si la madre es Rh-, y el padre Rh+, los eritrocitos del futuro bebé expresarán antígeno D en la membrana de sus eritrocitos. En la barrera fetoplacentaria normalmente se intercambian gases, nutrientes y deshechos entre la madre y el feto, pero también pasan ocasionalmente algunos eritrocitos. Una vez en la sangre de la madre, estos eritrocitos fetales provocan la activación de su sistema inmune y la formación de anticuerpos anti-D, que pueden pasar la barrera fetoplacentaria hacia el feto. Los anticuerpos anti-D de la madre reaccionan con los antígenos D de los eritrocitos feta-les, provocando la aglutinación eritrocitaria en el futuro bebé, que es muy peligrosa para su vida. Aun será más peligrosa en siguientes embarazos, una vez la madre ya tenga presentes los anticuerpos anti-D en su sangre, si el feto vuelve a ser Rh+. Como curiosidad, sólo el 15% de la población española es Rh+.

Por tanto, tipificar los grupos sanguíneos es clave para las transfusiones san-guíneas. En ellas, una persona recibe la sangre, el **paciente o receptor**, y una persona dona su sangre, el **donante**. Cuando hablamos de una transfusión, **el paciente recibe los eritrocitos del donante**, no toda la sangre (el plasma se puede usar también, pero no en los casos de transfusión que hacemos habitualmente). Todos los grupos son compatibles con individuos de su mismo grupo sanguíneo. Y se dan casos en el que individuos con diferentes tipos sanguíneos pueden recibir de otros: por ejemplo, una persona O+ puede donar sangre (eritrocitos) a una per-sona A+, ya que los anticuerpos del paciente (anti-B), no pueden reaccionar con los antígenos del donante (anti-D). Se dan dos casos extremos de los que seguro que has oído hablar:

- **Donantes universales**: sus eritrocitos no tienen antígenos y no pueden ser aglutinados por los anticuerpos del plasma del receptor: tipo **O-**.

- **Receptores universales**: su plasma no contiene anticuerpos que puedan aglu-tinar los eritrocitos del donante, tipo **AB+**.

Lo explicado hasta ahora es una simplificación para la comprensión de la fisiolo-gía de estos grupos sanguíneos. En nuestro cuerpo hay más de 30 antígenos comu-nes en la membrana del eritrocito, y cientos poco frecuentes que pueden dar lugar a reacciones antígeno-anticuerpo. Para asegurarnos que no ocurra ninguna reacción entre el donante y el receptor, se realiza una **prueba cruzada** para asegurar la com-patibilidad sanguínea: en un tubo de ensayo, se mezclan los **eritrocitos del donante** con el **plasma del paciente**, para descartar una potencial aglutinación.

En España somos líderes mundiales año tras año en la donación de sangre. Es un comportamiento completamente altruista del que tenemos que estar orgullosos. ¡Sigamos siéndolo!

3. FISIOLOGÍA CARDIOVASCULAR

Visión general de la circulación sanguínea

Circulen, circulen

El sistema cardiovascular es el *repartidor a domicilio del supermercado*, que nos trae el O_2 y los nutrientes que necesitan las células para su metabolismo, pero también *el camión de la basura* que recoge todos nuestros deshechos celulares, como el CO_2 o la urea. Para que este transporte sea efectivo, las células están localizadas a menos de 100 μm del vaso sanguíneo más cercano. Para que esto sea posible, los organismos *grandes* necesitamos un sistema que mueva la sangre eficientemente hasta las superficies de intercambio de los diferentes tejidos, con el fin de llegar adecuadamente a la cercanía de cada una de las células y se produzca el intercambio de gases, nutrientes, hormonas y deshechos. Por tanto, la consecuencia evolutiva inevitable a nuestro tamaño corporal es un sistema cardiovascular, formado por el corazón y los vasos, capaz de llevar a cabo la **circulación sanguínea**.

Algunas de las funciones del sistema circulatorio son:

- Distribuir gases, nutrientes y deshechos celulares.

- Distribuir las moléculas necesarias para nuestro crecimiento y diferenciación celular.

- Distribuir las hormonas para que puedan ejercer su efecto en todos los tejidos donde se localicen sus receptores.

- Contribuir a la termorregulación, ya que la sangre tiene una temperatura de 37ºC y calienta los lugares por donde transita. Además, usamos esta capacidad termorreguladora para nuestra homeostasis: por ejemplo, si necesitamos sudar en verano, aumentamos la cantidad de sangre que se dirige hacia los vasos más externos de la piel, para que se sitúe en las cercanías del exterior y perdamos calor por conducción.

- Transportar factores importantes para la respuesta inmune e inflamatoria, como leucocitos y proteínas plasmáticas implicadas en nuestra defensa.

- Regular el pH, ya que en nuestra sangre contamos con gran cantidad de iones HCO_3^- con capacidad tamponadora de los ácidos orgánicos que generamos.

El sistema cardiovascular tiene una serie de características que hemos de conocer:

1. Es un **sistema cerrado**, en el que contamos con una **bomba muscular**, nuestro **corazón**, encargado de **enviar la sangre por los vasos sanguíneos** de nuestro sistema circulatorio, con un objetivo: hacerlo con la **suficiente fuerza para que llegue a los tejidos, se produzca el intercambio de gases y nutrientes, y que pueda volver al corazón para** ser bombeada de nuevo.

2. Este sistema cerrado (corazón + vasos sanguíneos) contiene **toda la sangre que tenemos**, la **volemia**. La volemia es un parámetro que puede cambiar de manera fisiológica, ya que en determinados momentos contamos con mayor o menor cantidad de plasma sanguíneo. Estas diferencias de volemia tienen consecuencias fisiológicas en diferentes sistemas, que iremos estudiando.

3. La sangre que pasa por el corazón y por cada uno de los vasos es un fluido, se mueve, *fluye*. El **flujo sanguíneo** es **unidireccional**: siempre se mueve en el mismo sentido, *hacia delante* (sentido anterógrado). Si va *hacia atrás* (sentido retrógrado), entramos en un proceso fisiopatológico.

4. El corazón es una **bomba doble** que **conduce la sangre a través de dos circuitos en serie que funcionan a la vez**: la circulación sistémica o mayor, que lleva la sangre hasta la mayoría de nuestros tejidos, y la circulación pulmonar o menor, que lleva la sangre hasta los pulmones para que se produzca el intercambio gaseoso.

5. El flujo comienza cuando se contrae el corazón, llevando la sangre con suficiente presión a lo largo del sistema circulatorio a través de diferentes vasos:

   - **Arterias**, los vasos de conducción, que llevan la sangre hacia los tejidos.

   - **Arteriolas**, los vasos que regulan la entrada de sangre a los capilares.

   - **Capilares**, los vasos especializados en el intercambio de sustancias con las células de los tejidos.

   - **Venas**, los vasos por los que vuelve la sangre al corazón.

Visualicemos el sistema circulatorio en su conjunto (figura 3.1):

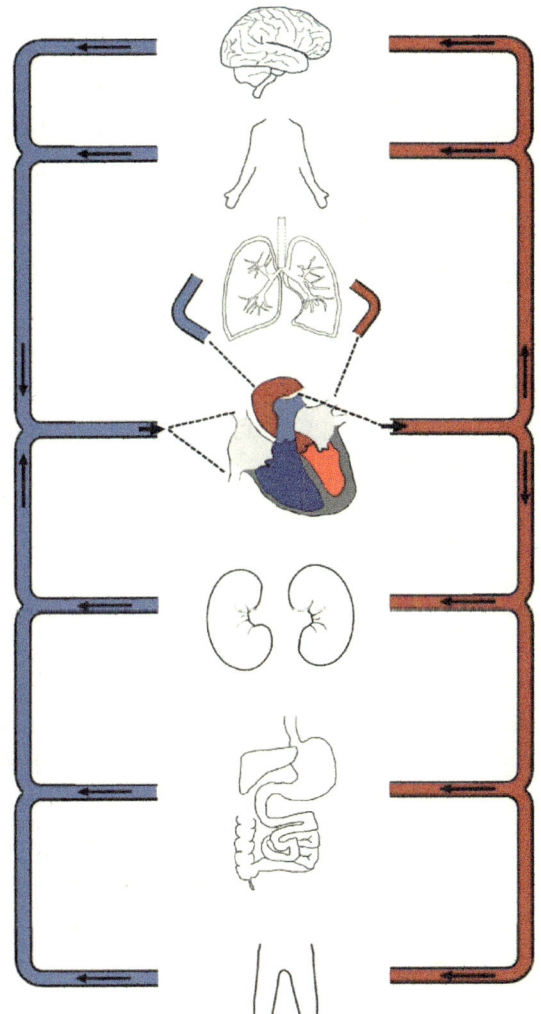

Figura 3.1. Imagen que muestra el sentido de la circulación sanguínea desde el corazón hacia diferentes órganos en el sistema circulatorio. Podemos dividir dos circuitos, el mayor o sistémico, que parte del corazón para que la sangre llegue a los capilares de los tejidos (cerebral, extremidades superiores, renal, digestivo, extremidades inferiores) con el objetivo de que se produzca el intercambio gaseoso, de nutrientes y deshechos; y el menor o pulmonar, que parte del corazón para que la sangre intercambie O_2 por CO_2 en los capilares pulmonares.

En el corazón contamos con cuatro cavidades, cuatro espacios que pueden llenarse de sangre denominados **aurículas** y **ventrículos**, que podemos dividir en izquierdos y derechos. Comencemos por el **ventrículo izquierdo**, que es la cavidad del corazón que **envía la sangre hacia todos los tejidos de nuestro cuerpo** (menos a los pulmones). Cuando se contrae, lo hace con la suficiente fuerza para enviar la sangre a través de la arteria que sale de este ventrículo, la **arteria aorta**. Esta arteria se va a ir **dividiendo en otras arterias** (de menor diámetro) en su trayectoria. En sentido superior, estas arterias irrigan los tejidos de las extremidades superiores (subclavias), y cuello y encéfalo (carótidas). En sentido inferior, la aorta torácica continua por la abdominal, de donde parten otras arterias que irrigan el sistema digestivo (tronco celiaco, arteria hepática y mesentéricas), además de las renales, hasta que se divide en dos arterias ilíacas derecha e izquierda, que irrigan la pelvis y las extremidades inferiores. Una vez **en los tejidos**, las propiedades de los vasos cambian, y desaparecen las capas de las arterias que contienen fibras elásticas y musculares, formando **los capilares**, que cuentan tan solo con **una fina capa de endotelio para favorecer el intercambio de gases y nutrientes**. Antes de abandonar esos tejidos, los capilares cargados de CO_2, con poco O_2 y con los deshechos metabólicos celulares, **se convierten en venas**, que son vasos cuya función es la **vuelta al corazón** de la sangre. Las venas recogen la sangre de cada uno de los órganos y tejidos. Algunas se denominan con el mismo nombre que las arterias con las que discurren en paralelo, mientras que otras se localizan a nivel más superficial. Finalmente, la sangre drena en la **aurícula derecha** del corazón, cavidad donde llegan **dos grandes venas sistémicas**: la **vena cava inferior**, que recoge la sangre de *debajo* del corazón y la **vena cava superior**, que lo hace de la sangre de *arriba* del corazón. Acabamos de describir la **circulación sistémica**.

Como hemos comentado, en las venas sistémicas la sangre contiene mucho CO_2 y poco O_2. Necesitamos invertir esta proporción antes de que las arterias se dirijan de nuevo a los tejidos. Para que se produzca el intercambio gaseoso, la sangre se envía hacia los pulmones, en la denominada **circulación pulmonar**. Si continuamos el camino desde la aurícula derecha, la sangre pasa al **ventrículo derecho**. La contracción ventricular dirige la sangre a través de la **arteria o tronco pulmonar**, que se divide en una arteria pulmonar derecha y una izquierda, que se internan en cada pulmón. Cuando la sangre llega a la zona de intercambio gaseoso, en contacto con los **alveolos pulmonares**, las arterias se transforman en capilares. Entre capilares y alveolos se produce el intercambio gaseoso: el O_2 pasa a la sangre, y el CO_2 se libera hacia el exterior, proceso que estudiaremos en la fisiología respiratoria. Una vez realizado el intercambio, la sangre vuelve por las venas pulmonares cargadas de O_2 y drena en la aurícula izquierda. De la aurícula izquierda pasa al ventrículo izquierdo, y vuelta a empezar el ciclo. Este proceso ocurre desde que tenemos 4-5 semanas de desarrollo, y seguirá sin descanso, sin tomarse un respiro. El corazón es un trabajador incansable.

Antes de estudiar el corazón con más detalle, conozcamos unas breves referencias sobre la ciencia que estudia las fuerzas físicas que gobiernan la circulación sanguínea: la **hemodinámica**. Necesitamos conocer 4 parámetros importantes para comprender el funcionamiento de la circulación sanguínea:

- **Volumen**: es la forma que usamos para medir una determinada cantidad de sangre. Vamos a diferenciar muy bien entre dos volúmenes:

  o El **volumen sanguíneo total** o **volemia**. Es de 70-80 ml por cada Kg de peso corporal. Para una persona de 70 Kg, es de unos **5 litros**. Recordemos este dato.

  o El **volumen sistólico**, que es el volumen que sale del corazón en cada latido, en cada contracción cardiaca, a la que denominamos **sístole**. En condiciones normales, es de unos **70-80 ml**.

- **Presión**: a nivel circulatorio, la presión es **la fuerza que ejerce la sangre sobre la pared de los vasos sanguíneos que la contienen**, por tanto, sobre el endotelio y el resto de capas. En dinámica de fluidos se le denomina presión hidrostática. En realidad, de estática no tiene nada, porque esta presión depende del movimiento de la sangre, sería mejor hablar de presión hidrodinámica. Para comprender el concepto de presión, imaginemos un globo de agua, que podemos rellenar en mayor o menor medida. Si el globo tiene poca cantidad de agua, la pared del globo recibe una presión pequeña. Cuanta más agua contenga el globo, realizará mayor presión sobre su pared. La presión se mide en **milímetros de mercurio (mmHg)**. Varios aspectos importantes:

  o Cuando se **contrae el ventrículo**, acortando la longitud de sus fibras musculares, disminuye el volumen ventricular, y la **sangre que contiene ejerce una mayor presión sobre sus paredes**.

  o Si el corazón envía la sangre con **mayor fuerza hacia las arterias, aumentará la presión de la sangre sobre los vasos**.

  o Los vasos sanguíneos pueden contener mayor o menor volumen de sangre. **Si aumenta la volemia, aumentará la presión sobre los vasos**.

Entonces, **¿la presión será igual a lo largo de todo el sistema cardiovascular? No,** porque la presión se genera por la contracción del corazón, con lo cual la mayor presión del sistema se encuentra en el ventrículo izquierdo. A partir del corazón, la presión irá disminuyendo hasta que llega prácticamente a 0 a su vuelta al corazón. Por tanto, existe un máximo y un mínimo de presión, lo que denominamos un **gradiente de presión (ΔP)**. En este punto debemos conocer un fenómeno clave en la fisiología cardiovascular: **la sangre se desplaza de lugares de alta a lugares de baja presión.** El gradiente de presión es una condición *sine qua non* para la circulación sanguínea. La presión que se produce durante la sístole (contracción) cardiaca es la que posibilita que la sangre se dirija a todos nuestros tejidos, y que tenga la suficiente fuerza para volver al corazón.

- La sangre fluye, circula por el organismo. El **flujo es el volumen de sangre que pasa por un lugar determinado de la circulación en cada minuto.** Cuando medimos el flujo a la salida del corazón, tiene un nombre específico: el **gasto cardiaco (Q)**, que también se denomina **volumen-minuto.**

El flujo que sale del corazón se divide progresivamente conforme la sangre se va distribuyendo por los diferentes vasos. En la circulación sistémica, todo el flujo de la arteria aorta (una sola arteria) se divide en la sangre que pasa por el resto de arterias de conducción (unas 20 importantes), que a su vez se dividirán en arteriolas, que se dividen asimismo en capilares, que contamos entorno a...¡miles de millones! Si nuestro volumen sistólico es de unos 80 ml, este volumen que sale de la aorta llegará a la vez a todos los capilares, distribuyendo los 80 ml entre todos ellos.

¿A qué se debe el flujo en nuestro sistema cardiovascular? A que creamos un gradiente de presión mediante la contracción del corazón. Como resultado, cuanto más grande sea el gradiente de presión, mayor flujo se producirá en el sistema vascular:

$$Q \text{ es directamente proporcional a } \Delta P$$

Por tanto, la presión aumenta en nuestro sistema circulatorio por la contracción de los ventrículos, que expulsa la sangre hacia las arterias. Pero hemos comentado que esta presión va disminuyendo a lo largo del sistema vascular, ¿a qué se debe?

- Pensemos en un líquido en movimiento que pasa por un tubo. Las moléculas que están en los laterales, pegadas a las paredes del tubo, van a ir perdiendo energía debido a la fricción del líquido con las paredes de los vasos (figura 3.2). En el caso de la sangre, está fricción es aún mayor, ya que la mitad de su volumen está ocupado por células.

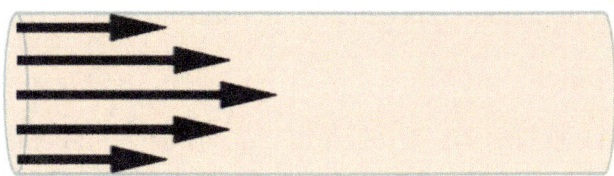

Figura 3.2. **Flujo en un vaso sanguíneo**. Al no sufrir fricción por contacto con las paredes, las capas más internas del líquido se desplazan con menos resistencia que las capas más externas, en contacto con la pared endotelial. La presencia de los eritrocitos en la sangre aumenta este efecto.

Los vasos sanguíneos presentan **Resistencia** al paso de la sangre, lo que provoca que **a medida que la sangre avanza por nuestro sistema vascular, la presión disminuye paulatinamente**. ¿Se reduce por igual en los diferentes vasos? No, porque **la resistencia es muy alta en los vasos más pequeños**. Además, depende de otros factores que se definen en la **ley de Poiseuille**:

$$\text{Resistencia } (R) = \frac{8L\eta}{\pi r^4}$$

La resistencia al flujo de sangre depende de la longitud del vaso (L), que es constante y no influye en el sistema cardiovascular; de la viscosidad (η), que puede aumentar en determinadas situaciones patológicas; pero sobre todo, **depende del radio del vaso sanguíneo (r)**, que está elevado a la cuarta potencia. Como el radio está en el denominador de la fórmula, es un parámetro inversamente proporcional a la resistencia: **a mayor radio, menor resistencia**, lo que produce un mayor flujo de sangre por el vaso. Por tanto, **en la circulación el flujo tomará el camino de los vasos que tengan mayor radio, que son los vasos que oponen menos resistencia**. Nuestro sistema nervioso autónomo ejerce un efecto sobre el radio de los diferentes vasos, *jugando* con su resistencia, de manera que dejamos pasar más o menos sangre a cada tejido para adaptar las necesidades de sangre del cuerpo en su globalidad y en cada tejido en particular, como veremos más adelante.

Una vez conocidos los principales parámetros de la hemodinámica, estudiemos cómo expulsamos la sangre en cada latido desde nuestro corazón.

Generación y conducción de la señal en el corazón

El trabajador incansable

Anatómicamente, muchos de nuestros órganos tienen simetría bilateral, lo que implica que observamos imágenes especulares de dichos órganos al dividir nuestro cuerpo en parte derecha e izquierda. Sin embargo, el corazón es un órgano inusual, que se enrolla sobre sí mismo en el desarrollo embrionario hasta alcanzar su forma de *cono invertido* (figura 3.3). Está situado en el centro de nuestro tórax, y dirigido en sentido inferior hacia nuestra izquierda. En el **vértice** encontramos la parte más estrecha de nuestros ventrículos, que al contraerse empujarán la sangre en sentido superior hacia las arterias, que nacen en la **base**.

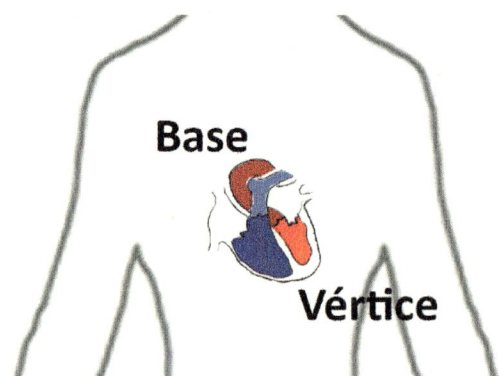

Figura 3.3. Posición del corazón. Anatómicamente se sitúa en el mediastino, una zona del tórax que se encuentra entre los pulmones. La sangre desoxigenada que llega al ventrículo derecho y que se dirige hacia el tronco pulmonar se muestra en azul, mientras que la sangre oxigenada que vuelve al ventrículo izquierdo y que se dirige hacia la arteria aorta se muestra en rojo.

A nivel funcional, es tremendamente útil dividir el corazón en una parte derecha, que recibe la sangre desoxigenada (*poco* O_2) y la envía hacia los pulmones para la circulación pulmonar, y una parte izquierda, que recibe la sangre oxigenada (*mucho* O_2) para enviarla hacia la circulación sistémica (figura 3.4). Estos *dos corazones* están separados por una pared entre los ventrículos llamada tabique interventricular, que evita que la sangre se mezcle entre las dos partes.

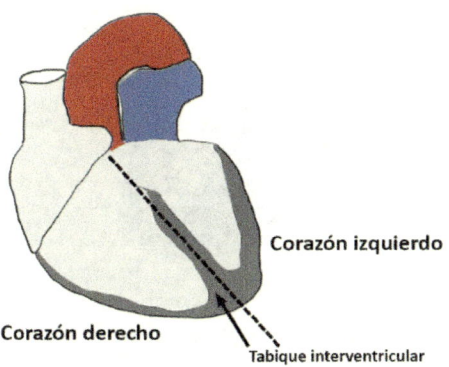

Corazón izquierdo

Corazón derecho

Tabique interventricular

Figura 3.4. Vista *frontal* anterior del corazón, donde observamos la parte externa del corazón, y una línea discontinua imaginaria que divide el corazón derecho del izquierdo que pasa por el tabique interventricular. En realidad, en un plano completamente frontal observaríamos mayoritariamente la aurícula y ventrículo derecho, ya que el corazón *está girado hacia la izquierda*.

Si nos situamos dentro del corazón, en un plano interior (lo *cortamos* imaginariamente), podemos apreciar que su interior está dividido en las cuatro **cavidades**, las **aurículas** y **ventrículos** (figura 3.5), por las que circula la sangre unas 60 veces cada minuto de nuestra vida cuando nos encontramos en reposo. La sangre procedente de los tejidos sistémicos llega a la aurícula derecha por las venas cavas superior e inferior. De allí pasa al ventrículo derecho a través de una **válvula** denominada **tricúspide**. El ventrículo derecho se contrae, enviando la sangre hacia los pulmones por el tronco pulmonar pasando a través de la **válvula pulmonar.** El tronco pulmonar se divide en una arteria para cada pulmón, y la sangre llega a los capilares pulmonares para que se produzca el intercambio gaseoso. La sangre vuelve por cuatro venas pulmonares a la aurícula izquierda, de donde se dirige atravesando la **válvula mitral** o bicúspide hacia el ventrículo izquierdo. La contracción de este ventrículo envía la sangre con suficiente fuerza a través de la **válvula aórtica** hacia la arteria aorta para llegar a los tejidos sistémicos. **Las válvulas son estructuras con capacidad de apertura y cierre ante diferencias de presión**, y son un elemento clave en la fisiología cardiaca. Son imprescindibles para una de las características que hemos comentado del sistema cardiovascular: que el flujo de sangre sea unidireccional.

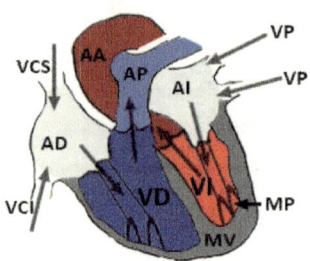

Figura 3.5. Plano medio del corazón donde se aprecian sus cavidades. VCI, Vena cava inferior. VCS, vena cava superior. AD, Aurícula derecha. VD, ventrículo derecho. AP, arteria pulmonar. VP, vena pulmonar. AI, aurícula izquierda. VI, ventrículo izquierdo. AA, arteria aorta. MV, músculo ventricular. MP, músculo papilar. Los músculos papilares de los ventrículos están unidos por las cuerdas tendinosas a las válvulas auriculoventriculares, de manera que cuando el ventrículo se contrae, *tira* de estas cuerdas provocando el cierre de las válvulas.

A nivel tisular, contamos con diferentes capas en el tejido cardiaco. La más externa, llamada pericardio, envuelve de forma laxa al corazón para permitir el alargamiento y acortamiento de las fibras musculares. La parte más interna, que tapiza las cavidades, se denomina endocardio y es similar al endotelio de los vasos sanguíneos. Y la capa más gruesa es el miocardio, formado por las fibras musculares cardiacas, que se contraen y relajan cada segundo de nuestras vidas ininterrumpidamente Estas fibras musculares contienen sarcómeros formados por actina y miosina, al igual que las del músculo esquelético, y la contracción del miocardio se produce por acortamiento de los sarcómeros al acercarse las fibras de actina y de miosina. Para ello, es necesario un aumento intracelular de Ca^{2+} que provoca la contracción celular, Ca^{2+} que proviene tanto del exterior celular como del interior del retículo endoplásmico. Existe una gran diferencia con el músculo esquelético: los miocitos cardiacos no son controlados por nosotros de manera consciente, ya que **el corazón es un músculo involuntario**.

Los cardiomiocitos son trabajadores incansables, pero trabajan *a gusto*. Y es que estas células son amigas inseparables. Están unidas las unas a las otras, *intercambiando impresiones* entre una célula y la siguiente. Por un lado, se agarran las unas a las otras mediante **desmosomas**, unas estructuras en las membranas celulares con fibras del citoesqueleto que unen fuertemente a las células para que aguanten la tensión mecánica de la contracción. Por otro lado, están conectadas mediante canales que permiten la rápida propagación de los impulsos eléctricos. Son un ejemplo de las uniones comunicantes que vimos en la figura 1.20. Estas uniones hacen que el corazón forme un **sincitio funcional**: el conjunto de células funciona como *una unidad* a la hora de contraerse. Para visualizarlo, estudiemos al ventrículo izquierdo, ya que el derecho tiene características similares. Hemos de lograr nuestro objetivo: expulsar la sangre con la suficiente presión para que llegue a todos los lugares del cuerpo. El ventrículo izquierdo es una cavidad con dos aperturas que pueden estar abiertas o cerradas: la válvula mitral, por donde la sangre llega desde la aurícula izquierda, y la válvula aórtica, que atraviesa la sangre en su camino hacia la arteria aorta. En primer lugar, para una contracción eficiente, necesitamos que todos los miocitos del ventrículo se contraigan a la vez. La disposición del corazón en espiral, enrollado sobre sí mismo, ayuda a que **la contracción conjunta de todo el miocardio ventricular dirija la sangre desde el vértice hacia la base del corazón**, donde se encuentran las aperturas de la cavidad.

En el momento que el ventrículo izquierdo comienza a contraerse, la válvula mitral se cierra, mientras que la válvula aórtica se encuentra cerrada. El aumento de la contracción incrementa la presión hasta que se abre la válvula aórtica, lo que provoca que **la sangre salga del corazón y se dirija hacia los tejidos sistémicos**. A esta contracción se le denomina **sístole cardiaca**, y se producirá en ambos ventrículos a la vez, con lo cual las válvulas semilunares (así es como se denominan a la aórtica y pulmonar), se abren a la par, mientras que la mitral y la bicúspide se encuentran cerradas. Una vez liberado el contenido del ventrículo, el músculo se relaja en la **diástole,** que es la **fase de llenado** ventricular. En ese momento, la sangre va llenando los ventrículos pasando a través de las **válvulas auriculoventriculares** (mitral y tricúspide), que están abiertas, mientras que las **semilunares están cerradas para evitar el flujo anterógrado**, es decir, que vuelva sangre desde las arterias hacia los ventrículos.

Recordemos que el volumen de sangre que sale cada minuto por cada ventrículo es un flujo denominado **gasto cardiaco**. El objetivo de la sístole no es únicamente que la sangre llegue a los tejidos, sino **que además vuelva al corazón**. El flujo de sangre que vuelve a la aurícula en cada minuto se denomina **retorno venoso**. Un aspecto muy importante es que tiene que volver el mismo flujo que entra: **el gasto cardiaco es igual al retorno venoso en condiciones fisiológicas**. ¿Qué significaría que el retorno venoso sea menor que el gasto cardiaco? Que una parte de la sangre se queda en los vasos sanguíneos sistémicos, condición que nos lleva a un estado patológico.

Al conjunto de cardiomiocitos que forman el sincitio funcional que se contrae a la vez se denomina **miocardio de contracción**. Pero no es el único tipo de células presente en el corazón. Hemos comentado que el corazón es involuntario, y que no podemos contraerlo conscientemente (no directamente, como cuando quiero mover uno de mis músculos esqueléticos). No podemos aumentar ni disminuir la frecuencia cardiaca, ni la fuerza del corazón. Y es que el corazón *va solo*. Es **autorrítmico**, genera su propio ritmo.

¿Cómo es posible la autorritmicidad cardiaca? Contamos con unas células que no se contraen, sino que **generan el ritmo con que se contrae todo el corazón**. Inician y envían las señales eléctricas, que viajan como potenciales de acción dando la señal para la contracción al resto de células contráctiles. Es el tipo de **miocardio** denominado **autoexcitable**. Está compuesto por células que se despolarizan por sí mismas, sufriendo un cambio en el potencial de membrana *espontáneo* que provoca un potencial de acción cada segundo, aproximadamente. Como están conectadas con el resto de los miocitos por medio de canales, su señal pasará célula a célula durante cada segundo. Estas células están agrupadas en el **nodo sinusal** o sinoauricular, situado en la aurícula derecha, a la altura de la desembocadura de la vena cava superior (figura 3.6).

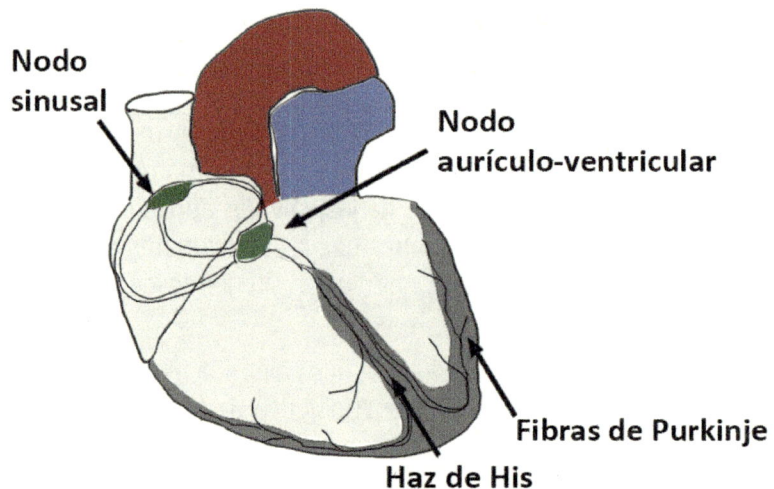

Figura 3.6. Localización del miocardio autorrítmico y de conducción. Las células autoexcitables del nodo sinusal tienen un potencial de membrana inestable, el potencial marcapasos (-60 mV), cuyo valor va aumentando progresivamente y que finalmente da lugar a potenciales de acción "espontáneos" cuando llega a -55 mV. Esta parte de fisiología celular está fuera del ámbito de este libro y se puede consultar en manuales generales de fisiología humana. El miocardio de conducción lleva rápidamente la señal de despolarización desde el nodo sinusal hasta el auriculoventricular por las fibras internodales (se muestran las de la aurícula izquierda). Tras el retraso de la conducción que ocurre en este nodo, la conducción se acelera por el haz de His que pasa por el tabique interventricular y por las fibras de Purkinje de los ventrículos.

Un aspecto importante para que la sístole sea efectiva es que todas las células se han de contraer simultáneamente. Por muy rápido que sea el paso de los iones de una célula a la siguiente para provocar un potencial de acción en cada una de ellas, si la señal tiene que ir desde la aurícula derecha hasta el vértice del corazón célula a célula, es imposible conseguir la contracción simultánea. Para evitar que unos miocitos se contraigan antes que los otros, contamos con unas células con capacidad de llevar la señal de manera tremendamente rápida, casi instantánea, de forma que la señal llegue hasta todo el corazón *a la vez*: es el denominado **miocardio de conducción** (figura 3.6). Para que la contracción del corazón sea coordinada, la despolarización de las células del miocardio también debe ser coordinada y con una secuencia ordenada. La señal autorrítmica del **miocardio autoexcitable** se dirige por el **miocardio de conducción** por las fibras internodales, que discurren por las aurículas hasta llegar a otro grupo de células denominado **nodo auriculoventricular**, en el límite entre ambas cavidades. De allí la señal avanza por el tabique interventricular con mayor velocidad por el llamado **haz de His**, que se dirige hacia las paredes ventriculares por las **fibras de Purkinje**. La altísima velocidad de conducción de la señal por estas fibras consigue que la señal eléctrica llegue inmediatamente a todo el corazón, de forma que todo el **miocardio de contracción** se contraiga a la vez. Bueno, no exactamente a la vez, ya que en el nódulo auriculoventricular se produce un pequeño retraso, cuya consecuencia es que **las aurículas se contraen antes que los ventrículos.**

Esta es la manera en que se contrae el corazón en un latido, en una sístole. *La magia* de este órgano es que lo hace una y otra vez, una y otra vez, durante toda tu vida.

Ciclo cardiaco

Lub-Dub, lub-dub

Denominamos **ciclo cardiaco** a la **asociación de sucesos eléctricos y mecánicos** que llevan a la **sístole** y la **diástole**. Las **válvulas del corazón** son elementos clave en los cambios en el volumen y la presión que ocurren en cada parte del ciclo. El punto de vista del estudio de los eventos que ocurren en el ciclo cardiaco se centra en el ventrículo izquierdo, ya que en el derecho se producen los mismos cambios, pero a menor presión. Comencemos relajados, en la diástole (figura 3.7).

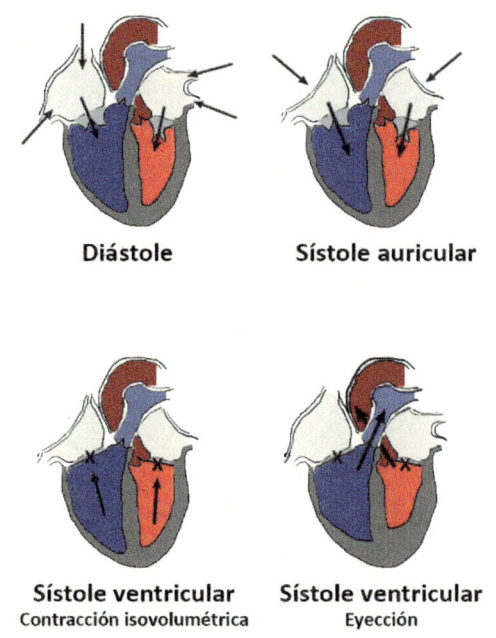

Diástole   **Sístole auricular**

Sístole ventricular   **Sístole ventricular**
Contracción isovolumétrica   Eyección

Figura 3.7. Eventos del ciclo cardiaco. Los corazones izquierdo y derecho se contraen de forma coordinada: primero las dos aurículas, e inmediatamente a continuación los dos ventrículos, de forma que se envía sangre a la vez a los tejidos sistémicos y a los pulmones. En la diástole y en la sístole auricular, las válvulas auriculoventriculares se encuentran abiertas, mientras que las semilunares se encuentran cerradas. Estas últimas se abren en la fase de eyección, único momento del ciclo en el que la presión ventricular supera a la de las arterias aorta y pulmonar.

Al comienzo de la diástole, todas las cavidades están relajadas. La sangre vuelve al corazón tras la sístole anterior por las venas cavas y las venas pulmonares hacia las aurículas. Las válvulas auriculoventriculares están abiertas, por lo que la sangre pasa directamente hacia los ventrículos. Se denomina **diástole** a este llenado pasivo ventricular, y **volumen telediastólico** al máximo volumen de sangre que se aloja en el ventrículo, al final de esta fase del ciclo. La **presión diastólica del ventrículo izquierdo es baja (0 mmHg)**, ya que se encuentra completamente relajado en ese momento. Sin embargo, la **presión en la arteria aorta es mayor**, ya que en la diástole cardiaca **la presión aórtica no disminuye de 80 mmHg**. Explicaremos más adelante la razón de esta alta presión en la aorta. Una cuestión fundamental: si la sangre fluye de lugares de mayor a menor presión, ¿por qué no se dirige desde la aorta hasta el ventrículo izquierdo durante la diástole? La razón se encuentra en que la **válvula aórtica** se encuentra **cerrada, impidiendo el flujo retrógrado** hacia nuestros ventrículos.

Como hemos estudiado, para que comience la sístole cardiaca, las despolarizaciones espontáneas que ocurren en el nodo sinusal se transmiten rápidamente por todo el corazón, de forma coordinada y sin descanso, aproximadamente una vez cada segundo de tu vida. En realidad, no hay una sístole sino dos, ya que el retraso de la conducción que se produce en el nodo auriculoventricular provoca que en primer lugar se produzca la **sístole auricular** (figura 3.7), cuya función es enviar un aporte extra de sangre a los ventrículos antes de su contracción. La presión en las aurículas en ese momento es algo mayor que en los ventrículos, y las válvulas continúan en la misma posición de la diástole: las auriculoventriculares abiertas, y las semilunares cerradas.

Al terminar la sístole auricular, comienza la **sístole ventricular** (figura 3.7). La presión aumenta *poco a poco* en el ventrículo por la contracción de los cardiomiocitos, *estrujando* la sangre que contiene la cavidad. Como cuando apretamos el tubo de pasta dentífrica, para que salga por la apertura superior. Pero el ventrículo tiene dos aperturas, y sólo nos interesa que salga hacia la aorta. En la figura 3.5 podemos observar unos músculos localizados en el interior del ventrículo, adheridos al propio miocardio ventricular, que se denominan **músculos papilares**. Estos músculos están **unidos a las válvulas** auriculoventriculares por unas estructuras de tejido conectivo que se denominan **cuerdas tendinosas**. En la diástole, estas cuerdas tendinosas se encuentran sin tensión, y las válvulas se encuentran abiertas (figura 3.8, izquierda). Cuando comienza la sístole en el ventrículo, se produce también la **contracción de los músculos papilares**, que *tiran* de las cuerdas tendinosas, cerrando la válvula mitral (figura 3.8, derecha). Este proceso es clave para que la sangre no se dirija *hacia atrás*, en sentido retrógrado. Cuando se ausculta el corazón usando el fonendoscopio, se identifican dos sonidos consecutivos, conocidos como *"Lub-Dub"*. *Lub* corresponde al **cierre de las válvulas mitral y tricúspide**.

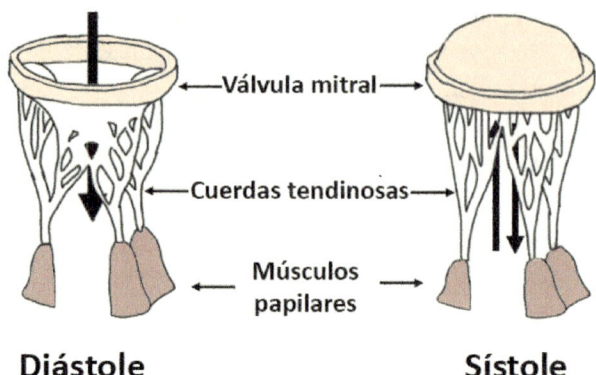

Diástole   **Sístole**

Figura 3.8. Estado de las cuerdas tendinosas en la diástole y en la sístole. En la diástole (izquierda), los músculos papilares se encuentran relajados, las cuerdas tendinosas no tienen tensión, y consecuentemente la válvula mitral se encuentra abierta, por lo que la sangre puede pasar hacia el ventrículo. Al comienzo de la sístole, los músculos papilares se contraen, tirando de las cuerdas tendinosas, que se tensan produciendo el cierre de la válvula, lo que impide que la sangre fluya en sentido retrógrado (hacia la aurícula).

Una vez que se han cerrado las válvulas auriculoventriculares, continua la contracción de los cardiomiocitos, por lo que la presión ventricular sigue aumentando. La presión en la aorta en este momento es de 80 mmHg, y la sangre no saldrá del corazón hasta que la presión ventricular supere la presión aórtica. El aumento de presión ventricular sin salida de sangre se denomina **contracción isovolumétrica** (figura 3.7). Una vez que la presión ventricular **supera a la presión de la aorta**, la válvula semilunar se abre. Se produce la **eyección de la sangre**, de 70-80 ml en condiciones basales, denominado **volumen sistólico**. La presión sigue aumentando y llega en condiciones fisiológicas hasta **120 mmHg**.

Este aumento de la presión es momentáneo, ya que **tras la contracción** de los miocitos, expulsamos rápidamente el Ca^{2+} de las células, **relajando el músculo ventricular**. La presión ventricular se reduce **desde 120 mmHg hasta 0 mmHg**. En el momento que la presión **disminuye por debajo de 80 mmHg, la válvula aórtica se cierra** para evitar que la sangre fluya en sentido retrógrado (recordemos, la presión mínima de la aorta es de 80 mmHg). En este momento se produce el sonido *Dub*, provocado por el **cierre de las válvulas semilunares**. La sangre que sale por el corazón *empuja* a la que ya está en el sistema vascular ayudando al **retorno venoso**, que es el **flujo de sangre que vuelve al corazón**. En ese momento, las válvulas auriculoventriculares continúan cerradas. La llegada de sangre a la aurícula aumenta su presión, superando a la del ventrículo, lo que provoca su apertura. La sangre por tanto vuelve a pasar al ventrículo, y comienza de nuevo la **relajación isovolumétrica** (figura 3.7).

Podemos estudiar los cambios en las variables de presión y volumen a lo largo del ciclo cardiaco en forma de una representación gráfica, que los estudiantes de medicina se conocen perfectamente: el **diagrama de Wiggers** (figura 3.9).

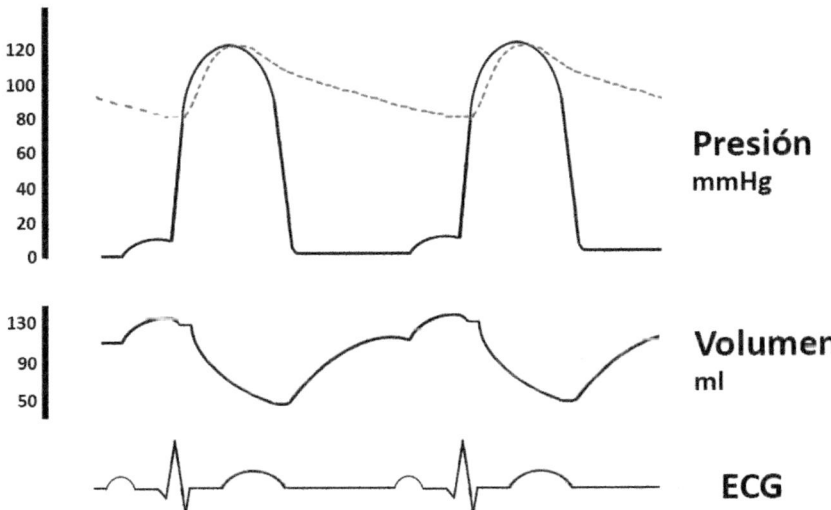

Figura 3.9. Diagrama de Wiggers simplificado. Este diagrama muestra los cambios en la presión y volumen del ventrículo izquierdo a lo largo de dos ciclos, al igual que cambios en el electrocardiograma. Es un tipo de representación en la que se pueden estudiar también los cambios en las mismas variables en el ventrículo derecho y en las aurículas, así como el fonocardiograma.

Para estudiar los cambios en la presión y volumen del diagrama de Wiggers, recomiendo el *método Stanislavski* teatral, para así *meternos de lleno en la piel del protagonista*: ahora, sois un ventrículo izquierdo. Vais a sufrir presiones y cambios de volumen, vais a llenarnos de sangre y a liberarla hacia la aorta. En primer lugar, observemos la escala: nuestra presión va de 0 a 120 mmHg, y nuestro volumen de 50 a 130 ml. Comencemos de nuevo por el final de la relajación telediastólica, en la que nos está llegando la sangre procedente del anterior ciclo. Como ventrículos, empezamos completamente relajados, a 0 mmHg, y con un volumen de sangre de unos 110 ml. De repente, la sístole auricular nos envía 20 ml más de sangre, aumentando nuestro volumen, e incrementando unos pocos mmHg nuestra presión. Antes de que acabe de llegar todo el volumen de la aurícula, nos recorre un escalofrío eléctrico: ¡ha llegado la señal para la sístole! Todas nuestras células comienzan a contraerse para liberar la sangre hacia la aorta, *estrujamos* la sangre y aumenta la presión en pocos milisegundos. Pero, ¡cuidado! Tenemos que evitar que la sangre vuelva a las aurículas, así que antes de que ocurra tiramos de las cuerdas tendinosas para cerrar la válvula mitral. Y nuestra presión sube y sube en los siguientes milisegundos, estamos *a punto de explotar*, cuando por fin, se abre la válvula aórtica. Nuestro volumen disminuye, porque la sangre se nos escapa...pero hemos cogido carrerilla y seguimos aumentando la presión, porque queremos que salga el volumen suficiente para que llegue a todos los tejidos. Cuando llegamos a 120 mmHg, la presión comienza a disminuir, nuestros cardiomiocitos están expulsando Ca^{2+} para relajar el músculo. El volumen ventricular desciende, pero no llega a 0 ml: en cada latido nos quedamos con 50-60 ml en el interior del ventrículo, que se denomina **volumen telesistólico**. El volumen sistólico que ya hemos estudiado por tanto es igual a la resta del volumen telediastólico menos el volumen telesistólico. El porcentaje de sangre que se dirige hacia la aorta respecto al máximo que se alcanza en el ventrículo en diástole (volumen sistólico / volumen telediastolico, en %), se denomina **fracción de eyección**, término que se usa en clínica para valorar una potencial insuficiencia cardiaca. Si la fracción de eyección está en el rango del 50-70%, entra en la normalidad. Tras la relajación, aumenta el volumen de sangre como se observa en el diagrama, y vuelta a empezar el ciclo.

Finalicemos el estudio de presiones y volúmenes del ciclo cardiaco con una gráfica muy útil en clínica para conocer la funcionalidad cardiaca. Es una gráfica de las que nos hacen pensar, en la que no comparamos una variable frente al tiempo: la **curva presión-volumen** (figura 3.10).

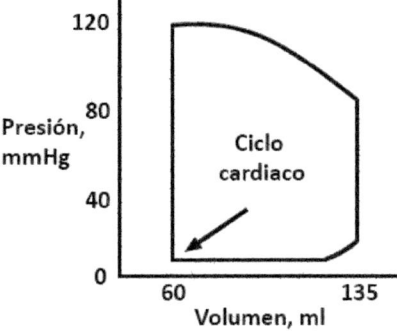

Figura 3.10. Curva Presión-Volumen. Muestra los cambios de presión que se producen en el ventrículo izquierdo ante cambios en el volumen ventricular. La flecha indica el comienzo del ciclo (final de la sístole ventricular).

Esta gráfica indica como cambia la presión ante cambios de volumen en el ventrículo. Comencemos en el final de la sístole ventricular, en el punto señalado por la flecha. La sangre que nos queda en el corazón tras la sístole, el **volumen telesistólico**, es de aproximadamente 50-60 ml. Al comenzar el ciclo, aparece una línea recta hacia la derecha de la gráfica, lo que implica que aumenta el volumen sin incremento de la presión: es la fase de **llenado ventricular**. La sangre llega al ventrículo, pero la presión de las paredes no aumenta. Hay un momento en el que aumenta ligeramente la presión y el volumen, porque al ventrículo llega la sangre proveniente de la sístole auricular. El volumen ha aumentado hasta unos 130 ml en el finde la diástole, que supone el **volumen telediastólico**. En este punto la señal eléctrica dispara la contracción ventricular, aumentando la presión de la sangre sobre las paredes. El comienzo de la **contracción** es **isovolumétrica** (igual volumen) porque no se produce la eyección de la sangre, por lo que la línea se dirige en sentido vertical. Cuanto supera los 80 mmHg, la presión abre la válvula mitral, y se produce la **eyección de la sangre** hacia la aorta, momento en el que el ventrículo pierde volumen. En ese momento la gráfica se dirige hacia la izquierda, hasta que el volumen vuelve a ser de unos 60 ml. En ese momento nuestros miocitos se relajan, en la **relajación isovolumétrica**, con lo que disminuye la presión del ventrículo hasta llegar al inicio del ciclo. El área encerrada en la gráfica entre los puntos mencionados sirve para valorar la funcionalidad cardiaca en un paciente. Además, se pueden estimar como afectan los diferentes fármacos usados como tratamiento para una enfermedad cardiaca.

Volvamos al diagrama de Wiggers (figura 3.9). En la parte inferior, aparecen unas líneas que *suben y bajan* que forman el **electrocardiograma**. Es una representación gráfica de la actividad eléctrica del corazón que se transmite a través de las células, y que se mide desde la superficie del cuerpo a través de electrodos que colocamos en puntos específicos de nuestro cuerpo. El electrocardiograma representa la **suma de la actividad eléctrica de todas las células del corazón** en cada momento del ciclo cardiaco. Es una técnica que permite la medición de la actividad eléctrica cardiaca desde la superficie del cuerpo. En el blog del libro se detalla que cuando ocurre un potencial de acción en una célula excitable, de manera momentánea se invierte el potencial de membrana, de forma que estas células tienen *más iones negativos en el exterior de la membrana*, lo que denominamos **despolarización**. Nosotros podemos "visualizar" esta despolarización con el electrocardiograma, **podemos medir los cambios del potencial de membrana que ocurren cuando se propaga el potencial de acción a lo largo del tejido cardíaco.** Como hemos estudiado, las **células propagan la señal eléctrica** (se despolarizan) **siguiendo una dirección determinada desde el inicio (nodo sinusal) hasta los ventrículos (fibras de Purkinje).** Estos cambios en la despolarización aparecen como desviaciones de la línea recta que se llaman **ondas** (figura 3.11).

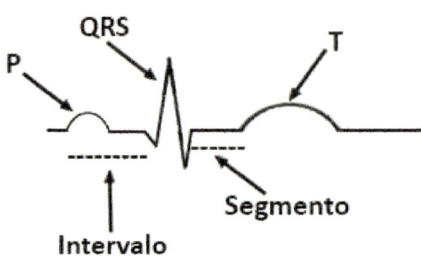

Figura 3.11. Partes del electrocardiograma. Los cambios de la línea isoeléctrica se corresponden con momentos de despolarización y repolarización de las aurículas y los ventrículos. Dada la complejidad de la formación de las ondas en el ECG, se explica con mayor detalle en una entrada del blog del libro.

La primera desviación de la línea isoeléctrica que aparece es la **onda P**, que nos indica como se **despolarizan las aurículas**. Después aparecen tres que forman un conjunto, el **complejo QRS**, que nos muestra como se produce la **despolarización de los ventrículos**. La última es la **onda T**, que nos indica la **repolarización de los ventrículos**; si una membrana se despolariza, acto seguido se ha de repolarizar (*volver a polarizar*), recuperando el potencial de membrana basal. **La desaparición, aumento o disminución de la amplitud de las diferentes ondas nos puede indicar una patología**. Igualmente importante es el estudio de la distancia entre el final de una onda y el comienzo de la siguiente (**segmento**) o la distancia entre el principio de una onda y el comienzo de la siguiente (**intervalo**). Con estos datos podemos detectar insuficiencias del ventrículo izquierdo y derecho, fibrilaciones (falta de contracción simultánea de los miocitos auriculares o ventriculares), cambios en las velocidades de conducción, o incluso alteraciones metabólicas. Para una evaluación correcta, las ondas del electrocardiograma se visualizan durante un tiempo determinado, ya que el ritmo del electrocardiograma puede cambiar entre un latido y el siguiente. Si cambia *demasiado*, podemos estar observando una arritmia cardiaca (ritmo irregular). Podemos asimismo detectar si la frecuencia cardiaca es demasiado alta (taquicardia) o baja (bradicardia). Estudiar los cambios del electrocardiograma es extremadamente útil en clínica porque es un método no invasivo, y que tenemos disponible en cualquier hospital y centro de salud.

Una vez conocidos los principales aspectos de cambios de presión y volumen en el ventrículo, fijémonos en la línea azul de la presión en el diagrama de Wiggers (figura 3.9). Su mínimo es de 80 y su máximo de 120. **Es la presión en la arteria aorta.** La máxima se produce en la sístole, y la mínima al final de la diástole: las llamamos **presión sistólica** y **presión diastólica**. Entre las dos forman la **presión arterial**, también conocida como **tensión arterial**. Seguro que habéis oído que una tensión de 12/8 está fenomenal. Es el resultado de *quitarle el 0* final a las presiones expresadas en mmHg. Los aumentos de presión en la aorta van un poco retrasados respecto al ventrículo, ya que la presión en la arteria es creada por el volumen de sangre que le llega desde el ventrículo. La **presión arterial** es uno de los **parámetros más importantes de la fisiología cardiovascular**, ya que **nos indica cómo llega la sangre a nuestros tejidos**. Hablaremos de ella en profundidad más adelante.

Nos podemos preguntar por qué **la presión en la aorta no disminuye de 80 mmHg.** La razón radica en que **siempre contiene sangre empujando sus paredes**. Esto también ocurre también en el ventrículo, porque incluso cuando se produce la eyección, nos quedan unos 50-60 ml, el volumen telesistólico. Pero ese volumen no es suficiente para hacer presión sobre un miocardio que está relajado, por lo que la presión ventricular es de 0 mmHg en ese momento. En la aorta, cuando acaba la diástole ventricular, la sangre sigue llenando la arteria con una presión de 80 mmHg. Para comprender este fenómeno, lo primero que necesitamos conocer es que la aorta, como todas las arterias, es **distensible**: es capaz de aumentar su volumen, sus paredes pueden *agrandarse* aumentando su diámetro tras la llegada del volumen sistólico. Además, como todas las arterias, también es **elástica**: tras el aumento de diámetro, es capaz de volver a su diámetro original, ya que contiene gran cantidad de fibras elásticas. Es lo que ocurre con una cinta para el pelo, o con una goma elástica: pueden estirarse, pero si dejo de hacer fuerza, vuelven a la longitud anterior. Apliquemos ese efecto a nuestro sistema ventrículo-arteria. Cuando el ventrículo izquierdo se contrae enviando el volumen sistólico a la aorta (aorta que *ya contiene sangre*), provoca un aumento del diámetro por su distensibilidad, alojando todo este volumen de sangre que le llega y por tanto aumentando la presión sobre sus paredes (figura 3.12). La presión en la aorta se incrementa hasta 120 mmHg, la **presión sistólica**. Además, **las fibras elásticas de la aorta se han estirado**. Cuando el ventrículo deja de enviar sangre, la causa del estiramiento de las paredes de la arteria cesa. Como un cuerpo elástico es deformable, pero tiene la capacidad de recuperarse hasta su posición original, las **fibras elásticas vuelven a su estado original, disminuyendo el diámetro aórtico**. Este fenómeno se denomina **retracción elástica** de la aorta, que aumenta la presión de la sangre contenida en la arteria. Ante este incremento de presión, la sangre sólo tiene una salida: avanzar por la circulación hacia el resto de los tejidos. No puede volver al corazón, ya que la válvula aórtica se cierra para evitar el flujo retrógrado. Al disminuir la cantidad de sangre que presiona las paredes, la presión va disminuyendo. ¿Por qué no se reduce desde 120 mmHg hasta 0 mmHg, como en el caso del ventrículo? Porque *no le da tiempo*: cuando llega a los 80 mmHg, el ventrículo se contrae de nuevo liberando la sangre a la aorta y por tanto aumentando la presión arterial.

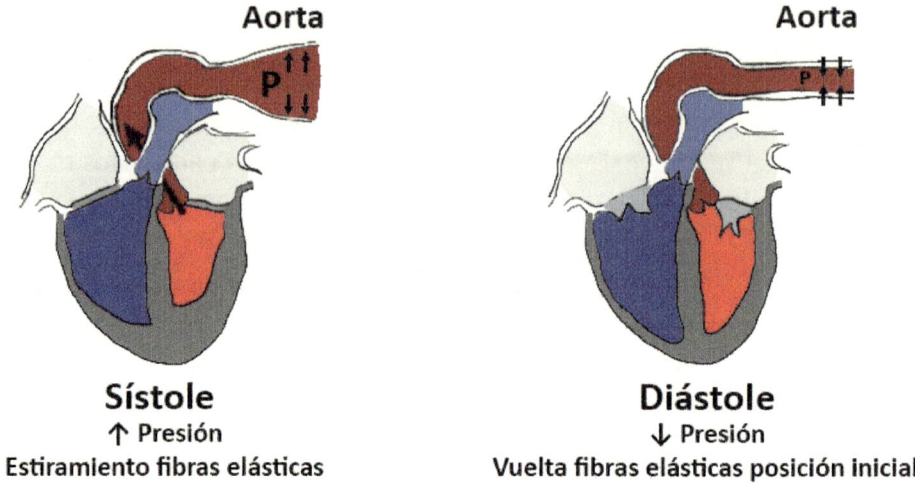

Sístole
↑ Presión
Estiramiento fibras elásticas

Diástole
↓ Presión
Vuelta fibras elásticas posición inicial

Figura 3.12. **Retracción elástica de la aorta.** En la fase de eyección ventricular, la sangre empuja las paredes de la arteria aorta, que como son distensibles aumentan su diámetro. Además, las fibras elásticas de sus paredes se estiran. Cuando el corazón deja de enviar sangre, las fibras elásticas vuelven a su posición original, empujando la sangre, que sólo puede avanzar en sentido anterógrado ya que la válvula aórtica cierra el paso hacia el ventrículo izquierdo.

Regulación del Gasto cardiaco

Se me sale el corazón por la boca

Una vez conocida la fisiología básica del funcionamiento del corazón, estudiemos como se regula la función cardiaca. Recordemos, el objetivo es que la sangre llegue eficientemente a todos los tejidos del organismo. Uno de los parámetros fundamentales en fisiología cardiovascular es el **gasto cardiaco**, el volumen de sangre que sale por el ventrículo en cada minuto. Si multiplicamos el **volumen sistólico**, que es el volumen de sangre que sale en cada latido, por el número de veces que late nuestro corazón en un minuto, la **frecuencia cardiaca**, obtenemos como resultado el gasto cardiaco:

Gasto cardiaco (Q) = Volumen sistólico (VS) x Frecuencia cardiaca (FC)

Podemos por tanto controlar el flujo de sangre que sale del corazón mediante la regulación tanto del volumen sistólico como de la frecuencia cardiaca. El gasto cardiaco es un parámetro que puede aumentar hasta ¡¡5 veces!! de manera fisiológica. Por ejemplo, el valor del volumen sistólico en condiciones de reposo es de aproximadamente 80 ml, y la frecuencia cardiaca, de unas 60 veces por minuto, lo que resulta en un gasto cardiaco de 4,8 litros. Es decir, por el corazón pasan aproximadamente 5 litros de sangre cada minuto. Como nuestra volemia es de unos 5 litros, esto **significa que prácticamente toda la sangre de un individuo pasa por su sistema circulatorio y vuelve al corazón en un minuto.** Volvamos al *método Stanislavski.* Ahora eres un eritrocito. El corazón te expulsa del corazón, y vas a toda velocidad por la aorta, ya que quieres llegar cuanto antes a los capilares a cumplir tu cometido. Dejas la aorta para seguir por la arteria subclavia, y pasar por arteriolas hasta llegar a los capilares de unos de los músculos flexores de la muñeca. Allí, descargas parte de tu O_2 para su uso por los miocitos, y recoges parte del CO_2 que ha generado el músculo. Vuelves por la vena subclavia, llegas a la cava superior, y vuelves a entrar en el corazón por la aurícula derecha. Este viaje ha durado un minuto, exactamente el mismo tiempo que han tardado el resto de los eritrocitos que comenzaron el viaje contigo.

Fijémonos en la parte izquierda de la figura 3.13, que muestra el flujo sanguíneo que llega a los principales tejidos en estado de reposo. El flujo de sangre que sale por la aorta **no se distribuye igual por todo nuestro cuerpo**. En estado de reposo, entre los grandes tejidos, un 20% del flujo se dirige a los músculos esqueléticos, a la piel el 10%, el 25% a nuestro sistema digestivo, el 20% a nuestros riñones, el 13% al cerebro, y el 4% va al propio corazón, que obviamente también necesita nutrientes e intercambio de gases. La parte derecha de la figura 3.13 muestra una situación en la que realizamos ejercicio, en la que nuestros músculos esqueléticos gastan gran cantidad de energía, O_2 y nutrientes. La distribución del flujo cambia radicalmente: casi el 90% por ciento de la sangre se dirige hacia los músculos, reduciendo al máximo el flujo al resto de tejidos. **El flujo sanguíneo se dirige fisiológicamente hacia los tejidos donde lo que necesitamos**. Y no sólo cambia la distribución. Un flujo de 5 litros por minuto no es suficiente para satisfacer nuestras demandas, por lo que aumentamos los parámetros de los que depende el gasto cardiaco. La **frecuencia cardiaca puede aumentar 3 veces su valor de manera puntual**, y contamos con mecanismos para **aumentar el volumen sistólico y expulsar con más fuerza la sangre en cada latido**. Por el corazón pueden pasar cada minuto ¡25 litros de sangre!

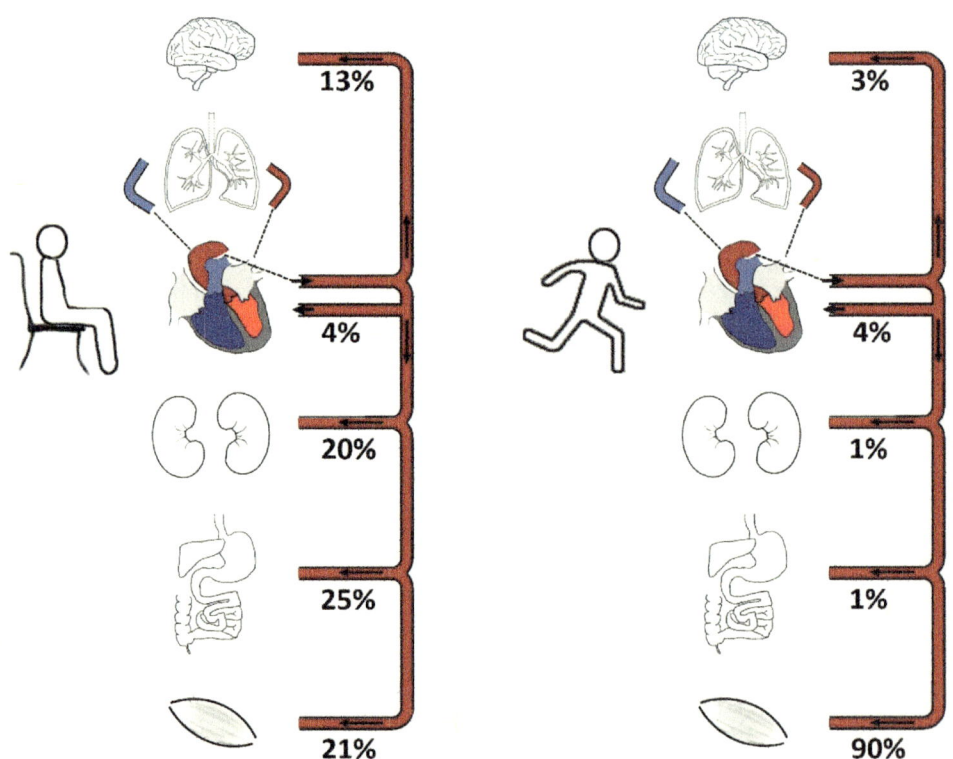

Figura 3.13. **Gasto cardiaco y distribución de la sangre.** La distribución de la sangre hacia los diferentes tejidos cambia si nos encontramos en reposo (izquierda), a estar realizando ejercicio (derecha), redistribuyendo la sangre hacia los lugares que más necesitamos, los músculos esqueléticos. Además de este cambio, aumenta el flujo, por lo que el flujo sanguíneo cerebral se mantiene, y otros como el flujo al corazón aumentan. El aumento de flujo se produce *jugando* con el volumen sistólico y/o frecuencia cardiaca.

Estudiemos los cambios en la **frecuencia cardiaca**, el número de veces que late nuestro corazón cada minuto. El comienzo de cada latido se produce en el **nodo sinusal**, como estudiamos hace unas páginas. Es capaz de despolarizarse por sí mismo, e iniciar una y otra vez la señal que dispara el latido, una vez cada segundo de tu vida. Pero, aunque pueda funcionar de manera automatizada, está **regulado por nuestro sistema nervioso autónomo**. Neuronas de los sistemas simpático y parasimpático parten del sistema nervioso central, inervando al nodo sinusal para modificar su ritmo. Como conocemos, estos dos sistemas son antagónicos; si uno está activo, el otro se inhibe y viceversa. Estudiemos los efectos del sistema nervioso autónomo sobre la frecuencia cardiaca, que se denominan **cronotropismos** (figura 3.14).

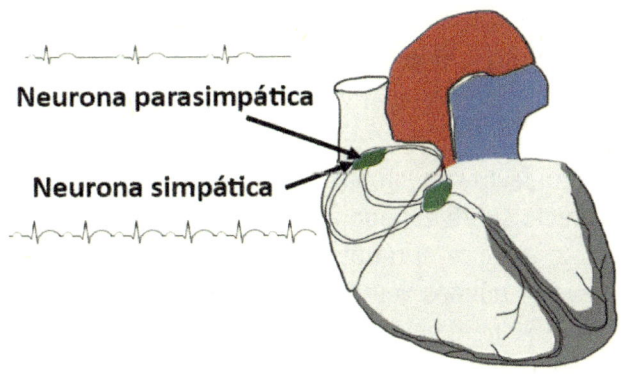

Neurona parasimpática

Neurona simpática

Figura 3.14. Efectos cronotrópicos del sistema simpático y parasimpático sobre el nodo sinusal. La señal proveniente de neuronas parasimpáticas produce una menor frecuencia cardiaca o cronotropismo negativo. La señal proveniente de neuronas simpáticas produce una mayor frecuencia cardiaca o cronotropismo positivo.

- El **sistema simpático** se activa cuando estamos activos físicamente, por ejemplo, cuando hacemos ejercicio. Como consecuencia, **la frecuencia cardiaca aumenta**, ya que **necesitamos un flujo mayor hacia los tejidos implicados para la respuesta de lucha o huida**. El sistema simpático es **cronotrópico positivo**, lo que quiere decir que su activación aumenta la frecuencia cardiaca. A nivel de fisiología celular, la adrenalina liberada en la sinapsis por las neuronas simpáticas activa a unos receptores denominados **receptores adrenérgicos β_1** en la membrana de los miocitos autoexcitables. La reacción que provoca en estas células la unión de la adrenalina a su receptor es un incremento de la entrada de Na^+ y Ca^{2+} desde el exterior celular. La entrada de iones positivos lleva a estas células a una despolarización más rápida que el ritmo sinusal basal, aumentando el número de latidos por minuto. Además, como estudiaremos cuando lleguemos al sistema endocrino, la activación simpática lleva a un efecto hormonal: la liberación de adrenalina desde las glándulas suprarrenales a la sangre, que tendrá este mismo efecto de aumento de la frecuencia cardiaca a su paso por el nodo sinusal.

- El sistema parasimpático se activa cuando estamos en reposo. No necesitamos que el corazón haga un sobreesfuerzo, de manera que **la activación del sistema parasimpático disminuye la frecuencia cardiaca**, que por tanto es **cronotrópico negativo**. A nivel de fisiología celular, la liberación de acetilcolina en la sinapsis activa a unos receptores de este neurotransmisor denominados **receptores muscarínicos** en la membrana de los miocitos autoexcitables del nodo sinusal. La reacción que provoca en estas células la unión de la acetilcolina a su receptor es a un potencial de reposo de la membrana más negativo. Este efecto se denomina hiperpolarización, que provoca un retraso de la velocidad de despolarización y por tanto una menor frecuencia cardiaca.

Además de este efecto cronotrópico, tanto el sistema simpático como el parasimpático tienen **efecto sobre el nodo aurículo-ventricular**. Recordemos, este nodo es el lugar donde se produce el **retraso en la conducción** gracias al cual las aurículas se contraen antes que los ventrículos. El sistema **simpático es dromotrópico positivo**, quiere decir, tiene efectos sobre el nodo auriculoventricular **aumentando la velocidad de conducción** por él; y el **sistema parasimpático es dromotrópico negativo**, ya que disminuye la velocidad de conducción por estas células. El efecto final es un **aumento (simpático) o disminución (parasimpático) de la velocidad de conducción**, que tiene el mismo efecto sobre la frecuencia cardiaca que en el caso del cronotropismo.

La segunda variable regulable del gasto cardiaco es el **volumen sistólico**, la cantidad de sangre que sale por el corazón en cada latido. En este momento hemos de recordar la gráfica que muestra las variaciones de la fuerza de contracción de los miocitos dependiendo de la longitud inicial del sarcómero (figura 1.34). Dentro de unos límites fisiológicos, **a mayor longitud inicial del sarcómero** (más distancia entre las fibras de actina y miosina), se producirá **mayor fuerza para la contracción**. En el caso del corazón, **esta longitud inicial del sarcómero depende de cómo de lleno esté el ventrículo de sangre antes de la sístole**. Cuanta más sangre contenga el ventrículo, los miocitos se encontrarán más estirados. Esto provoca que la distancia entre las fibras de actina y miosina de los sarcómeros sea mayor antes de la contracción (figura 1.34). Veamos con un ejemplo por qué **la contracción se realiza con *más fuerza* si los sarcómeros tienen mayor longitud inicial.** Si tenemos en las manos una goma elástica y aumentamos su longitud hasta la mitad de lo que se puede estirar, vuelve a su estado original cuando la soltamos. ¿Y si la estiramos al máximo? Vuelve con más fuerza. Para el corazón, este efecto también se puede visualizar con unos globos de agua, con los que los niños jugamos en verano *pasándonoslo pipa* y refrescándonos. Imaginémonos globos de los pequeños, que podemos rellenar en mayor o menor medida con agua. Si lo rellenas hasta la mitad sin cerrar el globo y aprietas la mano, sacas algo de agua; pero si lo rellenas al máximo, cuando lo aprietas con la misma fuerza, el flujo de agua que sale del globo es mayor. Este efecto es tremendamente importante en fisiología cardiovascular. ¿qué ocurre si **aumenta el retorno venoso**, la sangre que vuelve al corazón? Que el ventrículo se llena más, se estiran en mayor medida las células y los sarcómeros, y el ventrículo **envía mayor volumen de sangre en la eyección**, aumentando el gasto cardiaco, sin gastar ni un ápice más de energía. Es la llamada **Ley de Frank-Starling**, que regula de forma automática el volumen sistólico, y que podemos ver representada en la gráfica de la figura 3.15.

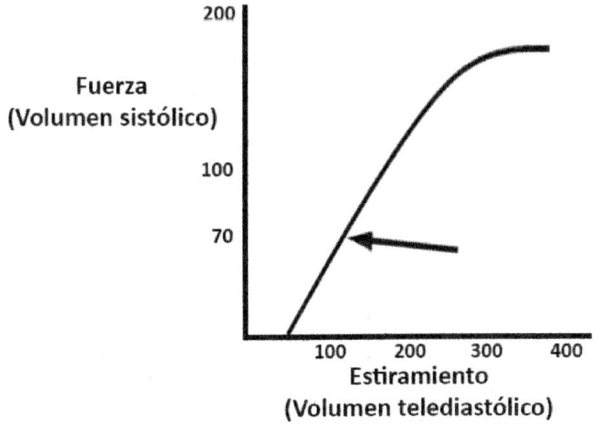

Figura 3.15. **Curva de Frank-Starling.** La flecha indica el valor de reposo basal (135 ml de volumen telediastólico para eyectar 70 ml de volumen sistólico). Las variables estiramiento del corazón (el máximo se produce en momento de máximo llenado, cuyo volumen es el volumen telediastólico) y fuerza de contracción (que indirectamente podemos conocer por el volumen sistólico eyectado) son directamente proporcionales, dentro de unos límites fisiológicos.

Esta curva nos indica que, a **mayor estiramiento inicial de las fibras, mayor fuerza se genera para eyectar la sangre**. O lo que es lo mismo, que a **mayor volumen telediastólico** se alcanza en el ventrículo, **mayor volumen sistólico** se libera hacia los vasos. Como hemos estudiado, el volumen telediastólico es el volumen de sangre al final de la diástole, y nos dice cómo está *cargado* de sangre el corazón, antes de salir hacia los vasos. Por eso también se le denomina **Precarga**.

El efecto Frank-Starling es completamente independiente del sistema nervioso autónomo. Pero el sistema simpático inerva también los cardiomiocitos del ventrículo, y **la activación simpática incrementa la contracción de las fibras musculares**. Al igual que en los miocitos del nodo sinusal, en los cardiomiocitos contráctiles la adrenalina se une a los receptores adrenérgicos β_1. Esta unión induce un aumento tanto el Ca^{2+} que entra del exterior de la célula, como la velocidad a la que este ion vuelve al retículo sarcoplásmico en la fase de relajación muscular. El efecto combinado de estos dos procesos es una **mayor cantidad de Ca^{2+} disponible para realizar su efecto sobre las fibras de actina y miosina**. Se produce un **acortamiento de un número mayor de sarcómeros**, y por tanto una **contracción más fuerte**. Al igual que en el caso del cronotropismo, este efecto se produce tanto por la adrenalina liberada en las sinapsis entre neurona simpática y el cardiomiocito, como por la adrenalina liberada como hormona desde la glándula suprarrenal. Los efectos sobre la fuerza de contracción del corazón se denominan **inotrópicos**, y el **sistema simpático es inotrópico positivo**. Sin embargo, este es uno de los pocos casos en que los sistemas simpático y parasimpático no tienen efectos antagónicos, ya que el sistema parasimpático no inerva los ventrículos.

El efecto conjunto de la ley de Frank-Starling y el inotropismo positivo se puede visualizar en las curvas de función cardiaca (figura 3.16):

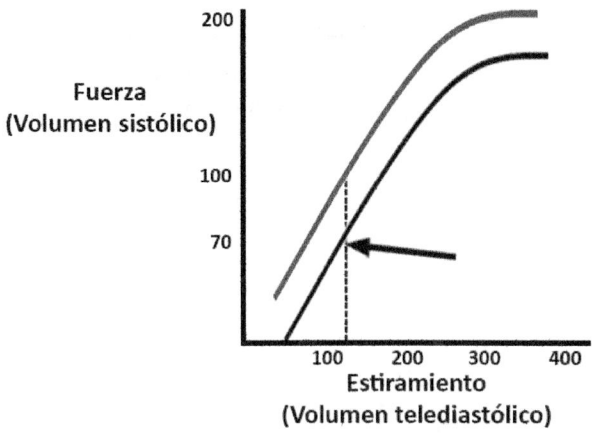

Figura 3.16. **Curvas de función cardiaca** mostrando la situación en reposo (negra) y tras la activación del sistema simpático (verde). Ante el mismo estiramiento inicial, el volumen sistólico siempre es mayor en el caso de que la adrenalina esté presente.

En esta imagen, cada una de las curvas representa la ley de Frank-Starling: Ante un aumento del estiramiento, aumenta la fuerza de contracción. La presencia de adrenalina está representada por la curva verde, en la que observamos un mayor volumen sistólico respecto a la curva sin adrenalina (negra), por el efecto inotrópico positivo derivado de la activación sistema simpático en cada punto de la curva.

Un último parámetro importante de la regulación del gasto cardiaco tiene relación con los vasos sanguíneos. Cuando el volumen sistólico sale del corazón, se encuentra con una resistencia a su paso a seguir por la circulación sanguínea, ya que el diámetro de las arterias se va haciendo progresivamente más pequeño. Es la **resistencia periférica total**. Durante la sístole, esta resistencia se denomina **poscarga**, que se define como la **fuerza externa que se opone al vaciamiento del ventrículo**. En una persona con hipertensión arterial, la poscarga esta incrementada, y el corazón tiene que hacer mayor esfuerzo para enviar el mismo volumen sistólico que si la persona no tuviera hipertensión.

Presión arterial y su regulación

Abuelo, ¡tómate la tensión!

A continuación, conozcamos a fondo una de las variables más importantes de la fisiología vascular, la **presión arterial**. La regulación que hemos estudiado del flujo de sangre de nuestro corazón tiene un objetivo: **conseguir una presión adecuada que lleve la sangre de manera eficiente a cada tejido**. La presión que ejerce la sangre sobre cada uno de los vasos sanguíneos a lo largo de la circulación sanguínea es muy diferente. Cada uno de los vasos muestra propiedades distintas, adecuadas a su función. Los vasos sanguíneos son básicamente conductos por donde pasa la sangre, y están formados por diferentes capas. Son tubos **distensibles**, con capacidad de **aumentar o disminuir de tamaño**. Todos tienen un tejido común que está en contacto con la sangre formando la pared del conducto, el **endotelio**. Las arterias tienen además gran cantidad de tejido elástico y músculo liso, dispuesto de forma circular (figura 3.17). El tejido elástico permite agrandar el diámetro del vaso ante la llegada de sangre en la sístole ventricular. Cuando el corazón entra en diástole y no envía sangre por los ventrículos, las propiedades elásticas llevan a la arteria de vuelta su diámetro original, *empujando* la sangre hacia delante en la circulación, como vimos en el caso de la retracción elástica de la aorta (figura 3.12).

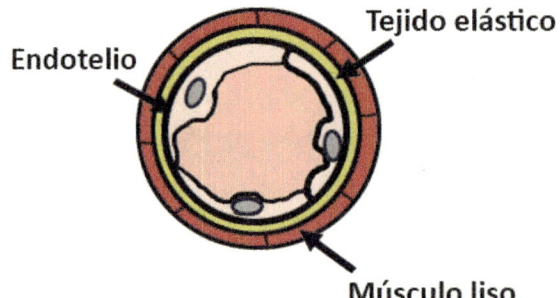

Figura 3.17. Vista transversal de una arteria y sus paredes. La pared endotelial está formada por las células endoteliales, rodeadas por una capa de tejido elástico, que a su vez está rodeada por un músculo liso cuyas células se disponen de manera circular, rodeando el conducto.

El diámetro de las arterias se hace progresivamente más pequeño a medida que avanzan hacia los diferentes tejidos. En un momento dado, pierden completamente el tejido elástico, a partir del cual se denominan **arteriolas**. Estos vasos tienen gran importancia en la fisiología vascular, ya que su capa de músculo liso está especialmente regulada por el sistema nervioso autónomo. La activación del sistema simpático (y en algunos tejidos del parasimpático) aumenta o disminuye el diámetro arteriolar en base a las necesidades del tejido que irriga. Desde las arteriolas la sangre pasa a los **capilares**. Son vasos cuya distancia con los tejidos cercanos es la mínima posible, de cara a maximizar el intercambio de sustancias, por lo que están formadas únicamente por una fina capa de endotelio. Contamos con capilares de diversos tipos, adaptados a las necesidades de los diferentes tejidos. Finalmente, la sangre vuelve al corazón por las vénulas y las **venas**, cuyo diámetro se hace progresivamente más amplio. Son vasos rodeados por capas de músculo liso y tejido elástico al igual que las arterias, aunque en menor medida. Los músculos lisos de las venas son inervados por el sistema nervioso simpático, al igual que los de las arterias y arteriolas.

Comencemos la ruta de la sangre tras la salida del corazón. El ventrículo izquierdo entra en sístole y eyecta la sangre hacia la aorta, creando una presión sobre las paredes de la arteria. En general, a la presión en las arterias se denomina **presión arterial**. Pero *no hay una sola* presión arterial. Para proceder a la eyección, la presión en el ventrículo izquierdo aumenta hasta los 120 mmHg, que es la presión con la que envía la sangre hacia la aorta. Milisegundos después, la presión del ventrículo disminuye hasta los 0 mmHg en la diástole. La llegada de la sangre a la aorta provoca un máximo de presión, **la presión sistólica**, de 120 mmHg. Cuando el ventrículo deja de enviar sangre a la aorta, la presión disminuye progresivamente, y la retracción elástica dirige la sangre hacia el resto de la circulación sanguínea. Antes de que el ventrículo vuelva a enviar sangre y aumentar la presión en la aorta, se ha alcanzado una presión mínima de 80 mmHg, la **presión diastólica**. La **presión arterial es oscilatoria**, porque a lo largo del tiempo varía entre un máximo y un mínimo.

Recordemos que a medida que la sangre fluye por los vasos sanguíneos, la fricción con sus paredes crea una **resistencia** al flujo. Esta resistencia **disminuye la presión** con la que la sangre presiona las paredes. Tanto la presión sistólica como la diastólica van disminuyendo conforme la sangre se distribuye por vasos cada vez más pequeños, que generan mayor resistencia. La sangre fluye de las grandes arterias a las arterias más pequeñas, hasta que llega a las arteriolas. En las **arteriolas desaparece el tejido elástico**, con lo que **la presión deja de ser oscilatoria y el flujo es continuo a partir de este punto de la circulación sanguínea**. Además, en estas arteriolas disminuye el diámetro del vaso de manera repentina, con lo cual se incrementa en gran medida la resistencia, lo que lleva a una disminución drástica de la presión. De cada arteriola parten múltiples capilares, que tienen un diámetro muy pequeño (entre 3 y 8 µm), para favorecer el intercambio de nutrientes y gases con los tejidos circundantes. La presión sigue cayendo muy rápidamente. Finalmente, la presión en las vénulas y las venas es mínima, y a su llegada de vuelta al corazón es prácticamente de 0 mmHg (figura 3.18).

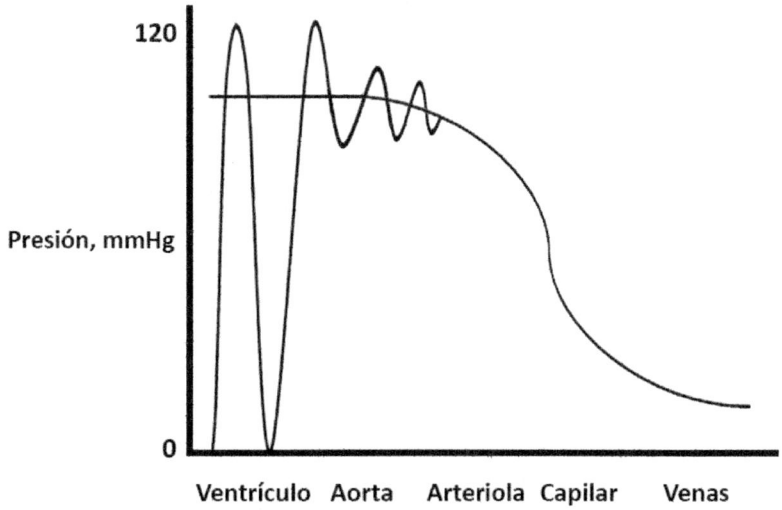

Figura 3.18. Cambios en la presión de los vasos sanguíneos a lo largo del sistema vascular. La presión oscila entre un máximo y un mínimo, disminuyendo progresivamente por el aumento de la resistencia, hasta que llega a las arteriolas, donde ocurre un descenso abrupto del diámetro del vaso, y la presión deja de ser oscilatoria por la desaparición de fibras elásticas. La línea que no oscila representa la presión arterial media. En realidad, el menor diámetro no lo encontramos en las arteriolas sino en los capilares. Pero los capilares se colocan en paralelo a su salida de la arteriola, y no en serie como el resto del árbol vascular. La resistencia de los vasos en serie es igual a la suma de las resistencias de cada uno de los vasos (Rt= R1+R2+R3...). Sin embargo, en paralelo, la inversa de la resistencia total es igual a la suma de las inversas de la resistencia (1/Rt = 1/R1 + 1/R2...). Esto implica una menor resistencia en los vasos posicionados en paralelo respecto a los vasos posicionados en serie. Para más información, se recomienda consultar manuales más extensos de fisiología humana.

Volvamos de nuevo a la aorta. La presión sistólica es de 120 mmHg y la diastólica de 80mmHg. Podemos hacer una media entre ambas presiones para obtener la **presión arterial media** (línea continua en la gráfica de la figura 3.18). En realidad, no pasamos el mismo tiempo en sístole y diástole, sino que la diástole dura aproximadamente el doble que la sístole. La presión arterial media no es la simple media aritmética entre las dos: al tener en cuenta el factor temporal, su valor es más cercano a la presión diastólica que a la sistólica, y resulta en unos 93 mmHg. La presión arterial media tiene un significado fisiológico importante: es una **medida de la fuerza que genera el corazón** durante un ciclo cardiaco. Por tanto, es un parámetro clave para la homeostasis cardiovascular, ya que nos indica **el valor de la presión con que la sangre llega a los tejidos.** Debe mantenerse dentro de unos valores adecuados para asegurar un **rendimiento hemodinámico correcto** y una **perfusión óptima de cada órgano.**

Teniendo en cuenta todo lo aprendido, estudiemos a continuación los **factores que afectan a la presión arterial media:**

- **Eficacia del corazón como bomba:** El gasto cardiaco depende de dos factores, del volumen sistólico y de la frecuencia cardiaca (Q= VS x FC). Necesitamos que el **volumen sistólico y la frecuencia cardiaca sean suficientes para que la presión arterial sea la adecuada en todos los vasos sanguíneos.** El volumen sistólico determina la presión de la sangre que se ejerce sobre las paredes de las arterias, por lo que **el volumen sistólico y la presión arterial media son variables directamente proporcionales.** Ocurre exactamente igual con la frecuencia cardiaca, ya que **cuantas más veces por minuto eyectemos la sangre hacia la aorta, mayor presión estaremos ejerciendo sobre las paredes de los vasos a lo largo del tiempo.**

- **Resistencia** de los vasos sanguíneos: Al avanzar por el sistema vascular, la sangre se encuentra con una disminución del radio de los vasos que provoca una mayor resistencia a su paso por el sistema circulatorio. En un momento dado, la sangre se encuentra con un tipo de **vaso sanguíneo clave para la regulación de la resistencia: las arteriolas.** El **músculo liso** que las rodea muestra un **cierto grado de contracción,** un **tono muscular liso** que deja pasar un flujo de sangre determinado por cada una de las arteriolas, influido directamente por el sistema nervioso autónomo. Este sistema nervioso puede enviar señales para la contracción del músculo liso, de manera que el diámetro de la arteriola disminuya (figura 3.19). Este fenómeno se denomina **vasoconstricción.** Al contrario, en el caso de que la señal del sistema nervioso autónomo induzca la relajación del músculo liso circular, el diámetro de la arteriola aumenta, provocando su **vasodilatación** (figura 3.19).

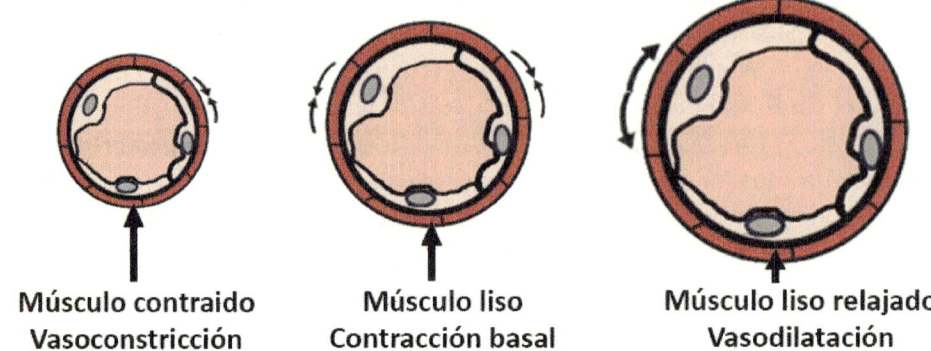

Músculo contraido   **Músculo liso**   **Músculo liso relajado**
Vasoconstricción   **Contracción basal**   **Vasodilatación**

Figura 3.19. Vasodilatación y vasoconstricción en las arteriolas. El tono basal del músculo liso (imagen central) implica un diámetro determinado para el paso de sangre a través de las arteriolas. En el caso de que el músculo se contraiga (imagen izquierda), se produce una vasoconstricción, que produce una menor llegada de sangre al tejido que irrigue esa arteriola. Al contrario, si el músculo liso se relaja (imagen derecha), aumenta la cantidad de sangre que pasa a través de la arteriola, incrementando el flujo al tejido que irrigue. El diámetro de estas arteriolas está influido principalmente por el sistema simpático, en ciertos tejidos por el parasimpático, y por diferentes factores paracrinos.

Por tanto, **el flujo que pasa por cada arteriola depende de su resistencia.** Imaginemos *un grifo arteriolar* con capacidad de apertura y cierre, de manera que podemos dejar pasar mayor o menor flujo de sangre hacia el tejido que irriga la arteriola. La sangre que pasa por esta arteriola es tremendamente importante, ya que a continuación de las arteriolas nos encontramos con los vasos que intercambian nutrientes, agua, deshechos y gases: los **capilares**. Por tanto, *jugando* con la apertura y cierre de las arteriolas podemos enviar más o menos sangre a un tejido. Además, estas aperturas y cierres arteriolares tienen un efecto a nivel global de nuestro sistema vascular, ya que se trata de un sistema cerrado. **Si se cierra el flujo de las arteriolas hacia un tejido,** la sangre se **redistribuye** por el resto del organismo, que por tanto recibirá más sangre (figura 3.20). Si el gradiente de presión del sistema circulatorio permanece constante, la **vasodilatación** y la **vasoconstricción** son los **mecanismos que permiten variar la distribución del flujo de sangre en los distintos tejidos.**

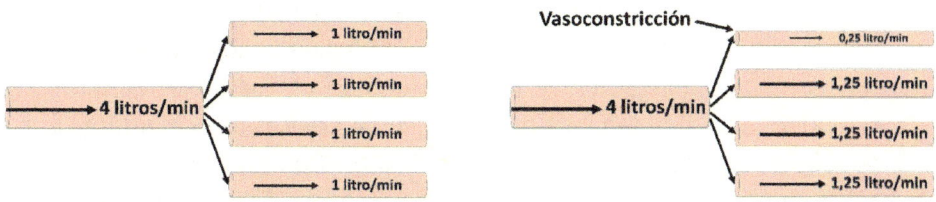

Figura 3.20. Redistribución del flujo ante la vasoconstricción de uno de los vasos. Si uno de los vasos sanguíneos hacia donde se dirige la sangre se contrae (imagen derecha), el flujo de sangre se dirige hacia el resto de vasos sanguíneos.

En ciertos casos, puede ocurrir que todas (o casi todas) las arteriolas se contraigan a la vez, lo que se denomina **vasoconstricción generalizada**. En ese caso, la sangre que pasa por los vasos ejercerá más presión sobre sus paredes, aumentando la presión arterial media y la poscarga cardiaca.

- **Volemia**: Si la presión arterial es la fuerza con la que la sangre empuja a las paredes de las arterias, y la volemia es el volumen de sangre total que tengo en mi sistema cardiovascular, podemos deducir que, **si aumenta la volemia, aumentará la presión sobre las paredes, aumentando la presión arterial media**. La volemia es uno de los factores que más afectan a esta presión, por lo que es una variable estrictamente regulada. Para **evitar excesivos aumentos de la presión arterial media** debidos a **incrementos del volumen de sangre**, contamos con **mecanismos de compensación**:

  o Se puede inducir una **vasodilatación generalizada**, para que la sangre presione en menor medida sobre las paredes, disminuyendo la presión arterial media.

  o Se puede **disminuir el gasto cardiaco**: bien reduciendo el volumen sistólico o bien disminuyendo la frecuencia cardiaca, mediante la regulación por parte del sistema nervioso autónomo. Una disminución del flujo en el sistema vascular disminuirá la presión sobre las paredes de las arterias.

  o A nivel renal, podemos **aumentar la formación de orina**, lo que provoca **mayor excreción de líquido desde nuestro sistema vascular**. Como este líquido proviene de la sangre, la volemia disminuye. Se estudiará en detalle en la fisiología renal.

- **Distribución de la sangre** a lo largo del sistema circulatorio: hasta un 70% de nuestra sangre se localiza en las venas en estado de reposo, especialmente en las de los órganos abdominales, pulmonares y cutáneos. Las venas son vasos tremendamente distensibles y pueden albergar gran cantidad de sangre sin que aumente apenas la presión. La **presión venosa media**, que es la media de presiones de todas las venas de nuestro cuerpo, es de tan sólo 2 mmHg. Esta **presión tan baja puede dificultar en ocasiones el retorno venoso, que es el flujo de sangre que vuelve al corazón**. En la unión de las venas cavas con la aurícula derecha la presión se acerca a 0 mmHg, y se denomina **presión venosa central**. Para compensar la dificultad que podemos encontrar en el retorno venoso debida a la baja presión venosa, contamos con una serie de mecanismos de compensación:

o   Se puede compensar un excesivo porcentaje de sangre en las venas aumentando la fuerza de contracción del ventrículo por la activación del sistema simpático, lo que aumentará la cantidad de sangre en las arterias.

o   Contamos con **válvulas venosas**, que son unas estructuras anatómicas en el interior de las venas, dispuestas de tal forma que impiden el flujo retrógrado.

o   Muchas de las venas discurren paralelas a las arterias. La presión sistólica aumenta el diámetro arterial, comprimiendo ligeramente la vena adyacente. Este efecto favorece el movimiento de la sangre hacia el corazón, ya que la sangre venosa se dirige en sentido anterógrado por la presencia de las válvulas venosas.

o   Las venas están rodeadas de músculo liso inervado por el sistema simpático. La activación simpática induce la **venoconstricción**, que reduce el diámetro del vaso favoreciendo el retorno venoso al corazón.

o   En la fisiología respiratoria estudiaremos que, cuando inspiramos, expandimos el tórax. Esta expansión aumenta la presión en los órganos abdominales, incrementando la presión venosa abdominal. Se crea consecuentemente un gradiente de presión, que favorecerá el flujo desde las venas abdominales hacia las torácicas, y por tanto el retorno venoso.

o   El movimiento muscular de nuestras piernas lleva a la contracción de músculos como el bíceps femoral (los "gemelos"). Esta contracción muscular *presiona* a su vez a la vena femoral, ayudando al retorno venoso. A este efecto se le denomina **bomba músculo-esquelética**. La opción de estar quieto mucho tiempo de pie y sin moverse no es adecuada a nivel circulatorio.

En numerosas ocasiones en este capítulo se ha mencionado la regulación del sistema cardiovascular por el sistema nervioso autónomo. Para el correcto funcionamiento de nuestros mecanismos de control, hemos que ser capaces de **sentir los cambios externos e internos**, **integrarlos** en nuestro sistema nervioso central, y **enviar una respuesta adecuada**. En nuestro sistema cardiovascular contamos con **sensores** aferentes que nos informan de la presión arterial, denominados **barorreceptores**. Los conforman grupos de neuronas localizadas en el cayado aórtico de la aorta, denominados **senos aórticos**, y en las arterias carótidas, los **senos carotídeos**. Estas neuronas informan de manera continua al sistema nervioso central del estado de la **presión arterial**. Especialmente, son sensibles a las variaciones que aumenten o disminuyan este parámetro. Cuando *notan* estos cambios, los senos aórticos y carotídeos informan a un lugar del bulbo raquídeo denominado **centro cardiovascular**, el centro integrador de las señales. Este lugar es capaz de analizar toda la información aferente, integrarla, y tomar acciones cuando se necesite. Para ello, del centro cardiovascular parten **eferencias** del **sistema parasimpático** a través del nervio vago, que inerva principalmente el **nodo sinusal**. La activación de este sistema provoca **una disminución de la frecuencia cardiaca**. Por otro lado, de este mismo centro cardiovascular parten también **eferencias del sistema nervioso simpático, que inervan el corazón, las arterias y las venas, y la glándula suprarrenal**. La activación simpática induce el aumento de la frecuencia cardiaca, del inotropismo, la venoconstricción, y cambios en el diámetro de las diferentes arteriolas.

El aumento de la actividad del sistema simpático lleva a la vasoconstricción de la mayoría de las arteriolas. Una excepción es la de los vasos del músculo esquelético, un tejido en el que la activación por la adrenalina del sistema simpático provoca la vasodilatación de sus arteriolas. ¿Cómo puede afectar el sistema simpático de forma diferencial a arteriolas de diferentes tejidos? Empecemos con el porqué. Como conocemos, el sistema simpático se activa cuando realizamos ejercicio, situación en la que necesitamos que llegue más sangre a los músculos. La activación simpática provoca la vasodilatación de los vasos del tejido muscular esquelético, al contrario que en otros tejidos. Por ejemplo, como no nos interesa que la sangre se dirija hacia el sistema digestivo cuando hacemos ejercicio, la adrenalina provoca una vasoconstricción arteriolar en este tejido, de manera que la sangre se redistribuye hacia los tejidos que necesitamos. El mecanismo celular que explica esta diferencia de efectos se basa en que **la adrenalina del sistema nervioso simpático se puede unir a diferentes receptores. Y la activación de cada tipo de receptor induce una señalización radicalmente diferente**: la unión de la adrenalina a los **receptores α_1** (presentes en el músculo liso vascular de las arteriolas de casi todos los tejidos) induce su **vasoconstricción**, mientras que si se une a los **receptores β_2** (presentes en el músculo liso vascular de las arteriolas del músculo esquelético), se produce su vasodilatación. En fisiología celular, es tan importante el ligando como el receptor del tejido diana.

El centro cardiovascular está implicado en uno de los reflejos autónomos más importantes: el **reflejo barorreceptor**. Pongámonos en una situación en la que aumenta la presión arterial. Los barorreceptores son unos *chivatos*: *al centro cardiovascular vas*. El centro cardiovascular integra la información y envía una doble señal como respuesta. Por un lado, disminuye la actividad del sistema simpático, provocando una disminución del tono de las arteriolas y disminuyendo la resistencia periférica, e inhibiendo el inotropismo (fuerza de contracción) y la frecuencia cardiaca (por su efecto en el nodo sinusal). Por otro lado, aumenta la actividad del sistema parasimpático, de forma que disminuye la frecuencia cardiaca por sus efectos en este mismo nodo. En el caso de que ocurra una disminución de la presión arterial, el centro cardiovascular reacciona mediante el efecto contrario, para compensar esta disminución de mediante el aumento de la actividad simpática y la disminución de la parasimpática.

Con lo estudiado hasta este momento, contamos con una idea global de las presiones en los vasos a lo largo del cuerpo. Pero hemos de poner un pequeño *pero*. Para facilitar la comprensión de los conceptos, no se ha tenido en cuenta a una de las fuerzas que nos gobiernan, esa que dice que *todo lo que sube baja*. La **gravedad** es una fuerza que implica que lo explicado hasta ahora sirve exclusivamente si estamos en decúbito, acostados. **Si nos encontramos en bipedestación, de pie, a la presión sanguínea en cada vaso hay que sumarle la presión de la sangre de los vasos situados a un nivel superior** (figura 3.21).

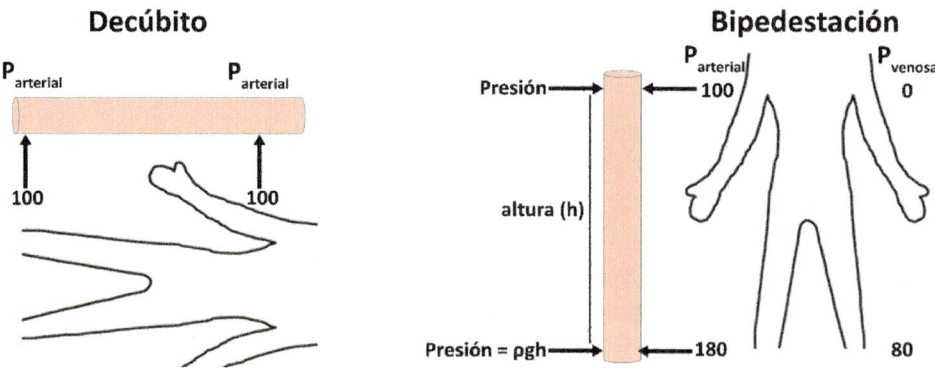

Figura 3.21. Efecto de la gravedad sobre la presión arterial. En decúbito (izquierda), no afecta la gravedad. En bipedestación (derecha), la gravedad incrementa la presión de los vasos de las partes más inferiores de nuestro organismo, siendo máxima en los pies.

En decúbito, La gravedad afecta por igual a todos los vasos. Sin embargo, en bipedestación, los **vasos por debajo del corazón tienen más presión, y los que están por encima, menos**: a cada vaso le afecta el peso de la columna de sangre que tiene por encima. A la altura de los pies, los valores de presión llegan a ser de 180 mmHg. Los mayores problemas de este efecto de la gravedad los encontramos en las venas, ya que la presión venosa a la salida de los capilares aumenta en gran medida, y a la altura de los pies, es de 80 mmHg. Las venas son enormemente distensibles, es decir, si aumentamos la presión, aumenta en gran medida el volumen de sangre que pueden albergar. Sin embargo, no tienen la misma elasticidad que las arterias, con lo que **la bipedestación dificulta el retorno venoso**. Para evitar estos efectos, contamos con mecanismos de compensación como la venoconstricción simpática, pero no será suficiente si pasamos mucho tiempo de pie sin movernos, ya que en esa posición no puede ayudar al retorno venoso la bomba músculo-esquelética.

Terminemos este capítulo con la explicación de algo práctico. Cuando alguien de tu entorno te diga que se va a tomar la tensión, has de conocer que en realidad la variable que se mide es la presión arterial. Valores de 12/8 corresponden con 120 (presión sistólica) y 80 (presión diastólica). No podemos medir directamente la presión en los ventrículos, pero sí que podemos medir **la presión a la altura de la arteria aorta, que es un reflejo de la presión del ventrículo izquierdo**: si te has dado cuenta, te la toman sentado, con un manguito en el brazo, y a la altura del corazón. La explicación de cómo se toma esta medida clave en clínica se realiza en el blog del libro.

Regulación del flujo local e intercambio en los capilares

El trueque de nutrientes por deshechos

Sigamos el viaje de la sangre por los vasos sanguíneos. El objetivo final es que nuestros tejidos *sedientos de sangre* reciban el medio de transporte que contiene los nutrientes y el O_2, a la par que se lleve los deshechos metabólicos celulares. Hemos estudiado los mecanismos de regulación del flujo a nivel sistémico, como la regulación de la presión arterial media y el volumen sistólico o la acción del sistema simpático sobre la resistencia periférica. Además del nivel sistémico, cada tejido tiene mecanismos de regulación del flujo de sangre sobre el propio tejido. De hecho, el **control local del flujo es más importante que el control sistémico** porque **atiende a las necesidades metabólicas del propio tejido.** Contamos con mecanismos fisiológicos para proteger los tejidos ante aumentos o descensos excesivos de la presión arterial media, siempre que esté dentro de unos límites. Determinados tejidos necesitan un flujo constante, como el riñón; mientras que otros tienen necesidades especiales según sus actividades metabólicas, como el músculo esquelético. La regulación local del flujo sanguíneo es especialmente importante en cerebro, corazón, riñón y músculo esquelético. Vamos a comentar las principales **vías de autorregulación del flujo local:**

- La homeostasis de determinados órganos como el cerebro y el riñón depende de que el flujo sea lo más constante posible. En estos tejidos, el flujo sanguíneo apenas varía cuando cambia la presión arterial media. Para lograr que este flujo sea constante, estos tejidos cuentan con un mecanismo que afecta al músculo liso vascular que rodea las arteriolas: el **mecanismo miogénico de autorregulación del flujo** (figura 3.22). Imaginemos una situación en la que aumenta la presión arterial media. El flujo de sangre provoca más presión al pasar por las arteriolas del tejido, *empujando* más de lo normal a las paredes del endotelio. Como hemos estudiado anteriormente, las arteriolas son distensibles, y el aumento de presión lleva a un incremento del diámetro de la arteriola. Este incremento provoca que el músculo liso circular que lo rodea se alargue, se *estire*. Los miocitos lisos reaccionan ante este estiramiento mediante la apertura de unos canales de Ca^{2+} presentes en su membrana. Como conocemos, esta apertura lleva a una entrada del ion al interior celular. El Ca^{2+} provoca la contracción de la fibra muscular lisa, y recordemos que estas fibras se colocan en perpendicular a la dirección del vaso. Por tanto, la contracción muscular lleva a una disminución del diámetro de la arteriola, volviendo al que tenía antes de que aumentar la presión arterial. Se trata de un *automatismo,* un control desde el propio tejido, sin factores externos. Tiene una consecuencia importante: **cada arteriola regula el flujo a los capilares que irrigan su propio tejido.**

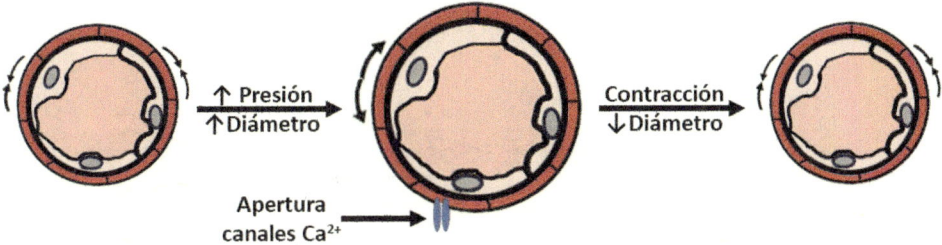

↑ Presión
↑ Diámetro

Contracción
↓ Diámetro

Apertura
canales Ca²⁺

Figura 3.22. Autorregulación miogénica. Al aumentar la presión arterial que llega a una arteriola (izquierda), el diámetro del vaso aumenta (centro). Este aumento lleva a un estiramiento del músculo liso vascular, lo que provoca la apertura de canales de Ca²⁺ dependientes del estiramiento en el propio músculo. La entrada del ion por estos canales lleva a la contracción muscular, lo que devuelve al vaso a su diámetro original (derecha).

- Un segundo mecanismo relevante se relaciona con el metabolismo de las células de cada tejido. Un tejido que está muy activo aumenta su metabolismo, lo que lleva a la **liberación de sustancias vasodilatadoras paracrinas, como el CO_2.** Estructuralmente, el músculo liso de las arteriolas está en contacto estrecho con los tejidos que irriga, de manera que **las condiciones metabólicas locales de los tejidos inducen efectos paracrinos sobre el músculo liso arteriolar.** La generación y liberación de moléculas vasodilatadoras desde las células de los tejidos provoca la relajación del músculo liso de las arteriolas del tejido, dejando pasar un mayor flujo de sangre (figura 3.23). Se trata de un mecanismo que favorece el flujo de sangre hacia los lugares más activos, que se denomina **hiperemia** (*más sangre*). Cada tejido **regula su propia irrigación indicando sus necesidades metabólicas.**

Un caso especialmente importante de hiperemias está relacionado con el **flujo sanguíneo del propio corazón: el paso de la sangre por las arterias coronarias.** La circulación coronaria, que lleva la sangre a los cardiomiocitos para el intercambio de gases y sus necesidades metabólicas, cuenta con una regulación fundamentalmente paracrina. Anatómicamente, de la arteria aorta parten una arteria coronaria derecha y una izquierda, que se irán dividiendo en diferentes arterias que irrigan todo el tejido cardiaco desde la base hasta el vértice. La sangre vuelve por diferentes venas que confluyen en el seno venoso, que drena en la aurícula derecha. El tejido cardiaco es muy activo, y sus células demandan un alto flujo de sangre de manera continua para la contracción y la relajación muscular. Los cardiomiocitos liberan de manera paracrina sustancias vasodilatadoras como la **adenosina**, que actúan sobre las arteriolas del corazón provocando una hiperemia constante, aumentando su diámetro para mantener las altas necesidades de flujo sanguíneo.

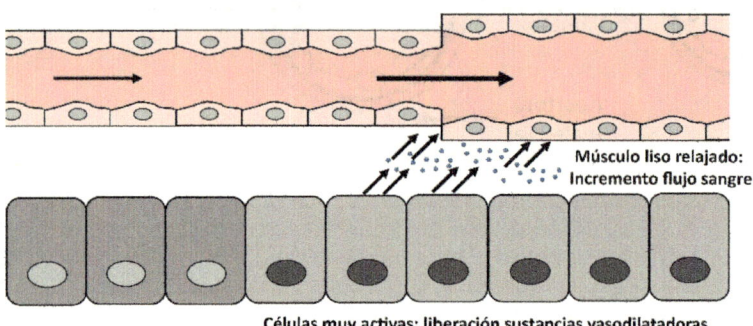

Células muy activas: liberación sustancias vasodilatadoras

Figura 3.23. Hiperemias. A mayor actividad del tejido, mayor liberación de sustancias vasodilatadoras, que relajan el músculo liso vascular, dejando pasar más sangre hacia ese tejido (hiperemia activa). En comparación, la hiperemia reactiva se produce cuando se forma una oclusión al paso de la sangre, y la acumulación de vasodilatadores en el tejido aumenta el diámetro arteriolar hasta superar la oclusión.

Otro ejemplo importante de liberación de sustancias paracrinas es la relacionada con la regulación de los propios vasos sanguíneos de los tejidos ante incrementos del flujo sanguíneo, lo que aumenta la fricción de los eritrocitos con las paredes del endotelio, llevando a un *estrés mecánico*. Este efecto lleva al propio endotelio a la formación y liberación del óxido nítrico (NO), un potente vasodilatador que actúa sobre el músculo liso. La consiguiente relajación muscular induce un aumento del diámetro de las pequeñas arterias y arteriolas, disminuyendo la presión que la sangre ejerce sobre ese vaso.

- Un tercer mecanismo local de aumento del flujo involucra a la **formación de nuevos vasos sanguíneos**, que se denomina **angiogénesis**. Se trata de un mecanismo mucho más lento en comparación con la autorregulación miogénica o las hiperemias.

Para comprender el intercambio de sustancias en los capilares, debemos de abordar un parámetro importante que puede crear confusión: la **velocidad del flujo**, que no es lo mismo que el **flujo**. El flujo sanguíneo es un volumen de sangre que pasa por un punto en un minuto, mientras que la **velocidad de flujo** es la **distancia que recorre un volumen fijo** al **pasar por la sección transversal de los vasos, por unidad de tiempo**. Imaginemos nuestro volumen sistólico, los 80 ml que salen del-corazón en cada latido. En primer lugar, este volumen atraviesa el círculo imaginario de la aorta, el diámetro del vaso sanguíneo por donde pasa la sangre, que se denomina **el área de la sección transversal del vaso**. Si el diámetro de la aorta es de 2,5 cm, el área será de unos 4 cm^2 ($\prod$xr^2). Importante: **todo el volumen sistólico pasa por la aorta**. A continuación, este volumen de sangre se irá dividiendo en el que se dirige hacia las grandes arterias de conducción, después en las arterias pequeñas, las arteriolas y los capilares. Por lo tanto, para **calcular el área de la sección transversal de cada uno de los vasos, hemos de tener en cuenta la suma de los vasos en los que se divide el flujo**. El diámetro de un solo capilar es ínfimo en comparación con la aorta. Pero el volumen de sangre que pasa por la aorta se divide en ¡miles de millones de capilares! **El área de la sección transversal total** (la suma de todos ellos), es de unos **tres órdenes de magnitud mayor que la de la aorta** (3000 cm^2). Y la velocidad de la sangre depende del área de sección transversal total en cada tramo. Para comprender este fenómeno, veamos un ejemplo desde un punto de vista de geografía y geología. Cuando era pequeño, mis padres me llevaban a menudo a ver el nacimiento del río Guadalquivir, en la sierra de Cazorla. Allí, el agua tiene una velocidad enorme por la acción combinada de la gravedad y el paso del flujo de agua por zonas estrechas. Si seguimos el trayecto del río, a medida que vamos descendiendo por la montaña, el lecho del río se hace progresivamente más ancho (mayor sección transversal). Al llegar al delta del Guadalquivir, el flujo que sale del nacimiento se ha dividido por el que transcurre a lo ancho de todo el estuario. La velocidad en ese punto es muy baja antes de su salida al mar, y parece que el agua casi no se mueve. Con el flujo de sangre en nuestro sistema cardiovascular, nos pasa algo similar: la velocidad es máxima en la aorta, mientras que en los capilares es mínima (figura 3.24). En la homeostasis cardiovascular, este es el efecto deseado: mucha velocidad en la zona de conducción, y poca velocidad en la zona de intercambio gaseoso y de nutrientes. De hecho, la sangre atraviesa los capilares durante tres cuartas partes de segundo, tiempo más que suficiente para el intercambio de sustancias.

La pregunta que nos podemos plantear es, ¿el flujo varía de la misma forma que la velocidad de flujo? Y la respuesta es **no. El flujo es constante en cada momento a lo largo del sistema cardiovascular**. El flujo es el mismo (5 litros por minuto) en la aorta, y en la suma de las arterias, en la suma de los capilares, y en la suma de las venas. Si no es así, la sangre se estaría acumulando en algún punto del sistema, lo que conllevaría un proceso fisiopatológico. Recordemos: en condiciones fisiológicas, el gasto cardiaco es igual al retorno venoso.

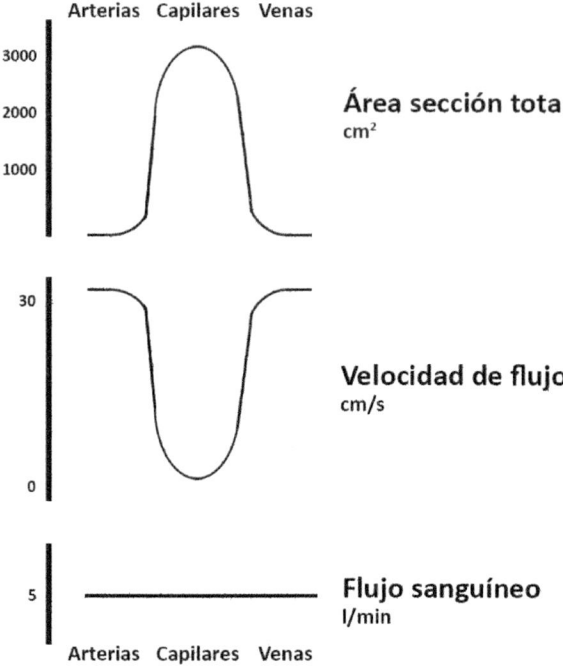

Figura 3.24. Área de sección transversal, velocidad y flujo en las arterias, capilares y venas. Los parámetros área de sección transversal y velocidad de flujo son inversamente proporcionales. El flujo sanguíneo no cambia a lo largo del sistema vascular.

Llegamos al punto en el que vamos a adentrarnos en los procesos que ocurren en la **microcirculación**, la circulación sanguínea de los capilares, en la que se intercambian líquidos, nutrientes y gases con las células de nuestros tejidos. Las sustancias que atraviesan los capilares pasan por el líquido intersticial antes de llegar a las células. Las distancias son muy cortas entre el plasma y las células (unas pocas decenas de micras), para favorecer la difusión de las moléculas.

Los capilares son estructuras de tan sólo 1 mm de longitud, muy finas, y con un **endotelio permeable**. Entre las células endoteliales de los capilares encontramos **hendiduras** que pueden atravesar gran cantidad de sustancias (figura 3.25). El agua y las sustancias que contienen disueltas (las que *caben* por estas hendiduras) se mezclan de manera continua entre el plasma y el líquido intersticial. Los gases pasan además de las hendiduras, por las membranas de las células endoteliales de manera muy eficaz, por difusión simple. Otras sustancias, como las proteínas, no pasan por las hendiduras, aunque sí que lo pueden hacer los aminoácidos y otros componentes como monosacáridos (como glucosa). Además, algunas moléculas *grandes* pueden moverse por transcitosis (endocitosis en la luz del capilar y exocitosis hacia el líquido intersticial), pero en menor medida que los que pasan a través de las hendiduras. Todas estas sustancias se moverán según su gradiente de concentración.

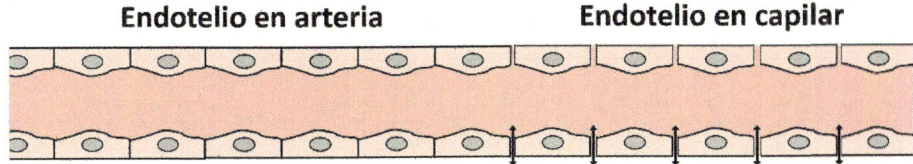

Figura 3.25. Diferencia del endotelio presente en las arterias y en los capilares. La permeabilidad de las sustancias depende de las necesidades de cada tejido de manera diferencial. Las hendiduras no son iguales en todos los tejidos. Por ejemplo, en el sistema nervioso central, los capilares regulan exhaustivamente el paso de sustancias por la barrera hematoencefálica. En las arterias y las venas, el endotelio no presenta hendiduras.

Estudiemos los mecanismos físicos implicados en el intercambio de sustancias en los capilares. En primer lugar, vamos a denominar **filtración** al paso de sustancias del capilar al líquido intersticial, y **absorción** al paso de sustancias desde el líquido intersticial al capilar (figura 3.26):

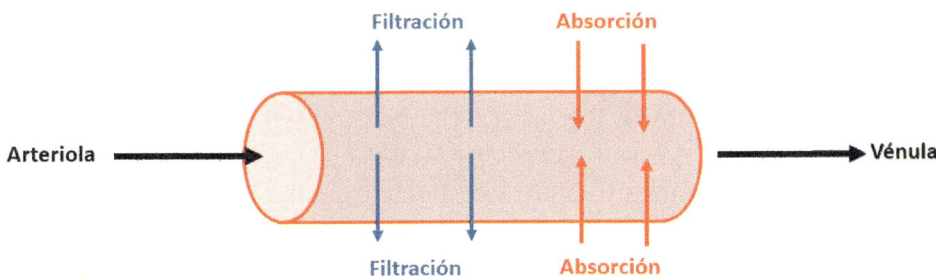

Figura 3.26. Filtración y Absorción en los capilares. Las fuerzas de filtración favorecen la salida de las sustancias al exterior del capilar, mientras que las fuerzas de absorción favorecen la entrada de sustancias al capilar.

Estas fuerzas están reguladas por cuatro parámetros físicos que gobiernan el intercambio de líquidos en los capilares: **las fuerzas de Starling** (figura 3.27):

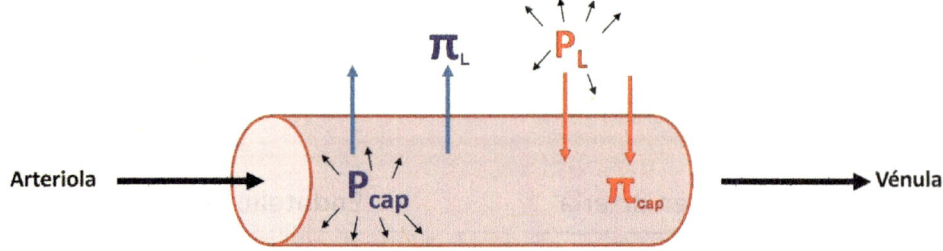

Figura 3.27. Fuerzas de Starling. P_{cap}, presión hidrostática del capilar. P_L, presión hidrostática del líquido intersticial. Π_{cap}, presión osmótica del capilar. Π_L, presión osmótica del líquido intersticial.

Al igual que en el caso de la presión arterial, la sangre realiza una presión sobre las paredes del capilar, por lo que la denominamos **Presión del capilar (P_{cap})**. Desde el valor de 93 mmHg de presión arterial media a la altura de la aorta, la presión ha disminuido considerablemente a su paso por las arteriolas, y a la entrada del capilar, la P_{cap} es de 32 mmHg. Esta presión *empuja la sangre por los capilares*, y **favorece el paso del agua y las sustancias permeables por las hendiduras hacia el líquido intersticial**, con lo que **favorece la filtración**. Pero esta presión no es la misma a lo largo del capilar. En el milímetro que tiene que atravesar la sangre a su paso por el capilar, la resistencia es enormemente alta. La resistencia es tan grande que, a la salida del capilar, en el extremo venoso, la P_{cap} disminuye hasta 15 mmHg. Por su parte, el líquido intersticial también presiona a su vez las paredes del capilar por la parte externa, por tanto favoreciendo la absorción. Es la denominada Presión del líquido intersticial, **P_L**. Al tratarse de un líquido que no está en movimiento, es una presión muy pequeña y no la tendremos en consideración.

También encontramos las fuerzas especificadas con la letra Π, la **presión osmótica**. Son las presiones que van a *arrastrar agua* hacia un lado u otro de la membrana por **ósmosis**. En los primeros temas de este libro, definimos la **presión osmótica** como la presión debida a que **los solutos disueltos en un compartimento líquido atraen a las moléculas de agua de otro compartimento líquido colindante**. Esta presión es debida a diferencias de osmolaridad, el número total de partículas que tienen uno u otro compartimento. Los compartimentos líquidos que participan en este intercambio son el plasma y el líquido intersticial. La **presión osmótica del capilar (Π_{cap}) atrae a las moléculas de agua hacia el capilar y facilitará la absorción**, mientras que la **presión osmótica del líquido intersticial (Π_L)** hace lo contrario (figura 3.27). La clave está en conocer cuál de las dos es mayor. Aunque la mayoría de las sustancias disueltas en la sangre pueden atravesar el capilar, las proteínas plasmáticas como las **albúminas** no pasan por las hendiduras. Se crea una diferencia de osmolaridad, de forma que la Π_{cap} es mayor que la Π_L. La diferencia de presiones osmóticas entre los dos compartimentos líquidos es de unos 25 mm Hg, y se denomina **presión coloidosmótica** u **oncótica**. Se trata de una fuerza que favorece la absorción, y vamos a denominarla Π_{onc}. Muy importante, **al contrario que la P$_{cap}$, la Π_{onc} no cambia a lo largo del capilar.**

Una vez conocidas las fuerzas implicadas en la filtración y absorción, podemos estudiar hacia donde se desplaza el agua y las sustancias disueltas en ella. Definimos la **presión de filtración neta** como la diferencia entre las **fuerzas de Starling que favorecen la filtración y las que favorecen la absorción**. Si la presión de filtración tiene un valor positivo, el líquido se dirige desde el plasma hacia el líquido intersticial, y viceversa. Sumemos, comenzando por el lado arteriolar del capilar, por donde llega la sangre. La fuerza principal que favorece la filtración es la P_{cap}, de 32 mmHg. La que favorece la absorción, Π_{onc}, tiene un valor de 25 mmHg. Por lo tanto, **cuando llega la sangre al capilar por el extremo arteriolar se favorece la filtración del plasma.** A partir de este punto, la P_{cap} disminuye, y cuando llega al extremo venoso es de 15 mmHg. El este punto, la resta de la fuerza que favorece la filtración (P_{cap}, 15 mmHg) menos la fuerza que favorece la absorción (Π_{onc}, 25 mm Hg) nos lleva a un resultado de presión de filtración neta de -10 mmHg, negativa, con lo **que en el extremo venoso del capilar se favorece la absorción.** En conjunto, **la sangre cargada de nutrientes y O_2 se filtra a su llegada a los capilares al líquido intersticial**, que está en contacto con las células. **Las células reciben O_2 y nutrientes, y los intercambian por CO_2 y deshechos metabólicos, que serán absorbidos en el extremo venoso del capilar**. De esta forma se consigue el intercambio de sustancias en las células de nuestros tejidos.

Sin embargo, la filtración y la absorción no están perfectamente equilibradas, y **filtramos más que absorbemos**. A lo largo de 24 horas, se acumulan en el líquido intersticial unos 3 litros *de más* de líquido en nuestro cuerpo. Necesitamos eliminar, drenar ese exceso de líquido intersticial. De hecho, cuando no funcionan los sistemas de drenaje de ese exceso de líquido, aparecen **edemas** (hinchazones) en los tejidos. Para evitarlo, contamos con *otro sistema circulatorio*: **el sistema linfático** (figura 3.28).

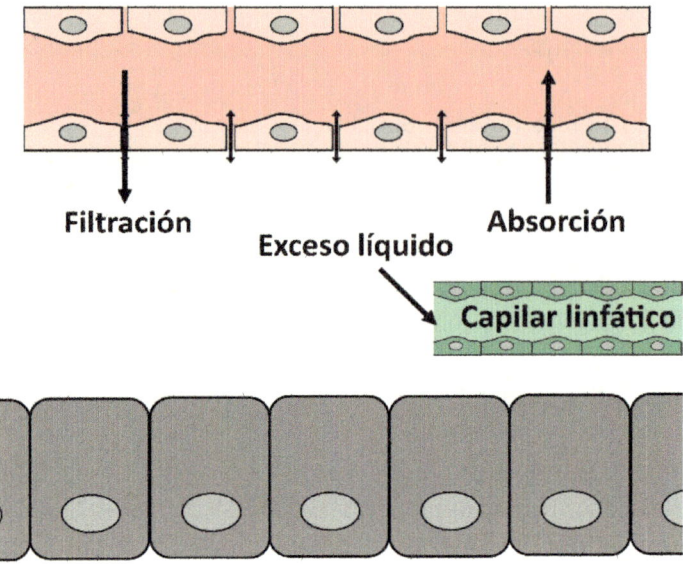

Figura 3.28. Sistema linfático. El exceso de filtrado se recoge por los capilares linfáticos, que se agrupan en vasos de mayor diámetro hasta que drenan en la circulación general en la intersección entre las venas subclavia y yugular.

El sistema linfático es un sistema vascular, cuyos vasos tienen la capacidad de recoger este exceso de líquido intersticial, para posteriormente drenarlo en el sistema circulatorio. Además de esta función, es un sistema que participa en la respuesta inmune y en el transporte de lípidos provenientes de la dieta. Los capilares linfáticos van uniéndose progresivamente, formando vasos más grandes, hasta drenar de nuevo en la circulación sanguínea a la altura de la vena yugular, de manera que este exceso de líquido vuelve al sistema circulatorio.

Debemos conocer un aspecto importante para concluir la fisiología cardiovascular. Recordemos que la gravedad tiene un efecto sobre nuestros vasos sanguíneos. Situémonos en los capilares de los pies. La presión arterial llega a ser de 180 mmHg en las arterias de los pies, y de 80 mm Hg en las venas, muy diferente a las presiones arteriolar y venosa que acabamos de describir para el intercambio en los capilares (32 mmHg-15 mmHg). Cuando la sangre llega a las arteriolas de los pies, la P_{cap}, la fuerza que favorece la filtración, es **mucho mayor, tanto en el extremo arteriolar como en el venoso**. Sin embargo, la **presión osmótica es la misma**, que es la fuerza que **favorece la absorción**. Si nos encontramos durante horas de pie *cual soldado en el palacio de Buckingham,* en los pies y las piernas se acumula gran cantidad de líquido intersticial, ya que el sistema linfático no es capaz de recuperar todo el filtrado, y aparece edema. Aunque el sistema simpático se activa induciendo la venoconstricción, su efecto es insuficiente si no nos movemos. El movimiento muscular esquelético favorece la circulación sanguínea, contrayendo los músculos de las piernas, que *presionan* unas venas llenas de sangre por la acción de la gravedad. Gracias a las válvulas venosas la sangre sólo puede dirigirse en sentido anterógrado de vuelta al corazón, con lo cual se favorece el retorno venoso. Además, los vasos linfáticos cuentan con unas válvulas análogas de forma que las contracciones esqueléticas favorecen el movimiento del líquido hacia su drenaje en la circulación sanguínea.

4. FISIOLOGÍA RESPIRATORIA

Visión general de la respiración

El viaje de mis gases por el cuerpo

Podemos preguntarnos, ¿por qué necesitamos respirar? Respondemos automáticamente que para obtener O_2. Pero ¿para qué necesitamos O_2? La respuesta la encontramos en la fisiología celular: el fin último del O_2 que inspiramos es su uso por las mitocondrias de nuestras células. Estas organelas necesitan esta molécula como *aceptora de electrones* para poder obtener ATP, nuestra moneda energética intracelular. A este proceso se le denomina **respiración celular**.

Para que las moléculas de O_2 lleguen a todos los tejidos (obviamente no *difunde* por todo nuestro cuerpo, cuestión de distancia), necesitamos llevar el O_2 desde el aire del exterior hasta el interior, lo que se denomina **respiración pulmonar**. No solo una vez, sino varias veces por minuto, durante toda la vida. No nos olvidemos de que además de llevar el O_2 a los pulmones, hemos de transportar el CO_2 generado por nuestro metabolismo celular hacia el exterior. En los pulmones, se produce el intercambio de gases entre el aire y la sangre de manera eficaz, para lo que necesitamos un sistema tan amplio como una cancha de pádel.

Para un adecuado transporte de los gases, anatómicamente contamos con nuestro aparato respiratorio. Pero sus funciones van más allá de las descritas para la respiración, como:

- **Fonación**: usamos las cuerdas vocales para poder comunicarnos adecuadamente.

- **Olfacción**: las neuronas del epitelio olfatorio son sensibles a compuestos volátiles.

- **Defensiva**: contamos con un sistema inmune que nos protege frente a patógenos inhalados y sustancias irritantes.

- **Equilibrio de masas del agua:** perdemos vapor de agua cuando espiramos, por lo tanto debemos de tener al aparato respiratorio en cuenta para la homeostasis hídrica.

- **Regulación de la temperatura:** el aire se intercambia con un exterior más frío, de manera que también ha de estar muy bien regulado para evitar pérdidas excesivas de calor corporal.

- **Regulación del pH:** en un proceso mediado por equilibrios del CO_2 y HCO_3^-, en un proceso integrado con la fisiología renal.

- **Endocrina:** contamos con enzimas que regulan procesos hormonales como la ECA (enzima convertidora de angiotensina).

- **Retorno venoso:** el aumento del volumen del tórax en la inspiración presiona los órganos y las venas abdominales, y se produce un incremento del ΔP que ayuda a la vuelta de la sangre al corazón.

En este libro vamos a plantear el estudio de la fisiología respiratoria desde un punto de vista en el que nos encontramos con una serie de **dificultades para que el sistema respiratorio sea eficiente:**

1. Que **el O_2 llegue al interior del organismo.**

2. Que una vez dentro del organismo, **el O_2 llegue a los alveolos**, el final del viaje por el aire, y que lo haga no sólo una vez, sino **varias veces por minuto.**

3. Que se produzca un **intercambio de O_2 y CO_2 adecuado entre los alveolos y los capilares pulmonares.**

4. Que una vez en la sangre, el **O_2 llegue a las células en la medida que lo necesitamos**, y el **CO_2 se pueda transportar** adecuadamente a los **alveolos para su liberación al exterior.**

Ante estas dificultades contamos con una serie de **soluciones fisiológicas**. En primer lugar, para que el O_2 pueda pasar al interior del organismo, contamos con un **sistema de conductos aéreos: las vías respiratorias**. El aire entra por la nariz a la cavidad nasal. Allí, se filtra para evitar que sustancias como el polvo bloqueen las vías, para lo que contamos con *mocos* y *pelos*. La alta humedad de la cavidad nasal provoca que el aire se humedezca, además de calentarse al entrar en contacto estrecho con los capilares sanguíneos. Para ello, el aire pasa por unas estructuras óseas de cada cavidad nasal que denominados cornetes, que están muy vascularizados (figura 4.1).

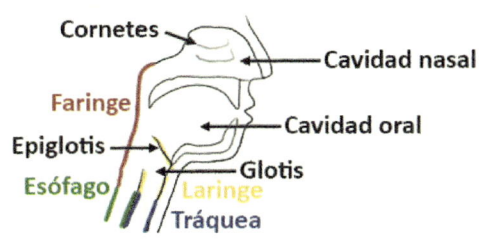

Figura 4.1. Parte superior de las vías respiratorias. Además de por la nariz, el aire también puede entrar por la boca, que se comunica con la cavidad nasal por la bucofaringe y sigue el mismo camino que por la nariz. La entrada de aire por la boca impide el calentamiento que se produce en su entrada por la nariz. Los lugares aproximados de la faringe, la laringe y la tráquea se indican en diferentes colores. También se muestra la localización del esófago, perteneciente al sistema digestivo.

El viaje del aire continua por la **faringe**, a la que comúnmente llamamos garganta. Es un tubo muscular que se divide, de parte superior a inferior, en nasofaringe, bucofaringe y laringofaringe. Las dos inferiores son comunes al sistema respiratorio y al digestivo. De la faringe, el aire pasa a otro tubo denominado **laringe** por una apertura, la **glotis**. Es muy importante evitar que la comida que ingerimos llegue a los pulmones. Por ello, contamos con una estructura de cartílago denominada **epiglotis**, que se cierra sobre la glotis cuando la comida pasa por este punto. La laringe es una estructura formada por diferentes cartílagos y músculos. En ella se encuentran nuestras cuerdas vocales, unos ligamentos con capacidad de aumentar y disminuir su tensión para poder realizar la fonación. Para conseguir la tensión adecuada, hemos de contraer una serie de músculos de la garganta y posicionar la lengua de manera apropiada para obtener los diferentes sonidos.

De la laringe, el aire pasa a otro tubo formado por anillos de cartílago, la **tráquea**. La tráquea se divide en **dos bronquios principales** (figura 4.2), que se introducen en los **pulmones** por unas aperturas llamadas hilios pulmonares, donde los bronquios pasan junto a los grandes vasos, las arterias y venas pulmonares.

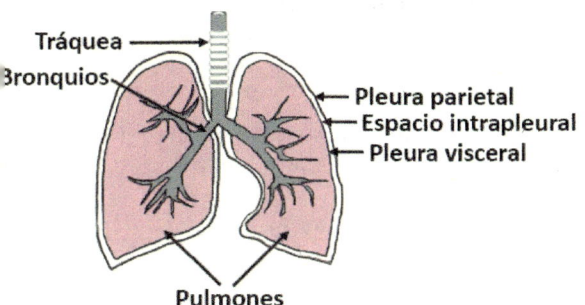

Figura 4.2. Parte inferior de las vías respiratorias. La tráquea se divide en dos bronquios, derecho e izquierdo, que se internalizan en los pulmones. Los pulmones están rodeados por dos membranas denominadas pleuras. La pleura parietal está en contacto con la caja torácica, mientras que la pleura visceral está en contacto con el parénquima pulmonar. Entre ambas pleuras encontramos al líquido pleural o intrapleural.

Los bronquios se dividen de dos en dos en múltiples ocasiones, hasta que cambian sus propiedades y los denominamos **bronquiolos**. Los bronquiolos terminan en unos *sacos* denominados **alveolos**, estructuras con una pared formada por un epitelio fino en contacto estrecho con los **capilares pulmonares**, donde se produce el intercambio gaseoso.

Podemos dividir al sistema de conductos respiratorios de dos maneras:

- Desde un **punto de vista clínico**, lo separamos en:

  o **Vías respiratorias altas** o superiores: desde la nariz hasta la laringofaringe.

  o **Vías respiratorias bajas** o inferiores: desde la laringe hasta los alveolos (área de intercambio hematogaseoso).

- Desde un **punto de vista de la función respiratoria**, lo separamos en (figura 4.3):

  o **Vía aérea o zona de conducción**, desde la nariz hasta los bronquiolos terminales. **No hay intercambio gaseoso: calentamos, humidificamos y filtramos el aire.**

  o **Vía de intercambio gaseoso o zona respiratoria**, desde los bronquiolos respiratorios hasta los alvéolos.

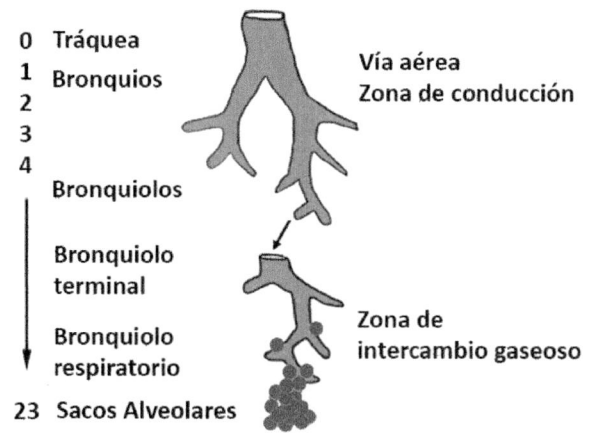

Figura 4.3. **Separación de la vía aérea y la zona de intercambio gaseoso** en el sistema respiratorio. Los bronquiolos respiratorios contienen algunos alveolos, por lo que ya existe intercambio gaseoso en ellos. En total, los conductos se dividen en 23 ocasiones.

A partir de la tráquea, la pared del tubo respiratorio está delimitada por un epitelio que reviste la zona de conducción, formado por las denominadas **células cali-**

ciformes, que secretan un moco espeso que evita la desecación y atrapa partículas de polvo y microorganismos; y por las **células ciliadas,** que producen una solución acuosa que fluidifica el moco, humidificando las vías respiratorias (figura 4.4). Los cilios de estas células se mueven de forma constante *barriendo* las partículas en sentido superior, evitando que sustancias que pueden ser perjudiciales y polvo lleguen a los alveolos y bloqueen el intercambio gaseoso.

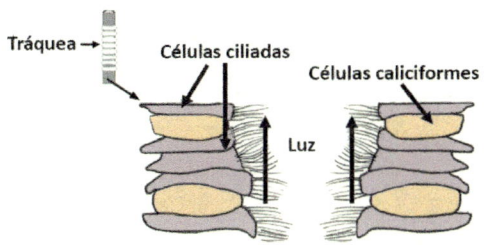

Figura 4.4. Epitelio de la zona de conducción. Las células caliciformes secretan moco a la luz del tubo, y este moco que atrapa partículas es barrido en sentido superior por parte de las células ciliadas para que no llegue a los alveolos.

Este epitelio va cambiando a medida que avanzamos por el árbol bronquial. Por la tráquea y los bronquios nos encontramos, además de estas células epiteliales, con glándulas que secretan diferentes fluidos, con músculo liso, y con una parte externa de cartílago. El cartílago desaparece al avanzar por el árbol bronquial, momento en el que los tubos se denominan **bronquiolos** (que sí mantienen el músculo liso). Finalmente, el aire llega a los bronquiolos terminales, que dan paso a los respiratorios, y finalmente a los alveolares. El tejido pulmonar al que llega el aire de un bronquiolo terminal se denomina **lobulillo pulmonar**, donde encontramos los **sacos alveolares**, que son unas estructuras celulares en forma de racimo de uvas (también llamada forma de **acino**). Los sacos alveolares están formados por los **alveolos**, unas *burbujas* de aire en contacto con los capilares pulmonares, donde se produce el intercambio gaseoso. El epitelio de los alveolos es completamente diferente al de los bronquiolos, ya que está especializado en el transporte de O_2 y CO_2.

A partir de los bronquios principales, las vías respiratorias se encuentran *embebidas* en unas *esponjas* que tienen la capacidad para contraerse y expandirse, los **pulmones** (figura 4.2). Esta facultad pulmonar de contracción y expansión es muy importante para la función respiratoria. Para facilitar este efecto, el tejido pulmonar está rodeado de dos membranas denominadas **pleuras**. La **pleura visceral** es interna, en contacto directo con el parénquima pulmonar, mientras que la **pleura parietal** está adherida a la caja torácica. Entre ambas capas, se encuentra un pequeño volumen de un líquido denominado **pleural** o **intrapleural**.

Los pulmones son tejidos que se expanden y se retraen continuamente. El líquido intrapleural crea una superficie húmeda entre las pleuras que facilita el deslizamiento entre ellas para facilitar sus movimientos. Además, tiene un efecto físico muy importante para la función pulmonar. Vamos a explicarlo con un ejemplo que quizá os resulte familiar. ¿Alguna vez os habéis tomado un refresco en un bar, y habéis usado un posavasos? A veces, cuando levantáis el refresco, el posavasos *se ha quedado pegado* al refresco. En ese caso, se debe a que algo de líquido ha caído entre la parte inferior del vaso y el posavasos. En física, este fenómeno se denomina **cohesividad**. Y es el mismo que ocurre entre las pleuras. El líquido intrapleural une, cohesiona a las dos pleuras, **provocando que los pulmones se peguen a la caja torácica**. Para visualizarlo, observemos la figura 4.5:

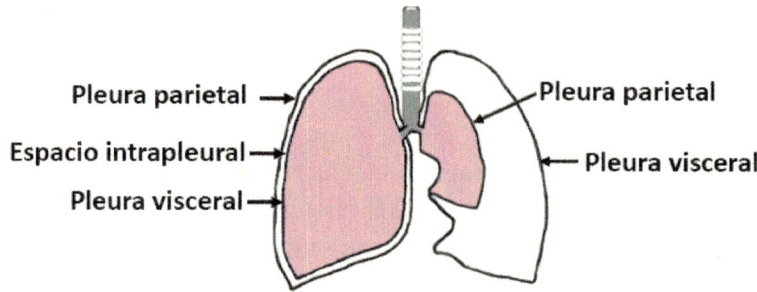

Figura 4.5. Pulmón normal (derecho), y pulmón que pierde la cohesividad entre las pleuras (izquierdo). El pulmón derecho está completamente expandido por la cohesividad del líquido pleural, que une las pleuras entre sí. Ante una pérdida de este líquido (por ejemplo, si un instrumento punzante atraviesa el tórax), el pulmón colapsa (pulmón izquierdo).

En el pulmón derecho de la figura, la pleura parietal está adherida a la caja torácica, la pleura visceral está adherida al tejido pulmonar, y entre ellos se encuentra el líquido intrapleural, que une las pleuras por el efecto físico de la cohesividad, impidiendo que se separen: este pulmón **está adherido a la caja torácica.** Al contrario, el pulmón izquierdo se ha quedado completamente *empaquetado*, porque se ha perdido la cohesividad entre las dos pleuras. La pleura visceral está unida al tejido pulmonar, pero la pleura parietal está unida a la caja torácica. Estamos observando una situación hipotética en la cual se ha perdido el líquido intrapleural. Obviamente, estaríamos ante una situación fisiopatológica que denominamos **neumotórax** (que es la definición clínica de acumulación de aire en la cavidad intrapleural), y que puede ocurrir por ejemplo por una herida de arma blanca.

Mecánica respiratoria

Inspira...espira

Una vez conocidas las características de nuestros pulmones y del sistema de conductos aéreos a nivel anatómico necesarios para que el O_2 llegue al interior del organismo, continuemos con la segunda dificultad a la que se enfrenta la fisiología respiratoria: **que el O_2 llegue hasta los alveolos, y que esto ocurra varias veces por minuto**. Como solución, necesitamos una **bomba respiratoria, que lleve el aire** desde el exterior hasta los alveolos. Para comprender el funcionamiento de la **mecánica respiratoria**, estudiemos las **fuerzas** y **presiones** aplicadas al aparato respiratorio y su relación con los **volúmenes** y **flujos**. Son las mismas fuerzas que las que aplicamos para el estudio del sistema cardiovascular, pero con dos grandes diferencias: en la fisiología respiratoria las moléculas de O_2 y CO_2 se encuentran tanto en el aire como en la sangre, por lo que necesitamos comprender la interacción entre las fases gaseosa y líquida; y no hay un sistema diferente de ida y de vuelta (arterias y venas), sino que usamos el mismo camino para el transporte gaseoso. Comencemos por el significado de las variables de estudio:

- **Presión**: es la **fuerza que ejercen las moléculas del aire** sobre el **recipiente que las contiene**. En el exterior, esta fuerza es la presión atmosférica, que es de unos 760 mmHg.

- **Volumen**: en la fisiología respiratoria, nos referiremos principalmente al **contenido de aire dentro de nuestros pulmones**.

- **Flujo**: es el **volumen** de gas que pasa por un lugar determinado **en un minuto**.

- **Resistencia**: Como todo fluido en movimiento en un conducto cerrado, el aire se encuentra con una resistencia a su paso.

Una vez conocidas las variables, podemos definir las 3 leyes que rigen la mecánica respiratoria:

1. El **flujo** de aire se dirige de **regiones de alta presión a** regiones de **baja presión**.

2. **Una bomba muscular genera los gradientes de presión**.

3. El flujo de aire se encuentra con una **resistencia**, determinada por el **diámetro de los tubos**.

Si nos fijamos detenidamente, estas mismas leyes son también claves para la fisiología cardiovascular, con la diferencia que en la fisiología respiratoria aplicamos la física de fluidos en estado gaseoso. Para comprender el comportamiento de estas variables en la mecánica respiratoria, sigamos el siguiente ejemplo paso a paso. En la parte izquierda de la siguiente figura podemos observar un volumen (medio litro) con 5 partículas gaseosas en él, que crean una presión interna imaginaria de 200 mmHg (figura 4.6):

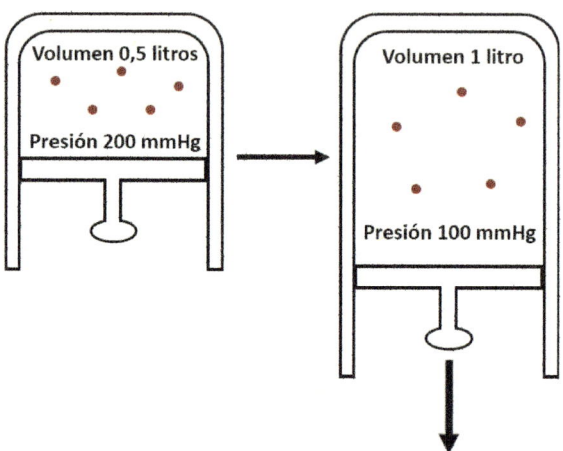

Figura 4.6. Relación Volumen-Presión. En la figura de la izquierda, podemos observar 5 partículas de gas en un volumen de medio litro. Si tiramos del émbolo, como podemos observar en la parte derecha de la figura, el mismo número de partículas se encuentran en el doble de volumen, lo que provoca que la presión se reduzca a la mitad.

En la parte inferior del recipiente de la figura vemos un émbolo que puede subir o bajar, incrementando o disminuyendo el volumen. En la parte derecha de la figura podemos observar como el desplazamiento del émbolo en sentido inferior lleva a doblar el volumen (un litro), pero el número de partículas es el mismo (5). La presión que ejercen las partículas en este caso es la mitad de la presión que en la figura de la izquierda, por tanto de 100 mmHg. **Al aumentar el volumen de un recipiente, la presión de los gases de dicho recipiente disminuye de forma proporcional.** Se trata de la **ley de Boyle**, que establece que el **producto de la presión por el volumen se mantiene constante** en un sistema cerrado:

$$P_1 x V_1 = P_2 x V_2$$

En la figura 4.6, 200 mmHgx0.5 l = 100 mmHgx1 l. Ahora imaginemos que el recipiente es el tórax, y que los volúmenes y presiones son los pulmonares. La apertura de la parte superior de la figura 4.7 simula las vías respiratorias. Asumamos que la presión externa alrededor del recipiente es de 200 mmHg.

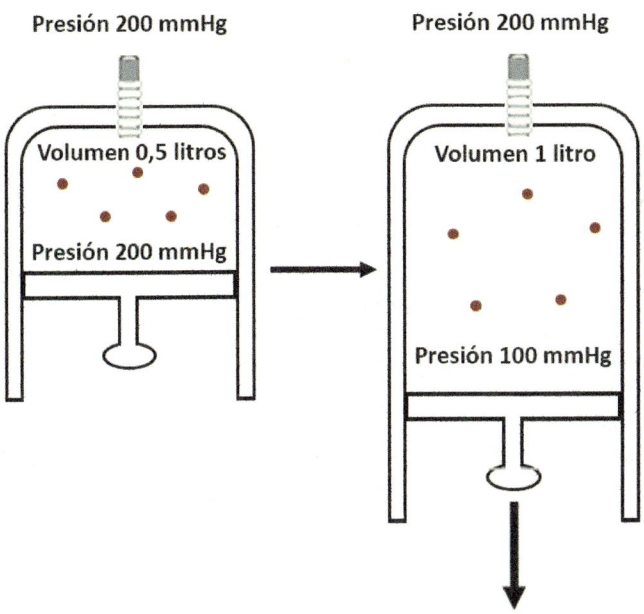

Presión 200 mmHg **Presión 200 mmHg**

Volumen 0,5 litros **Volumen 1 litro**

Presión 200 mmHg

Presión 100 mmHg

Figura 4.7. **Relación volumen-presión en unos pulmones imaginarios.** Mismo ejemplo que en la figura 4.6, pero con una apertura superior (tráquea) que conecta el recipiente con el exterior.

Si desplazamos de nuevo el émbolo hacia la parte inferior, **aumenta el volumen de los pulmones**, disminuyendo **la presión**. La presión externa es la misma (200 mmHg), mientras que la interna ha disminuido hasta 100 mmHg: se ha creado un gradiente de presión (ΔP). Según la primera ley de la mecánica respiratoria, **el aire se desplaza de lugares de alta a baja presión**. Esta es la causa por la que el **aire entra dentro de los pulmones**. Para ello, los pulmones tienen la capacidad de aumentar su volumen, son **distensibles**. La capacidad de aumentar el volumen de los pulmones y el tórax en mayor o menor medida se denomina **adaptabilidad** o **complianza**.

La cuestión que nos podemos plantear es la siguiente: ¿cómo conseguimos fisiológicamente *bajar el émbolo* para incrementar el volumen? Este proceso es el que ocurre en primer lugar para comenzar la respiración. Podemos compararlo con el caso de la fisiología cardiovascular, en el que todo comienza porque el corazón eyecta la sangre para que llegue a los tejidos. Nuestro *corazón respiratorio* es un músculo enorme que separa el tórax del abdomen: el **diafragma**. Forma parte de nuestros **músculos respiratorios**, que son los que modifican el volumen del tórax al contraerse. La posición del diafragma al final de la espiración, en reposo, tiene una forma de cúpula (figura 4.8, izquierda). La contracción del diafragma aplana este músculo y lo lleva a una posición más inferior, dejando más espacio a los pulmones (figura 4.8, centro). La relajación del diafragma lleva a la vuelta al volumen torácico anterior, *empujando* los gases hacia el exterior (figura 4.8, derecha).

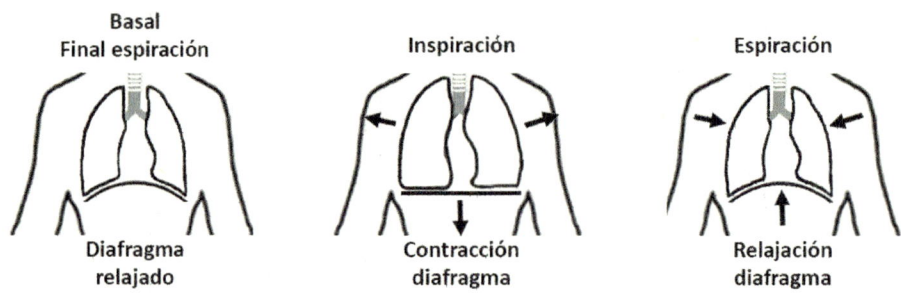

Figura 4.8. Posición relativa del diafragma en el final de la espiración (izquierda), inspiración (centro), y espiración (derecha). El diafragma, que aporta el 80% del cambio de volumen necesario para la inspiración en el sistema respiratorio, es *análogo* al corazón en el sistema cardiovascular. El 20% del cambio restante proviene de la contracción de los músculos intercostales externos.

En la **inspiración**, la contracción del diafragma provoca un **aumento del volumen**, generando un ΔP que lleva a los gases a desplazarse al interior de nuestros pulmones. La mayoría del incremento del volumen generado se debe al diafragma, pero también hay una pequeña aportación de otros músculos. Situados entre las costillas encontramos los **músculos intercostales externos**, cuya contracción mueve las costillas inferiores en sentido superior, aumentando el volumen torácico.

Como hemos comentado, la presión atmosférica es de unos 760 mmHg. El ΔP necesario para el movimiento de los gases hacia nuestro organismo es muy pequeña, del orden de unos pocos mmHg. En la fisiología respiratoria podemos relativizar el resto de las presiones a este número, de manera que todo lo que sea superior sea positivo, y todo lo inferior negativo. Cuando **aumentamos el volumen torácico, la presión torácica se hace negativa**, creando el ΔP necesario para la entrada de aire a los pulmones. También es importante conocer que la presión intrapleural es siempre negativa. El líquido intrapleural se forma constantemente, pero también se *succiona* continuamente por el sistema linfático, de manera que existe un efecto de *vacío* que lleva a una presión menor que la atmosférica.

La contracción del diafragma y de los músculos intercostales externos es la base para la **inspiración basal**, que mueve un volumen hacia el interior de 500 ml de aire. Respiramos de manera inconsciente en estado de reposo, pero también podemos intervenir de manera voluntaria, podemos *respirar conscientemente*. En determinadas situaciones, necesitamos aumentar el volumen inspirado, para lo que realizamos una **inspiración forzada**. Podemos llegar a aumentar el volumen de nuestra caja torácica hasta ¡3 litros! de aire en una sola inspiración. Para ello, contamos con unos músculos que podemos contraer localizados en el cuello, incrementando el volumen del tórax por el eje superior: son los **escalenos** y los **esternocleidomastoideos**.

El aire inspirado que llega a los alveolos participa en el intercambio de O_2 por CO_2. A continuación, en la espiración, nuestro diafragma y los músculos intercostales externos se relajan volviendo a su posición inicial, por tanto *empujando* el aire hacia fuera de los pulmones. La **espiración basal es pasiva**, no requiere gasto de energía por nuestra parte. Pero este efecto no se debe únicamente a la relajación muscular, sino que entran en juego las pleuras pulmonares, el líquido intrapleural, la cohesividad y la elasticidad. Cuando inspiramos, la pleura parietal, adherida a la caja torácica que se expande, *tira hacia fuera*. El líquido intrapleural une la pleura parietal a la visceral, provocando la cohesividad entre ambas, de manera que la pleura parietal *arrastra a la visceral hacia fuera*. Esta pleura visceral está adherida al parénquima respiratorio, en los que encontramos hasta 300 millones de alveolos. En los alveolos contamos con gran cantidad de **fibras elásticas**, que tienen la capacidad de **volver a su posición inicial tras un estiramiento**. Cuando se *estiran* los pulmones, por la cohesividad entre las pleuras, estamos **elongando estas fibras elásticas**. ¿Qué ocurre cuando dejamos de inspirar? Que las fibras elásticas vuelven a su posición inicial por la retracción elástica, lo que favorece la espiración basal (figura 4.9).

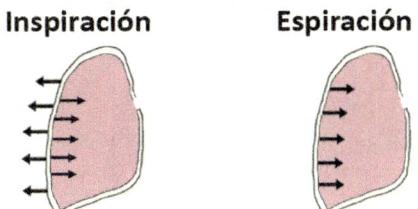

Inspiración   **Espiración**

Figura 4.9. **Efecto de la retracción elástica en el pulmón derecho.** Se trata de un fenómeno con similitudes con el estudiado en la retracción elástica en las arterias, que produce las oscilaciones de la presión arterial. En la inspiración, el aumento del volumen torácico arrastra a las pleuras aumentando el volumen pulmonar. En la espiración, la retracción elástica ayuda a la vuelta de los pulmones a su posición inicial, disminuyendo el volumen pulmonar, y por tanto dirigiendo el aire hacia el exterior de nuestro cuerpo.

Al igual que en la inspiración, en la espiración podemos expulsar más aire que el basal. Para ello, podemos contraer una serie de músculos con el objetivo de disminuir en mayor medida el volumen de nuestra caja torácica. Son los **músculos intercostales internos**, que cuando se contraen acercan las costillas superiores a las inferiores, y los **músculos abdominales**, que participan en la **espiración forzada**.

Alveolos, ventilación y perfusión

El final del viaje por el aire

El viaje del aire termina una vez que llega a los alveolos, unas *burbujas* de aire rodeadas por los capilares pulmonares. Estos capilares cubren el 90% de la superficie alveolar, maximizando el intercambio de gases (figura 4.10). **Tan importante es que el gas llegue al alveolo, como que la perfusión** sea adecuada.

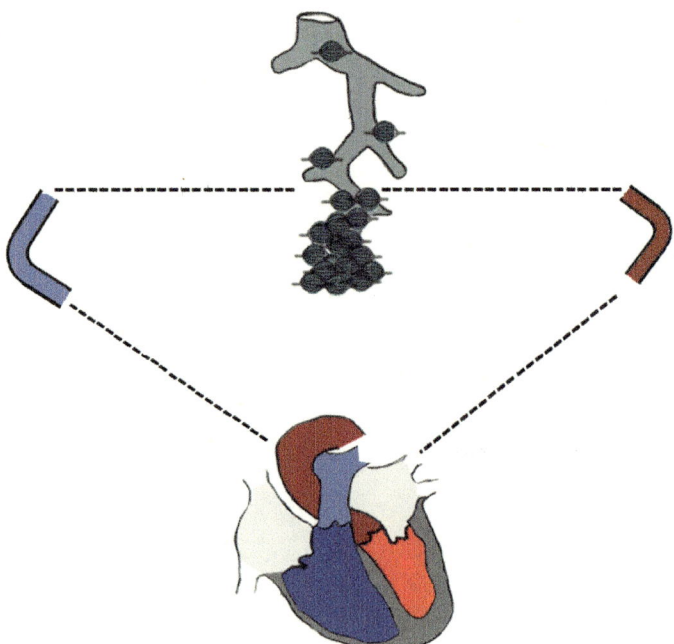

Figura 4.10. Perfusión alveolar. La sangre proveniente del ventrículo derecho pasa a través de la arteria pulmonar para llegar a los capilares pulmonares, que rodean a los alveolos. En las tres cuartas partes de segundo que la sangre pasa los capilares pulmonares, hay tiempo más que suficiente para el intercambio gaseoso en condiciones fisiológicas. Una vez producido el intercambio, la sangre vuelve por las venas pulmonares hasta la aurícula izquierda. A la **circulación sanguínea a nivel pulmonar** se le denomina **perfusión**.

Los 300 millones de alveolos presentes en nuestros pulmones se localizan en los lobulillos pulmonares. Dentro de estas estructuras, los alveolos están unidos los unos a los otros por tejido conectivo, ya sin músculo liso, pero con colágeno y gran cantidad de **fibras elásticas** (figura 4.11), que son importantes para la retracción elástica de la mecánica respiratoria.

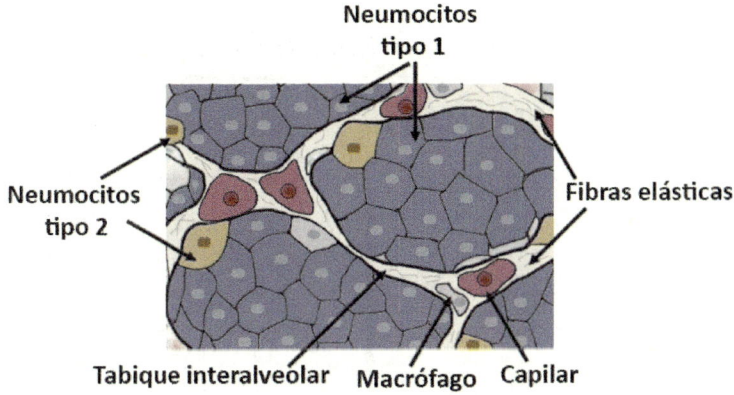

Figura 4.11. **Corte transversal de un lobulillo pulmonar** donde se aprecian los alveolos. Los alveolos están separados por los tabiques interalveolares, donde encontramos los capilares y fibras elásticas. Los alveolos están formados estructuralmente por los neumocitos tipo 1 y también contienen otros tipos celulares, como los neumocitos tipo II y macrófagos alveolares.

Por los tabiques interalveolares pasan los capilares pulmonares, cuyas células endoteliales están muy cerca de los **neumocitos de tipo I**, que son las células que forman la pared del alveolo. Entre el endotelio y estos neumocitos difunden el O_2 y el CO_2 para el intercambio de gases. Además, dentro de los alveolos podemos observar macrófagos, siempre vigilantes ante la llegada de microorganismos, y los llamados **neumocitos de tipo II**, un tipo de célula que sintetiza una molécula tremendamente importante para la función respiratoria: el **surfactante**.

Para comprender la función del surfactante, necesitamos conocer un parámetro físico más. Seguro que habéis visto esa especie de mosquitos con patas largas en los ríos, que en mi pueblo llamamos zapateros. ¿Por qué no se hunden? Porque aprovechan que pesan muy poco, y que *son físicos de formación*. Por eso *saben* que las moléculas de agua que están en la superficie están unidas por enlaces de hidrógeno con las moléculas de agua que hay por debajo; sin embargo, el resto de las moléculas de agua tienen enlaces de hidrógeno hacia todas las partes del espacio.

Este fenómeno crea un vector de fuerza resultante en sentido inferior (figura 4.12), la **tensión superficial**. Gracias a esta fuerza, el insecto se desplaza por la superficie del agua sin hundirse, sumado al bajo peso del zapatero y a una amplia superficie de sus patas en contacto con la superficie.

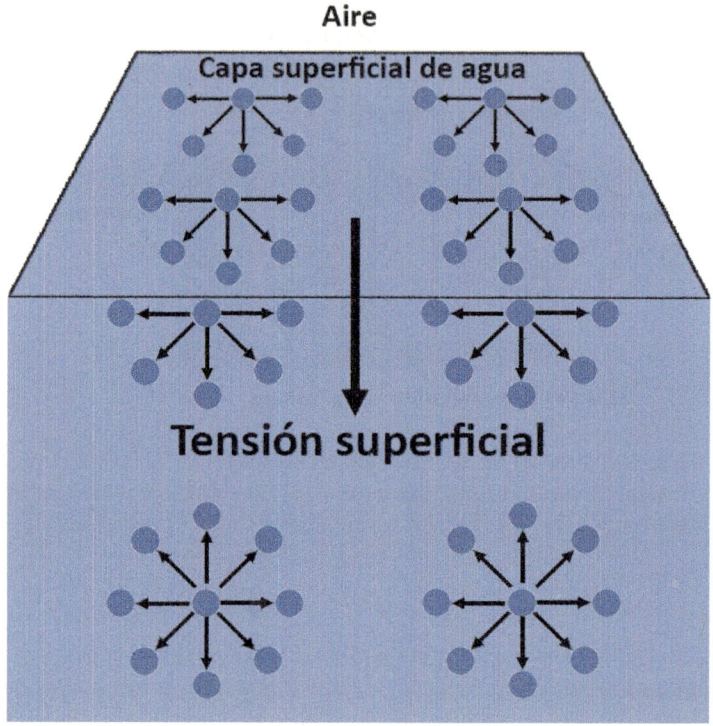

Figura 4.12. Tensión superficial. Las moléculas de agua en contacto con el aire se unen por enlaces de hidrógeno sólo con las moléculas que tienen por debajo, en contraposición con las moléculas que están en el interior del líquido, que tienen uniones en las tres dimensiones. Se crea la tensión superficial, una fuerza que está detrás de la causa de la forma esférica que observamos en las gotas de agua.

Una vez que conocemos la tensión superficial, estudiemos su efecto sobre los alveolos. Los alveolos tienen una morfología de forma similar a una esfera, y su interior está recubierto por una fina capa de agua (figura 4.13, izquierda). Esta capa de agua atrae al resto de las moléculas de agua por el efecto de la tensión superficial (T) hacia el centro del alveolo, de forma que puede llegar a colapsarlo, llenándolo de agua, (figura 4.13, centro).

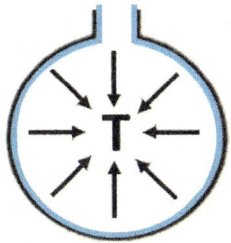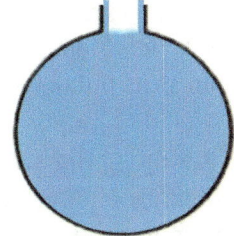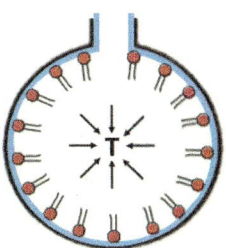

Figura 4.13. **Importancia del surfactante en el alveolo.** Izquierda, capa de agua que tapiza el interior del alveolo. La tensión superficial (T) crea una fuerza hacia el interior del alveolo. Centro, efecto de la falta de surfactante en el alveolo. Derecha, acción del surfactante para prevenir este colapso por la disminución de la tensión superficial. El surfactante está formado principalmente por fosfolípidos, y es una sustancia necesaria para la correcta función respiratoria.

¿Cómo evitamos el colapso de los alveolos? Mediante la liberación a su interior de un **agente tensioactivo**, una sustancia que se inserta entre las moléculas de agua de la capa de agua que tapiza el alveolo, **disminuyendo la tensión superficial: el surfactante** (figura 4.13, derecha). Si no contamos con suficiente surfactante, el alveolo colapsa dejando de ser funcional.

Para llegar hasta la sangre, el O_2 y el CO_2 tienen que atravesar la barrera hematogaseosa. Esta barrera está formada por la capa de agua que tapiza el propio alveolo, las membranas de los neumocitos tipo I, una lámina basal (pequeña matriz extracelular con tejido conectivo), y las membranas de las células endoteliales (figura 4.14):

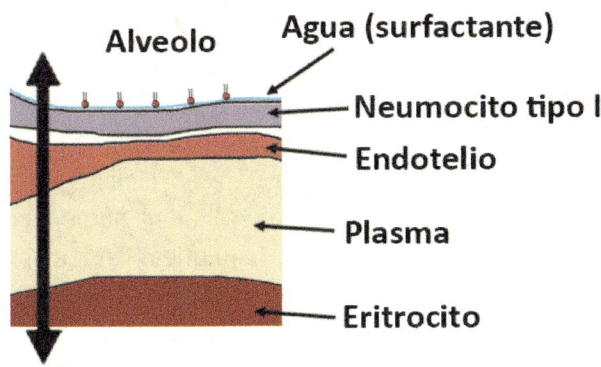

Figura 4.14. **Barrera hematogaseosa.** En su camino, los gases atraviesan la capa de agua, neumocitos y endotelio. En condiciones patológicas, esta barrera puede aumentar su grosor, dificultando el intercambio gaseoso.

Antes de estudiar cómo se realiza el intercambio gaseoso, debemos conocer el flujo de aire que llega a los alveolos. En fisiología respiratoria, el flujo se define como el **volumen de aire que entra en nuestros pulmones en un minuto**, y se denomina **ventilación**. En reposo, el volumen que inspiramos en un ciclo inspiración-espiración se denomina **volumen corriente**, y como hemos visto es de medio litro de gas. Si multiplicamos el volumen que inspiramos en un ciclo por la frecuencia respiratoria, que es el número de veces que inspiramos en cada minuto, obtendremos la **ventilación pulmonar**:

$$\text{Ventilación pulmonar} = V_{corriente} \times \text{frecuencia respiratoria (FR)}$$

Cada minuto respiramos entre 12 y 20 veces. Si asumimos que nuestra frecuencia respiratoria es de 12 respiraciones por minuto, la ventilación será de 6 litros por minuto. Pero, ¿todo el gas que entra en nuestros pulmones llega hasta los alveolos? No, porque existe una zona en la que no hay intercambio gaseoso, que va desde la nariz hasta los bronquiolos respiratorios. Se denomina **espacio muerto anatómico**, y es de 150 ml, aproximadamente. Por tanto, no todo el volumen que inspiramos llega hasta los alveolos, y podemos definir una **ventilación alveolar**:

$$\text{Ventilación alveolar} = (V_{corriente} - \text{Volumen espacio muerto anatómico}) \times \text{FR}$$

La ventilación alveolar es un parámetro muy importante, ya que indica el flujo de **aire que participa realmente en el intercambio gaseoso**. Estudiemos un ejemplo de la influencia de nuestra manera de respirar sobre este proceso. En reposo, en la que la respiración se denomina **eupnea**, la ventilación pulmonar es de 6 litros, como hemos visto anteriormente. Sin embargo, para calcular la ventilación alveolar hemos de restar 150 ml a cada volumen corriente, ya que no todo el gas llega a los alveolos. Como resultado, obtenemos una ventilación alveolar de 4,2 litros. Pongámonos en otra situación: en el ejercicio de intensidad moderada se puede llegar a jadear, respirando de manera más superficial y más rápida. El volumen corriente desciende hasta los 300 ml, mientras que la frecuencia respiratoria aumenta hasta las 20 inspiraciones por minuto (lo que denominamos **taquipnea**). En taquipnea puede ocurrir una **hiperventilación**, condición en la que expulsamos más cantidad de CO_2 del que generamos, como ocurre en un ataque de ansiedad. Al hacer el cálculo en esta situación, la ventilación alveolar resulta de 3 litros, menor que en reposo, cuando en realidad se necesita lo contrario. Podemos por tanto deducir la importancia de una correcta regulación de la respiración en el ejercicio. Pongámonos en una tercera situación. Si realizamos una serie de respiraciones profundas, podemos llegar a inspirar, sin forzar, 750 ml en cada ciclo, pero sólo 8 veces cada minuto. El cálculo resulta en una ventilación alveolar de 4,8 litros, incluso mayor que en reposo. Por tanto, **la frecuencia y la profundidad de la respiración determinan su eficiencia.** En aquellos procesos patológicos que lleven a una disminución del volumen corriente y la frecuencia respiratoria, por fallos de los músculos respiratorios o en las señales nerviosas que los regulan, podemos observar una **hipoventilación**, en la que no se cubren las necesidades de intercambio gaseoso. Otros términos importantes en la fisiología respiratoria son el de **disnea,** si queremos denotar una dificultad de respiración, o **apnea**, si cesa completamente.

Para la respiración se gasta energía, por lo que realizamos un **trabajo respiratorio**. Como hemos estudiado, principalmente para la inspiración. La espiración basal es pasiva, ya que se produce por la relajación del diafragma y los músculos intercostales externos, y por el refuerzo de la **elasticidad** o **elastancia**, la capacidad de nuestros pulmones para volver a su posición inicial tras el estiramiento. La elasticidad ayuda a la espiración, pero tiene el efecto contrario sobre la inspiración: **cuanto más inspiramos**, aumentamos el volumen pulmonar en mayor medida, **más estiramos las fibras elásticas**, y más energía tenemos que gastar para seguir inspirando. Por tanto, a mayor inspiración, mayor trabajo respiratorio. Por otro lado, **tenemos que realizar trabajo respiratorio para superar la tensión superficial**. Es una fuerza que se dirige hacia el interior de cada uno de los 300 millones de alveolos de nuestros pulmones. Al expandir los pulmones, los alveolos se estiran *hacia afuera*, mientras que la tensión superficial es una fuerza que se dirige hacia el interior de los alveolos, intentando colapsarlos. La mitad de nuestro trabajo respiratorio se usa para superar esta tensión superficial. Y el tercer componente del trabajo respiratorio es la **resistencia de las vías aéreas**. Según la ley de Poiseuille (página 91), la resistencia depende de la longitud de las vías aéreas (constante), de la viscosidad (constante, en condiciones fisiológicas), y sobre todo, del diámetro de los vasos. En este aspecto, la fisiología respiratoria se regula de manera diferencial respecto al sistema cardiovascular, en el que la resistencia se controla principalmente en las arteriolas por el sistema simpático. En el sistema respiratorio tenemos tanto inervación simpática como parasimpática del músculo liso que rodea los bronquios y los bronquiolos. En el caso de una activación del sistema simpático, como por ejemplo cuando hacemos ejercicio, necesitamos más aire para el intercambio gaseoso. En este caso, es sobre todo la adrenalina que se libera desde las glándulas suprarrenales ante la activación simpática, la que induce una relajación de estos músculos lisos bronquiales, de forma que puede pasar más aire hasta nuestros alveolos, lo que se denomina **broncodilatación**. Lo hace activando a los receptores β_2, los mismos que se localizan en el músculo liso vascular del músculo esquelético, y que producen el efecto relajante muscular que lleva a un mayor flujo de sangre a dicho tejido. La activación parasimpática lleva a un efecto antagónico, por lo que la acetilcolina tiene una acción **broncoconstrictora**. Es importante resaltar que en la fisiología respiratoria es clave el mecanismo de acción local. **El diámetro de los bronquiolos es controlado principalmente por sustancias paracrinas** como el CO_2, cuyo efecto en las vías respiratorias es la broncodilatación. Por otro lado, la resistencia de las vías aéreas está muy influida por diversas patologías, ya que afecciones como el asma alérgico o la inflamación del tejido pueden disminuir el diámetro de los bronquios.

Con todo lo expuesto hasta el momento, ya conocemos las bases para una ventilación eficiente. Pero no será fisiológicamente relevante si no contamos con una **perfusión** adecuada. La **circulación pulmonar**, cuya trayectoria ya hemos estudiado en fisiología cardiovascular, lleva el 99% de sangre que llega a los pulmones, y sigue el siguiente camino: Ventrículo derecho (*sangre desoxigenada*) - arteria pulmonar - capilares alveolares (intercambio gaseoso)- venas pulmonares (*sangre oxigenada*)- Aurícula izquierda. En **fisiología humana, es tan importante la ventilación como la perfusión de los capilares pulmonares.** La relación entre ventilación alveolar y flujo sanguíneo pulmonar, también llamada **ratio ventilación/perfusión**, es un parámetro importante para conocer el funcionamiento de la fisiología respiratoria. Estudiemos los ejemplos de la siguiente figura, donde apreciamos la llegada de la sangre a los capilares en contacto con los alveolos en 4 situaciones, y la vuelta de la sangre hacia la circulación sistémica (figura 4.15):

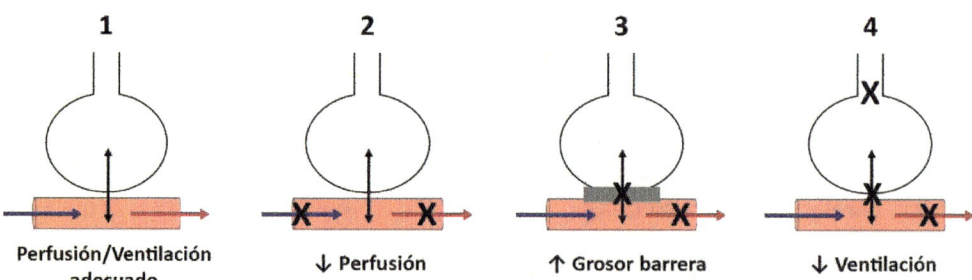

Figura 4.15. Ratio Ventilación/Perfusión fisiológico (1) y diversas condiciones patológicas. 2, situación en la que la perfusión disminuye, de manera que no hay suficiente intercambio (ratio aumentado). 3, situación en la que aumenta el grosor de la barrera hematogaseosa, disminuyendo el intercambio gaseoso (ratio disminuido). 4, situación donde la ventilación no es adecuada, reduciendo asimismo el intercambio de gases (ratio disminuido). La mayoría de la sangre que se dirige llega a los pulmones llega a los alveolos, mientras que el 1% pertenece a la circulación bronquial, encargada del intercambio de gases, nutrientes y deshechos en los bronquios y bronquiolos.

El primer caso de intercambio de gases (figura 4.15, izquierda) es un sistema eficiente, donde se produce el paso de gases de un lugar a otro con normalidad. En el segundo caso, la perfusión se ha reducido por un problema en la circulación por el capilar, que impedirá un intercambio de gases suficiente; el ratio ventilación/perfusión aumenta, lo que no quiere decir que mejore la eficiencia. Igualmente, en el tercer y cuarto caso, encontramos situaciones con insuficiente ventilación por aumentos del grosor de la barrera hematogaseosa (3), como es el caso de una persona con asma alérgico, o por un alveolo que no deja pasar adecuadamente los gases (4). En ambos casos, el ratio ventilación/perfusión está disminuido. En global, **relaciones inadecuadas entre ventilación y perfusión crean espacios muertos que llevan a hipoxemia**. El sufijo -emia significa "en sangre". La bajada del O_2 en sangre nos puede llevar a **hipoxia**, que es la disminución de O_2 en los tejidos.

Intercambio gaseoso

El trueque de O_2 por CO_2

Una vez conocidas tanto la ventilación como la perfusión, podemos afrontar tanto la tercera como la cuarta dificultad que planteamos al inicio de este capítulo de la fisiología respiratoria: que se produzca un intercambio de O_2 y CO_2 adecuado entre los alveolos y los capilares pulmonares, y que el O_2 se transporte adecuadamente hacia los capilares sistémicos y el CO_2 hacia los alveolos. Para ello, **necesitamos un sistema eficiente tanto para el intercambio hematogaseoso, como para el transporte de gas por la sangre.**

Volvamos al *método Stanislavski*. Ahora sois una molécula de O_2, bailando en nuestra atmósfera, junto a otras moléculas gaseosas como N_2 o CO_2. Entre todas, ejercéis una presión atmosférica de 760 mmHg. Si solo os tenemos en cuenta a las moléculas de O_2, creáis una presión de 160 mm Hg, que es proporcional a las moléculas de este gas respecto al total: **es la presión parcial de O_2 (PO_2).** Para llegar a los 760 mmHg de presión atmosférica, hemos de tener en cuenta al resto de las moléculas del aire, porque **la presión total de una mezcla de gases es la suma de las presiones parciales de sus componentes.** Como el resto de moléculas de O_2, estás rodeada en gran medida de muchas moléculas de N_2, que suponen casi el 80% de la presión atmosférica, y de muchas menos moléculas de gases como el CO_2, o el agua en forma gaseosa (vapor de agua). Te acercas a una nariz humana. *Demasiado cerca*: de repente te ves arrastrada por un flujo de aire hacia el interior de unos pulmones, y en el camino hasta el alveolo, las presiones parciales cambian. A la llegada al alveolo, encuentras menos compañeras a tu alrededor de O_2 (la PO_2 baja hasta 100 mmHg), aumentan las moléculas de CO_2 (hasta una PCO_2 de 40 mmHg), y muchas moléculas de H_2O en forma de gas, que crean una presión de 47 mmHg. **Las presiones en el aire inspirado y en el alveolo son diferentes.**

Una vez conocidas las presiones parciales del alveolo, podemos estudiar el intercambio de gases entre los pulmones y los tejidos sistémicos. Recordemos la primera ley de la mecánica respiratoria: El **flujo** de aire va de **regiones de alta presión a regiones de baja presión.** Dos lugares son muy importantes para estudiar este viaje de las moléculas gaseosas (figura 4.16). En primer lugar, estudiemos la zona donde interaccionan en el pulmón el alveolo y el capilar, la **microcirculación pulmonar.** A nivel físico, hemos de tener en cuenta que las moléculas del gas han de pasar a un líquido, el plasma, lo que tiene consecuencias que estudiaremos más adelante. La segunda zona importante se localiza en el lugar de interacción de los capilares con las células del resto de tejidos, la **microcirculación sistémica.**

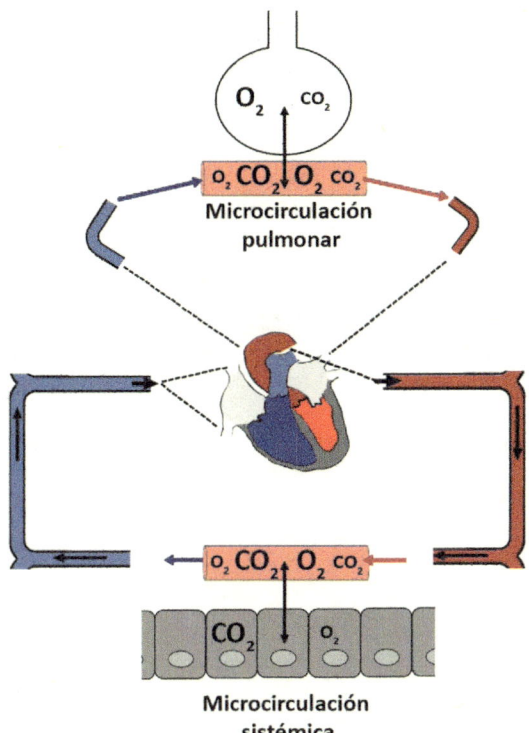

Figura 4.16. Visión global del intercambio de gases entre los capilares pulmonares y los alveolos, y entre los capilares y los tejidos sistémicos. En la microcirculación pulmonar, las moléculas del gas alveolar han de disolverse en el plasma del capilar para el intercambio, o al revés, pasar de la fase líquida del capilar a la gaseosa del alveolo. En la microcirculación sistémica, los gases disueltos en el plasma han de pasar del capilar sistémico al líquido intersticial, y de allí a las células de los diferentes tejidos para el intercambio gaseoso, o seguir el camino contrario.

Estudiemos paso a paso el transporte del O_2 y del CO_2 en cada lugar de intercambio. La sangre que llega a los pulmones lo hace con baja PO_2, por su paso por los tejidos sistémicos, y es de 40 mmHg (figura 4.17). En los alveolos, la PO_2 es de 100 mmHg. Cuando pasa la sangre por el capilar pulmonar, los gases difunden fácilmente por la barrera hematogaseosa. El **O_2 irá de mayor a menor presión parcial, del alveolo (100 mmHg) hasta el capilar pulmonar (40 mmHg)**. Este capilar se cargará de O_2, y a la salida de los capilares pulmonares la PO_2 es de 100 mmHg. Esta es la presión parcial con la que llega el O_2 a los tejidos sistémicos.

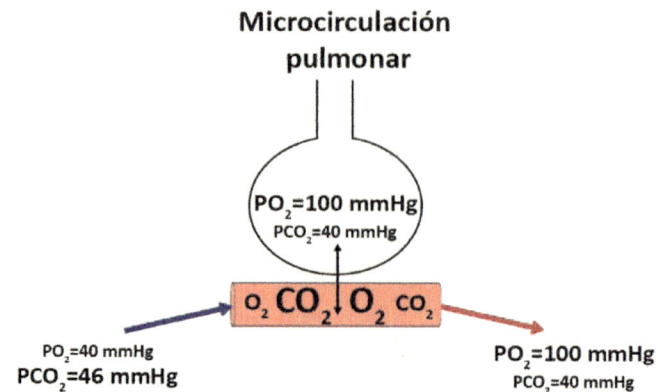

Figura 4.17. Intercambio de O_2 y CO_2 entre los alveolos y los capilares pulmonares. Las moléculas de cada uno de los gases se dirigen de lugares de mayor a menor presión parcial. El O_2 se dirige del alveolo hacia los capilares pulmonares, de donde se dirigirá hacia los capilares sistémicos. El CO_2 se dirige desde los capilares pulmonares hacia el alveolo, y de allí al exterior.

Nos hemos centrado hasta ahora en el O_2, pero hemos de conocer igualmente el intercambio de CO_2. La sangre que vuelve desde los capilares de los tejidos sistémicos se ha cargado de moléculas de CO_2 procedentes del metabolismo celular, y la PCO_2 llega a 46 mmHg. Como la PCO_2 del alveolo es de 40 mmHg, **el CO_2 va desde el capilar pulmonar** (46 mmHg) **hacia el alveolo** (40 mmHg). Esta es la forma que tenemos de *librarnos* del CO_2. Cuando sale de los capilares pulmonares, el plasma cuenta con menos moléculas de CO_2, y su PCO_2 disminuye hasta los 40 mmHg.

Estudiemos qué ocurre en los capilares de los tejidos (figura 4.18). La sangre llega al capilar sistémico con presiones parciales de 100 mmHg (PO_2), y de 40 mmHg (PCO_2). Las células de los tejidos consumen continuamente O_2, ya que es el último aceptor de electrones de la cadena electrónica mitocondrial. La presión parcial de O_2 en las células es de tan sólo 23 mmHg. Por tanto, **el O_2 difunde desde el capilar sanguíneo** (100 mmHg) **hasta las células** (23 mmHg). Cuando vuelve hacia los pulmones, la PO_2 ha disminuido hasta 40 mmHg. En cuanto al CO_2, es un gas que se genera en las reacciones metabólicas, y en las células su presión parcial es de 46 mmHg. Por tanto, **el CO_2 va desde las células** (46 mmHg) **hasta el capilar** (40 mmHg). De allí, volverá a los pulmones con una PCO2 de 46 mmHg.

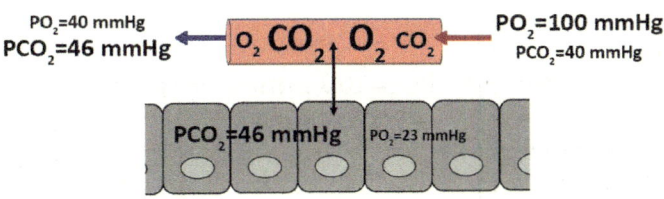

Figura 4.18. Intercambio de O_2 y CO_2 entre los capilares sistémicos y las células de los tejidos. El O_2 se dirige desde los capilares sistémicos hacia las células de los tejidos, y el CO_2 desde las células de los tejidos hacia los capilares sistémicos por sus gradientes de presión.

Añadamos un punto de dificultad. Cuando los gases pasan del alveolo al capilar y viceversa, han de **difundir** entre un medio gaseoso y uno líquido. En la página 26 estudiamos que la difusión depende, además del gradiente de concentración y de la permeabilidad, de la cantidad de superficie y el espesor de la membrana, entre otros parámetros. Pero cuando hablamos de un cambio de fases entre un gas y un líquido, hemos de tener en cuenta la **solubilidad** de las moléculas entre ambos estados, según la siguiente fórmula:

$$\text{Difusión} = \frac{(P_1 - P_2) \times \text{Area superficie} \times D}{\text{Espesor de la membrana}}$$

Además de las variables que conocemos, aparece **D,** el **coeficiente de difusión**. Es un parámetro que mide la facilidad de difusión de una sustancia entre un gas y un líquido. Cuando se ponen en contacto un gas con un líquido, las moléculas de gas difunden rápidamente al interior del líquido, alcanzando un equilibrio (figura 4.19). Las partículas de gas se **solubilizan en mayor o menor medida hasta que se alcanza la misma presión parcial que en el gas.**

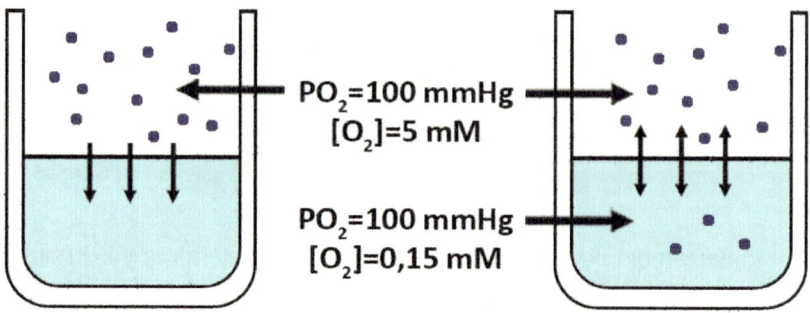

Figura 4.19. Solubilidad del O_2 entre una fase gaseosa y una líquida. Cuando se ponen en contacto moléculas gaseosas del aire con un líquido (izquierda), las moléculas difunden a este último dependiendo de su solubilidad (derecha). En el ejemplo del O_2, muy pocas moléculas se solubilizan cuando se alcanza la PO_2 de 100 mmHg en el líquido (D=0,03). El hecho de que tengan la misma presión parcial no implica que tengan la misma concentración. En el caso del CO_2, 3 de cada 4 moléculas de gas difunden al líquido (D=0,75).

Sin embargo, aunque **se igualen las PO_2 en la fase líquida y gaseosa, las concentraciones son diferentes.** Y es que la **concentración de un gas** en un líquido depende (ley de Henry) de su **presión parcial** y de la **solubilidad** en el líquido:

$$[gas] = Pgas \times Solubilidad$$

Teniendo en cuenta esta fórmula, la concentración de CO_2 en el plasma se ve disminuida respecto a la que tiene en fase gaseosa, y en el líquido hay 3 moléculas de CO_2 por cada 4 en el aire del alveolo. Pero en el caso del O_2, tan sólo 3 de cada 100 moléculas pasan de la fase gaseosa a la líquida para llegar a la misma presión, ya que la solubilidad del O_2 en el plasma es muy pequeña. **La baja solubilidad del O_2 en el plasma conlleva una consecuencia fisiológica muy importante: muy pocas moléculas de O_2 pueden transportarse disueltas en la sangre.** De hecho, si el O_2 se transportara exclusivamente de esta manera, solo llegarían a nuestros tejidos 15 ml de O_2 cada minuto, ¡mucho menos que los 250 ml que necesitamos! A grandes problemas físicos, grandes soluciones fisiológicas, y contamos con un sistema adicional para el transporte de O_2: la **hemoglobina**, una proteína con gran capacidad para el transporte de O_2, capaz de *atrapar* el O_2 en los capilares pulmonares, y *soltarlo* en los capilares sistémicos. De hecho, el **98% del O_2 que viaja por nuestro organismo se transporta unido a la hemoglobina.**

En primer lugar, debemos conocer que **el O_2 se incorpora a la hemoglobina uniéndose a unos átomos de Fe^{2+}** con capacidad de unir temporalmente al O_2, dentro de unos grupos funcionales proteicos denominados **grupos hemo**. Cada hemoglobina está formada por cuatro globinas en las que encontramos un grupo hemo. Por lo tanto, en cada hemoglobina de cada eritrocito se pueden unir 4 moléculas de O_2. Si **la hemoglobina no tiene O_2 unidos,** se denomina **desoxihemoglobina**, y si tiene **sus 4 grupos hemo unidos al O_2,** se denomina **oxihemoglobina**. Para comprender adecuadamente el transporte del O_2, estudiemos un parámetro muy útil: la **saturación de la hemoglobina**. La saturación es el **porcentaje de hemoglobina en forma de hemoglobina** *saturada*, es decir, con sus cuatro grupos hemo unidos al O_2. Si una hemoglobina tiene 4 O_2 unidos, la saturación es del 100%, si tiene 2 O_2 unidos, del 50% de saturación, etc. La clave fisiológica para comprender como funciona el transporte de hemoglobina entre los pulmones y los tejidos sistémicos es que **la saturación de O_2 en la hemoglobina depende de la PO_2 en el plasma** (figura 4.20):

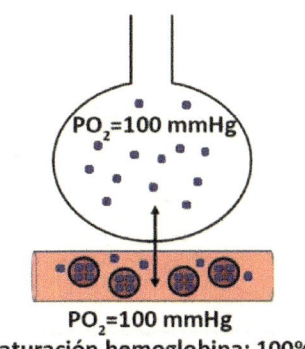

PO_2=100 mmHg
Saturación hemoglobina: 100%

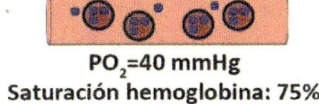

PO_2=40 mmHg
Saturación hemoglobina: 75%

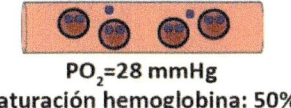

PO_2=28 mmHg
Saturación hemoglobina: 50%

Figura 4.20. Alteraciones de la saturación de la hemoglobina en el eritrocito ante variaciones de la presión parcial de O_2. Se representa una hemoglobina por cada eritrocito, hemoglobina que puede unir entre 0 y 4 moléculas de O_2. En los capilares pulmones, en condiciones fisiológicas, a 100 mmHg de PO_2, la hemoglobina está saturada al 100%. (4O_2 unidos, capilar superior); a una PO_2 de 40 mmHg, al 75% (3O_2 unidos, capilar central); y a una PO_2 de 28 mmHg, 50% (2O_2 unidos, capilar inferior).

Cuando la **PO$_2$ en el plasma es de 100 mmHg**, la mayoría de los eritrocitos tienen **4 O$_2$ unidos a sus hemoglobinas**. Esta **PO$_2$** es la que observamos en los **capilares pulmonares**, en el momento en el que entran en contacto con los alveolos, y el O$_2$ alveolar difunde al capilar. Sin embargo, **cuando la PO$_2$ en plasma disminuye hasta 40 mmHg**, que es la PO$_2$ que encontramos en los capilares sistémicos una vez que el O$_2$ disuelto en plasma se ha desplazado hacia las células de los tejidos, **cada hemoglobina tiene 3 O$_2$ unidos**. Esta propiedad de la unión de la molécula de hemoglobina con el O$_2$ la podemos describir gráficamente en la curva de disociación hemoglobina-O$_2$ (Hb-O$_2$, figura 4.21):

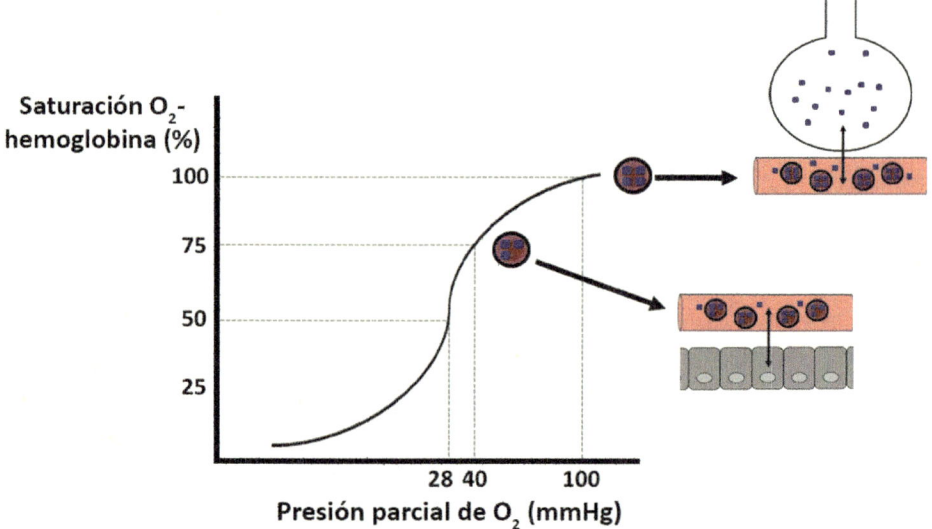

Figura 4.21. Curva de disociación Hb-O$_2$. Con una PO$_2$ de 100 mmHg, cada hemoglobina transporta 4O$_2$ (100% de saturación). Esta PO$_2$ se alcanza una vez se ha producido el intercambio gaseoso en los capilares pulmonares. Con una PO$_2$ de 40 mmHg, cada hemoglobina transporta 3O$_2$ (75% saturación), que se alcanza una vez se ha producido el intercambio gaseoso en los capilares sistémicos. **La molécula de O$_2$ que se desprende de la hemoglobina se dirige hacia los tejidos por el gradiente de presión.**

La curva sigmoidea de la gráfica muestra cómo cambia fisiológicamente **la saturación del O$_2$ en la hemoglobina al cambiar la PO$_2$ en el plasma**. Con una PO$_2$ en plasma de 100 mmHg, que como conocemos es la que existe en los capilares pulmonares una vez se ha producido el intercambio de gases, la saturación de la hemoglobina es del 100%, lo que quiere decir que cada hemoglobina tiene 4 O$_2$

unidos. **En los capilares pulmonares,** *nos cargamos* de O$_2$. A una PO$_2$ en plasma de 40 mmHg, que como conocemos es la que existe en los capilares sistémicos una vez el O$_2$ del plasma se ha desplazado hacia las células, la saturación de la hemoglobina es del 75%, lo que quiere decir que cada hemoglobina tiene 3 O$_2$ unidos. Si tiene 3 unidos, quiere decir que, **en los capilares sistémicos,** *liberamos un O$_2$ de cada hemoglobina.* ¿Qué ocurre con esta molécula de O$_2$ que se ha liberado de la hemoglobina? Como **la PO$_2$ en el plasma es mayor que en los tejidos, el gradiente de presión lleva al O$_2$ hacia las células.** En global, **la hemoglobina** *recoge* el O$_2$ **en el pulmón, y lo** *descarga* **en las células de los tejidos.** Podemos pensar, ¿por qué se libera *tan sólo* una molécula de O$_2$ de cada hemoglobina? Tengamos en cuenta que contamos con 300 millones de hemoglobinas en cada uno de los eritrocitos, y 5 millones de eritrocitos por cada µl de sangre. La descarga de una sola molécula de O$_2$ desde cada hemoglobina es suficiente para nuestras necesidades fisiológicas en estado de reposo. Entonces, ¿para que necesitamos que cada hemoglobina una 4 O$_2$? En determinadas condiciones fisiológicas (y fisiopatológicas) se necesita una mayor liberación de O$_2$ en los capilares sistémicos. **La afinidad de la hemoglobina por el O$_2$ puede cambiar,** modificando la curva (figura 4.22):

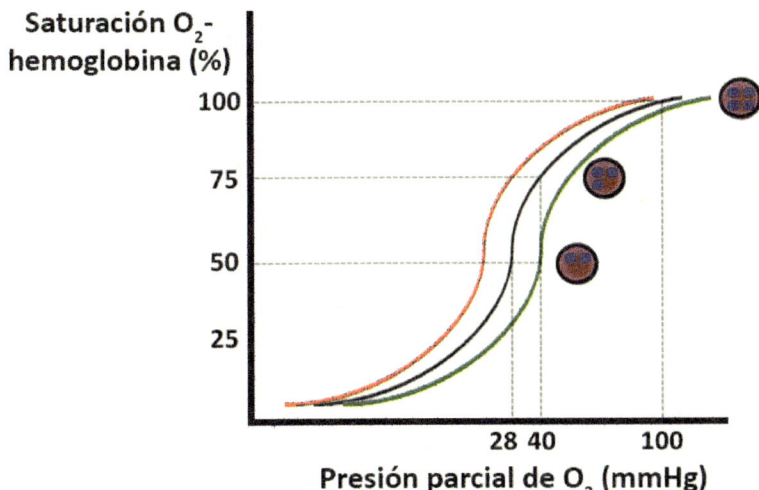

Figura 4.22. Desplazamiento de la curva de disociación Hb-O$_2$ hacia la derecha (verde) y hacia la izquierda (rojo). Si la curva se desplaza hacia la derecha, a la PO$_2$ de 40 mmHg, la hemoglobina no contiene 3O$_2$ unidos, sino 2, lo que implica una mayor descarga de O$_2$ que se dirige a los tejidos. Si la curva se desplaza hacia la izquierda, ocurre el proceso contrario.

La curva puede *desplazarse* hacia la izquierda o hacia la derecha, lo que implica un cambio en las propiedades de la unión entre las moléculas del O_2 y la hemoglobina a diferentes presiones parciales de O_2. En las tres curvas de la figura, observamos la misma saturación a 100 mmHg, del 100%, por lo que las hemoglobinas están saturadas de O_2 en los capilares pulmonares. Sin embargo, en la curva desplazada hacia la derecha (verde), a una presión de 40 mmHg, la saturación de la hemoglobina es del 50% (2 O_2 unidos), y no del 75% (3 O_2 unidos), como la que observamos en condiciones basales (curva negra). Si hay menos O_2 unidos a la hemoglobina, significa que no se libera una molécula al plasma en los capilares sistémicos, sino 2, que se desplazarán hacia las células: se **descarga O_2 en los tejidos con mayor facilidad.**

Conozcamos algunas situaciones fisiológicas en las que necesitemos más O_2 en los tejidos. Un caso fisiológico de desplazamiento de la curva de disociación Hb-O_2 hacia la derecha lo encontramos cuando un tejido está muy activo metabólicamente, de forma que genera y libera mayor cantidad de CO_2. Las mitocondrias usan O_2 y generan CO_2 como producto catabólico, que pasa al plasma sanguíneo en mayor cantidad. **Ante una mayor presencia de CO_2, la curva de disociación Hb-O_2 se desplaza hacia la derecha**. Este desplazamiento lleva a una mayor liberación de O_2 desde la hemoglobina para llegar a los tejidos *ávidos* de O_2. También ocurre al contrario: un tejido poco activo metabólicamente no necesita tanta descarga de O_2, con lo cual la curva se desplaza a la izquierda.

Un efecto de la salida de CO_2 al plasma en estas condiciones metabólicas es que parte de estas moléculas se convierten en H+ según la siguiente reacción reversible:

$$H_2O + CO_2 \leftrightarrow H^+ + HCO_3^-$$

Las moléculas de CO_2 que se generan en las reacciones metabólicas se pueden unir al agua, formando ácido carbónico (H_2CO_3), que rápidamente se transforma en protones (H+) y bicarbonato (HCO_3^-). Un aspecto fisiológicamente importante es que el aumento de CO_2 en sangre conlleva un aumento de H+. Por tanto, **al disminuir el pH** (recordemos que si disminuye el pH, la concentración de protones aumenta), **la curva de disociación Hb-O_2 se desplaza hacia la derecha**. Esta reacción es tremendamente importante en fisiología, y en fisiología respiratoria se conoce como el **efecto Bohr**.

Otro ejemplo fisiológico de desplazamiento de la curva Hb-O_2 lo observamos al realizar ejercicio. El músculo se calienta durante los ciclos contracción-relajación, y necesita más O_2 de lo normal para su función. El **aumento de la temperatura** es uno de esos factores **que desplazan la curva de disociación Hb-O_2 hacia la derecha, liberando más moléculas de O_2**, tal como necesita este tejido.

Los desplazamientos de la curva que hemos comentado son importantes a nivel local. Estudiemos un ejemplo de desplazamiento de la curva Hb-O_2 hacia la derecha que afecta a nivel sistémico. Ante situaciones de hipoxia sistémica, llega menor cantidad de O_2 a los tejidos. Ante esta menor concentración de O_2, los eritrocitos forman **2-3 bifosfoglicerato (BPG).** Esta molécula se inserta en la hemoglobina cuando no está saturada al 100%, desplazando a moléculas de O_2 de su lugar de unión, y por tanto incrementando la liberación de O_2 hacia los capilares sistémicos. Y este proceso puede ocurrir en situaciones fisiológicas. Si queremos subir una montaña de más de 4000 metros, necesitamos una aclimatación ante el incremento de altitud, ya que la PO_2 es menor. Se recomienda pasar unos días a altitudes intermedias, porque podemos desarrollar el llamado *mal de alturas*. La razón es que necesitamos un tiempo para formar BPG, que compensa la falta de O_2 que encontramos a gran altitud. El BPG ayuda a una liberación más eficiente de moléculas de O_2 de la hemoglobina en los tejidos. Un ejemplo extremo lo encontramos en la cima del monte Everest, donde encontramos una presión atmosférica de 250 mmHg, lo que lleva a un menor gradiente de presión que dificulta la llegada de O_2 a los tejidos. La presencia de BPG en nuestros eritrocitos compensa en parte esta dificultad, al aumentar la descarga de O_2. Además, el BPG también se libera en condiciones patológicas, como en una hipoxia crónica.

Estudiemos un caso de desplazamiento de la curva Hb-O_2 hacia la izquierda. No hay un solo tipo de hemoglobina. En la barrera fetoplacentaria se produce un intercambio de O_2 y nutrientes entre la sangre de la madre y la del feto, pero no de eritrocitos. La hemoglobina fetal tiene características diferentes a la adulta, y en todos los puntos de la curva Hb-O_2, la curva de la hemoglobina fetal está desplazada a la izquierda respecto a la de la madre. Este efecto implica que la saturación de la hemoglobina siempre es mayor en su versión fetal, lo que tiene una consecuencia fisiológica: el O_2 que se libera por la hemoglobina materna es captado por la hemoglobina fetal en la barrera fetoplacentaria, lo que ayuda al transporte de O_2 para que llegue adecuadamente a los capilares sistémicos del futuro bebé.

Estudiemos el **transporte de CO_2, tan importante como el de O_2.** El hecho de que el CO_2 se solubilice mejor en el plasma que el O_2 no implica que todo el CO_2 se pueda transportar como tal. Sólo el 7% del CO_2 que se transporta desde los capilares sistémicos hasta los alveolos lo hace disuelto en el plasma. El resto del CO_2 difunde dentro de los eritrocitos, y aquí sufre dos procesos (figura 4.23):

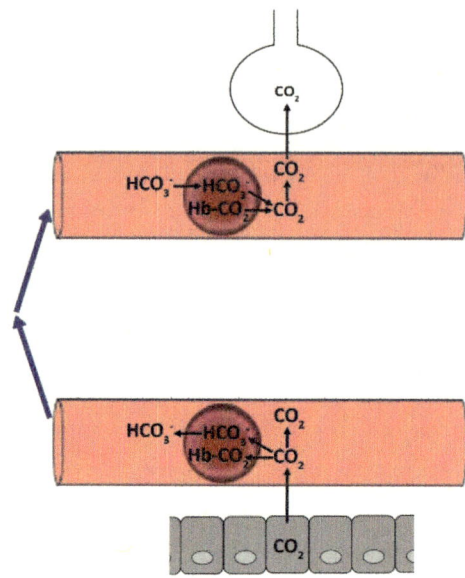

Figura 4.23. Transporte de CO_2 en la microcirculación pulmonar y sistémica. Una parte del CO_2 se transporta disuelto en plasma, mientras que la mayoría pasa por difusión al interior del eritrocito. Allí, se puede transportar en los residuos laterales de las cadenas de globinas de la hemoglobina (Hb-CO_2), o se puede transformar por la anhidrasa carbónica en HCO_3^-. Este anión se transporta fuera de la célula en un antiporte con Cl^-, y viaja por el plasma hasta los capilares pulmonares, donde se invierte el proceso para expulsar el CO_2.

- La mayor parte del CO_2 reacciona con el agua, ya que la enzima **anhidrasa carbónica** del eritrocito favorece la reacción: $H_2O + CO_2 \leftrightarrow H^+ + HCO_3^-$. El CO_2 se *convierte* en **bicarbonato (HCO_3^-)**. Este **HCO_3^- sale al plasma desde el eritrocito, formando parte de nuestro sistema tampón plasmático.** Podemos decir que la mayoría del CO_2 se transporta en forma de HCO_3^-. Por su parte, los H^+ que se forman se pueden unir a diferentes aminoácidos de la hemoglobina, porque si no fuera así, tendríamos una bajada patológica del pH intracelular.

- Otra parte del CO_2 se une a la propia hemoglobina. Lo hace en ciertos aminoácidos de las cadenas de globina, formando **carbaaminohemoglobina (Hb-CO_2)**. En los capilares sistémicos, la baja presión de O_2 (40 mmHg) facilita la formación de Hb-CO_2. En los capilares pulmonares, la PO_2 aumenta hasta 100 mmHg, lo que facilita la liberación del CO_2 de la hemoglobina. Es el denominado **efecto Haldane**: cuanto más baja es la PO_2, menor saturación de O_2 en la hemoglobina, y mayor CO_2 puede transportar como Hb-CO_2.

Una vez en los capilares pulmonares, se produce el proceso contrario al de los capilares sistémicos. En primer lugar, el CO_2 disuelto en el plasma se dirige hacia el alveolo por el gradiente de presión. Además, el aumento de la PO_2 lleva al CO_2 a liberarse de la hemoglobina, y estos efectos llevan al HCO_3^- a convertirse de nuevo en CO_2 en el interior del eritrocito, ya que la reacción es reversible. Este CO_2 se dirige hacia el alveolo por difusión y se liberará al aire exterior en la espiración.

Control de la respiración

Me enfado y no respiro

Hasta ahora hemos estudiado muchas similitudes entre la fisiología respiratoria y la cardiovascular. Recordemos que el centro cardiovascular del tallo encefálico regula la fuerza de contracción y la frecuencia cardiaca, y el diámetro de nuestras arterias y venas. En la respiración también contamos con una red de neuronas en el **centro respiratorio** del tallo encefálico, encargado de iniciar de manera rítmica la contracción de los músculos esqueléticos de la inspiración y de la regulación de la ventilación. Existe una diferencia muy importante entre los dos sistemas: aunque ambos regulan procesos rítmicos, mientras que nuestro corazón es completamente involuntario, la respiración **generalmente ocurre de manera automática, pero podemos tomar el control de manera consciente.** Es un proceso que puede ser tanto involuntario como voluntario.

El adecuado control de la respiración es muy importante, ya que como estudiamos en la figura 4.15, un ratio ventilación/perfusión disminuido puede conducir a hipoxemia e hipoxia. En ocasiones, la hipoxia puede estar acompañada de un aumento de CO_2 en sangre que denominamos **hipercapnia.** Si aumenta el CO_2 plasmático, reacciona con el agua formando H^+: la disminución del pH plasmático debido a patologías respiratorias se denomina **acidosis respiratoria.** Esta patología puede ser letal, así que disponemos de una serie de **sensores** para evitarla. Estos sensores **informan al sistema nervioso de 3 variables: La PO_2 arterial, la PCO_2 arterial, y el pH.** Se localizan adyacentes a otros sensores que conocemos: los barorreceptores, en el cayado aórtico y en las arterias carótidas. Como los sensores de O_2 y CO_2 no informan de cambios en la presión, sino de cambios en *compuestos químicos,* los llamamos **quimiorreceptores periféricos,** y sus células forman los **cuerpos aórticos y carotídeos.**

Los quimiorreceptores informan al sistema nervioso central, en el lugar en el que se regulan nuestras funciones involuntarias: el tallo encefálico (figura 4.24). Los quimiorreceptores periféricos son especialmente sensibles a los aumentos del CO_2, ante los cuales emiten señales al **centro respiratorio** para que integre la información y emita una respuesta.

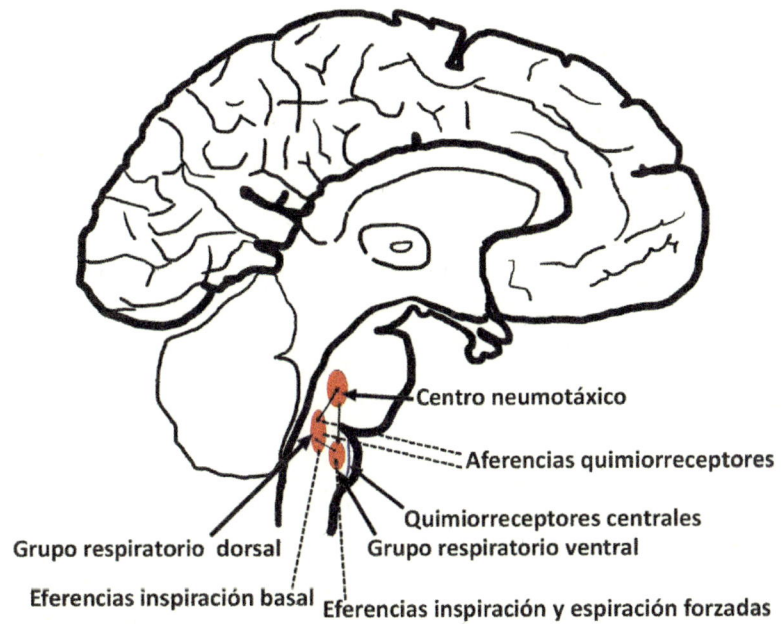

Centro neumotáxico

Aferencias quimiorreceptores

Quimiorreceptores centrales

Grupo respiratorio dorsal

Grupo respiratorio ventral

Eferencias inspiración basal

Eferencias inspiración y espiración forzadas

Figura 4.24. Centro respiratorio. Se muestran los diferentes lugares con función conocida del centro respiratorio, que cuenta con núcleos en la protuberancia y en el bulbo raquídeo. La localización de los quimiorreceptores centrales se muestra en azul, y son sensibles a aumentos y disminuciones del pH del líquido cefalorraquídeo. Por su parte, Los quimiorreceptores periféricos son especialmente sensibles a disminuciones de la PCO_2, aunque también reaccionan a cambios en la PO_2, pero sólo cuando disminuye de 60 mmHg, lo que implica una situación patológica.

En el centro respiratorio encontramos 3 regiones importantes:

- El **grupo respiratorio dorsal** es un grupo de neuronas que inicia de manera rítmica la contracción de los músculos esqueléticos de la inspiración. A través de los nervios frénicos, lleva la señal de contracción principalmente al diafragma.

- El **grupo respiratorio ventral** es un grupo de neuronas encargado de enviar la señal cuando realizamos inspiraciones y espiraciones forzadas.

- El **centro neumotáxico** es otro grupo de neuronas que envía la señal para terminar la inspiración, regulando la frecuencia respiratoria.

Además de los quimiorreceptores periféricos, al centro respiratorio llega la información de unos sensores que registran cambios en el CO_2 en el propio parénquima nervioso. Son los **quimiorreceptores centrales**, un grupo de células están rodeadas de líquido cefalorraquídeo. Recordemos que este líquido *baña* el tejido de nuestro sistema nervioso central, por lo que está muy en contacto con los capilares del tejido nervioso. En realidad, estos quimiorreceptores son sensibles a cambios en el pH, que como conocemos es un indicador indirecto de modificaciones en la concentración de CO_2 en el plasma. Cuando aumenta la PCO_2, los quimiorreceptores periféricos y centrales son capaces de detectar el cambio, y envían la información al centro respiratorio. Para volver a nuestra homeostasis, tras un aumento de CO_2 necesitamos liberarlo al exterior con más rapidez, evitando una posible acidosis respiratoria. Para lograrlo, **aumentamos la ventilación**, para lo que se incrementa tanto la actividad del centro neumotáxico aumentando la frecuencia respiratoria, como la del grupo respiratorio ventral realizando inspiraciones y espiraciones forzadas.

En general, la respiración se ve afectada por procesos tanto conscientes como inconscientes. Emociones como el miedo afectan al ritmo y a la profundidad de la respiración, como experimentamos al ver una película de terror. Las emociones descontroladas nos pueden llevar a un ataque de ansiedad, que puede derivar en una hiperventilación. Hiperventilar lleva a una disminución de la ventilación alveolar, reduciendo el volumen de O_2 que llega a nuestra sangre. Además, disminuye drásticamente el CO_2 de nuestra sangre, y nos puede llevar a una alcalosis respiratoria por la disminución de los H^+ del plasma.

Como hemos comentado, también podemos tomar temporalmente el mando desde nuestra corteza cerebral para controlar la ventilación. Temporalmente, y nunca indefinidamente, para tranquilidad de un padre cuando su hijo *se enfada y no respira.* Contamos con la ayuda de los reflejos quimiorreceptores, que superan a la voluntariedad cabezuda de los infantes. Incluso cuando una persona se desmaya por falta de O_2, nuestros reflejos respiratorios *toman el mando* y ventilamos de forma inconsciente. Y no son los únicos reflejos con los que contamos en la fisiología respiratoria, ya que tenemos una serie de **reflejos protectores respiratorios**. Si se irrita el epitelio de los bronquiolos por alguna sustancia nociva, como ciertos gases, el polvo, o partículas que pueden resultar perjudiciales, nuestro sistema parasimpático produce una broncoconstricción brusca, cerrando las vías respiratorias. También podemos expulsar estas sustancias cerrando la glotis, contrayendo enérgicamente los músculos torácicos y provocando una salida explosiva a 150 km/h, lo que llamamos **tos** si se produce por la boca, o **estornudo** si sale por la nariz. Y si hacemos un ejercicio extremo y continuado (una maratón, por ejemplo), puede aumentar el volumen corriente de manera excesiva. Para evitar el daño al parénquima respiratorio, contamos con unos sensores de sobreventilación, que informarán al centro respiratorio, y reaccionamos interrumpiendo la respiración: es el **reflejo de Hering-Breuer.**

5. FISIOLOGÍA RENAL

Visión general de la fisiología renal

Orinar o no orinar, esa es la cuestión

La fisiología renal se coordina estrechamente con el resto de nuestros sistemas fisiológicos en el mantenimiento de la homeostasis. Todos conocemos la función renal que concierne a la formación de orina, que se denomina **diuresis**, y que lleva a la eliminación de ciertos deshechos de nuestro organismo. Además, es imprescindible entre otras para las siguientes funciones:

- Mantenimiento del **equilibrio iónico** y de la **osmolaridad**.
- Regulación del **volumen de líquido extracelular**.
- Regulación de la **presión arterial**, afectando por tanto al sistema cardiovascular.
- Regulación homeostática del **equilibrio ácido-base**, en colaboración con los pulmones.
- Producción de **hormonas**, en colaboración con el sistema endocrino.

Comencemos por conocer la estructura anatómica de los riñones. Son estructuras pares, adyacentes a la pared posterior de la cavidad abdominal. La sangre irriga los riñones a través de las arterias renales, y tras los procesos que sufre a su través, las venas renales drenan la sangre en la vena cava inferior. Cada riñón pesa tan sólo 150 gr, el 0,4% de todo nuestro peso.

A nivel macroscópico, el riñón se divide en una **corteza externa** y una **médula renal** interna donde se encuentran unas estructuras denominadas pirámides (figura 5.1). Entre la corteza y las pirámides se localizan las **unidades funcionales del riñón**, unos conductos denominados **nefronas**, donde se producen los procesos que llevan a la formación de la orina. El líquido resultante de estos procesos, que denominamos **filtrado**, se une en los cálices menores y mayores desembocando finalmente en la pelvis renal, antesala de los uréteres, que son los conductos que llevarán la orina formada a la vejiga. En la vejiga se almacena la orina, para expulsarla al exterior en el momento de la micción.

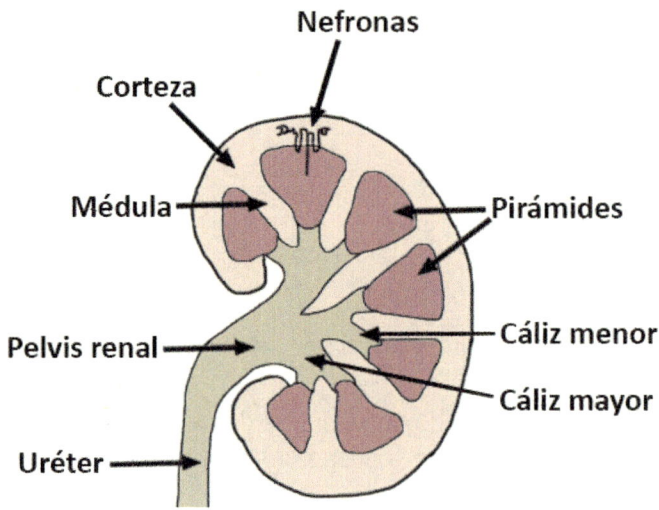

Figura 5.1. Plano interior de un riñón izquierdo. Las nefronas, unidades funcionales de los riñones, se localizan entre la corteza y la médula renal. En la médula renal encontramos las pirámides, que recogen el filtrado de las nefronas para dirigirlo por los cálices mayores y menores hacia la pelvis renal, que desemboca en el uréter.

El tejido renal está altamente vascularizado, ya que la función renal depende de que la sangre llegue con la presión suficiente a cada una de las nefronas y de los procesos de reabsorción y secreción en los que participan los capilares. La arteria renal se va dividiendo en arterias más pequeñas hasta que la sangre llega a cada una de las nefronas. Allí, se forma la denominada **arteriola aferente**, que forma un capilar *embebido* en la primera parte de la nefrona (figura 5.2), donde se produce la filtración, como veremos más adelante. El capilar se denomina **glomérulo**, y la primera parte de la nefrona en forma de pelota es la **cápsula de Bowman**.

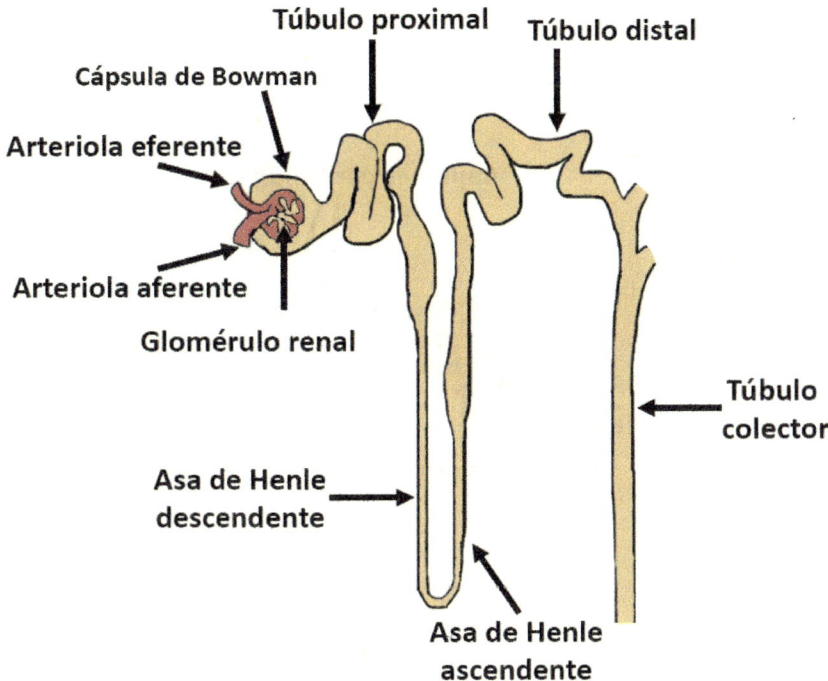

Figura 5.2. Partes de la nefrona. A la primera parte de la nefrona, denominada cápsula de Bowman, llega una arteriola que se denomina aferente, que capilariza formando el glomérulo renal. Del glomérulo se filtra parte de la sangre a la nefrona, y otra sigue su camino por la arteriola eferente. El glomérulo y la cápsula de Bowman forman el corpús- culo renal. Tras la cápsula de Bowman, la nefrona forma el túbulo contorneado próximal, sigue por el asa de Henle, a continuación continua por el túbulo contorneado distal, que desemboca en un túbulo colector, que recolecta el líquido de varias nefronas. Contamos con 1 millón de nefronas en cada riñón.

El líquido que se filtra de la sangre (filtrado) se dirige desde el glomérulo hacia la cápsula de Bowman para entrar en la nefrona. El filtrado sigue el recorrido por las diferentes partes de la nefrona: **túbulo proximal, asa de Henle descendente** y **ascendente, túbulo distal**, y finalmente llega al **túbulo colector**. Este último reco- ge la futura orina de múltiples nefronas. En la corteza renal se sitúan la cápsula de Bowman y los túbulos proximal y distal, mientras que el asa de Henle y los túbulos colectores se sitúan en la médula renal.

La parte vascular no termina en la arteriola aferente y los capilares del glomé- rulo. El glomérulo que forma el corpúsculo renal forma la **arteriola eferente**, vaso que tiene la denominación de arteriola porque vuelve a capilarizar a continuación en los **capilares peritubulares**, que acompañan a la nefrona en su recorrido (figura 5.3). Cuando abandonan la nefrona, las vénulas se unen y forman venas paralelas a las arterias renales, y finalmente drenan en la vena renal.

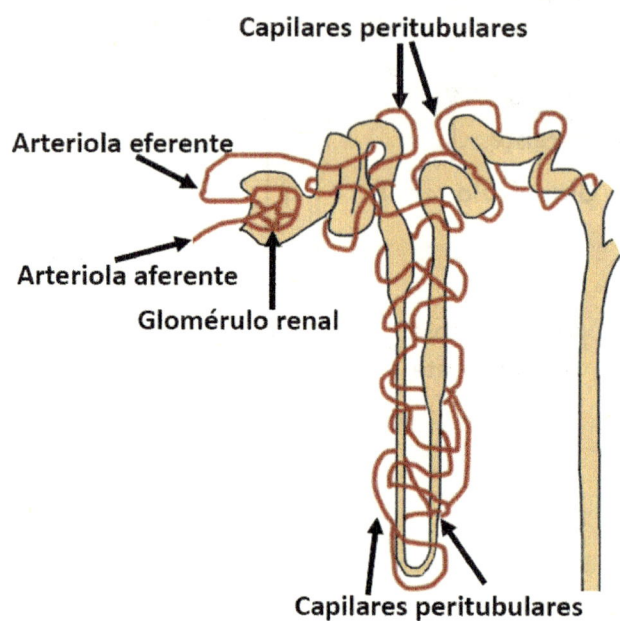

Figura 5.3. **Vascularización asociada a la nefrona cortical.** Podemos observar un sistema con dos capilares en serie, el glomérulo y los capilares peritubulares. A este tipo de sistema de doble capilarización se le denomina sistema porta, y veremos más ejemplos a lo largo de este libro. Estas nefronas comprenden la mayoría (80%) y se denominan nefronas corticales. Contamos además con otras nefronas más internas, más cercanas a la médula, denominadas nefronas yuxtamedulares, con un asa de Henle mucho más larga y unos capilares que la acompañan denominados vasos rectos que discurren paralelos al asa.

Una vez conocida la estructura, continuemos con el estudio de la función renal. Hay cuatro procesos fisiológicos clave que debemos conocer (figura 5.4):

1. **Filtración**: paso de compuestos desde el **capilar glomerular** hasta la **nefrona**.

2. **Reabsorción**: paso de compuestos desde la **nefrona** hasta los **capilares peritubulares**.

3. **Secreción**: paso de compuestos desde los **capilares peritubulares** hasta la **nefrona**.

4. **Excreción**: **liberación** de la **orina** al **exterior**.

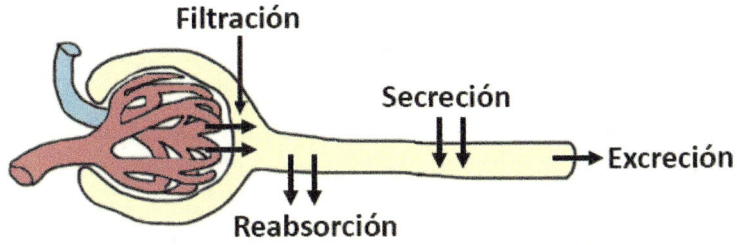

Figura 5.4: Los cuatro procesos de la fisiología renal. Las diferentes sustancias se pueden filtrar, reabsorber, secretar y excretar. Todo comienza por la filtración, y las sustancias filtradas se reabsorberán en mayor o menor medida. Además, las moléculas se pueden secretar, lo que produce una mayor excreción.

Cada molécula presente en la orina sufrirá en mayor o menor medida cada uno de los procesos, y se cumple lo siguiente:

Excreción = Filtración – Reabsorción + Secreción.

Una vez establecidos los cuatro procesos, conozcamos los dos principios fundamentales de la fisiología renal:

- **Las sustancias de desecho se acumulan en la orina para su excreción.** Estas moléculas son los productos finales del metabolismo que no podemos utilizar, y que en alta concentración pueden ser perjudiciales. Entre ellas, encontramos:

  o Urea: proveniente del catabolismo de las proteínas.

  o Ácido úrico: proveniente del catabolismo de las bases nitrogenadas adenina y guanina (purinas).

  o Urobilina: Procedente de la oxidación de la bilirrubina.

  o Creatinina: procedente del catabolismo de la creatina muscular.

- **Las sustancias esenciales se retienen en el plasma.** Los riñones conservan sustancias esenciales para la vida como azúcares, aminoácidos y la cantidad de electrolitos (sodio, potasio, bicarbonato, cloruro) que necesitemos.

  Las sustancias esenciales no se encuentran en la orina en condiciones de salud, pero sin embargo otros elementos se pueden encontrar en un amplio rango de concentraciones. Por ejemplo, en diferentes situaciones fisiológicas nos interesa excretar en mayor medida ciertas sales (Na^+ o K^+, por ejemplo).

Filtración en la nefrona y su control

¡Pa´ fuera!

En primer lugar, hemos de conocer **que las sustancias que se filtran a la nefrona proceden de la sangre**. Para una correcta filtración, **el flujo sanguíneo que pasa por los riñones es muy elevado**. Hasta el 20% del gasto cardíaco en reposo pasa por las arterias renales, de forma que al día se filtran hacia nuestras nefronas hasta ¡180 litros! Si tenemos en cuenta que formamos diariamente 1,5 litros de orina (**diuresis**), las matemáticas nos dicen que **reabsorbemos 178,5 litros cada día de ese filtrado**. Recordemos que reabsorber es *devolver* parte del filtrado a los capilares peritubulares, y por tanto las moléculas que se reabsorban volverán la circulación sanguínea. Es de reseñar que hemos de excretar diariamente una **diuresis mínima obligatoria**, sobre 400 ml de orina. No es posible fisiológicamente dejar de orinar durante un día entero, puesto que la acumulación de productos de deshecho en nuestra sangre conlleva procesos patológicos.

La cuestión importante entonces es **qué se filtra**. En primer lugar, las células de la sangre no pasan por la **barrera hematourinaria** (figura 5.5), que es la barrera que separa la sangre del filtrado en la nefrona en el corpúsculo renal. Por lo tanto, se filtran exclusivamente componentes plasmáticos. A su paso por el glomérulo se filtra hasta un **20% del plasma**. Esta es la denominada **fracción de filtración** (volumen de plasma que se filtra a la nefrona respecto al total que llega al glomérulo).

Pongamos el ejemplo de la glucosa como un componente del plasma que se filtra para estudiar el paso de sustancias por la barrera hematourinaria. En su camino hacia el interior de la nefrona, la glucosa ha de atravesar el capilar glomerular. Estos capilares del glomérulo renal tienen grandes poros entre las células endoteliales, ya que es un tipo de **capilar fenestrado**. El agua pasa fácilmente a su través, al igual que los compuestos disueltos que sean suficientemente pequeños, como la molécula de glucosa. Antes de pasar por el epitelio de la cápsula de Bowman, la glucosa debe atravesar una lámina basal, que es una matriz extracelular de carga negativa. Finalmente, para pasar al interior de la nefrona, tiene que atravesar el epitelio de la cápsula de Bowman. De nuevo, es un epitelio con unas aperturas entre las células denominadas **hendiduras de filtración**, por donde pasa la glucosa al interior de la nefrona, formando parte del filtrado.

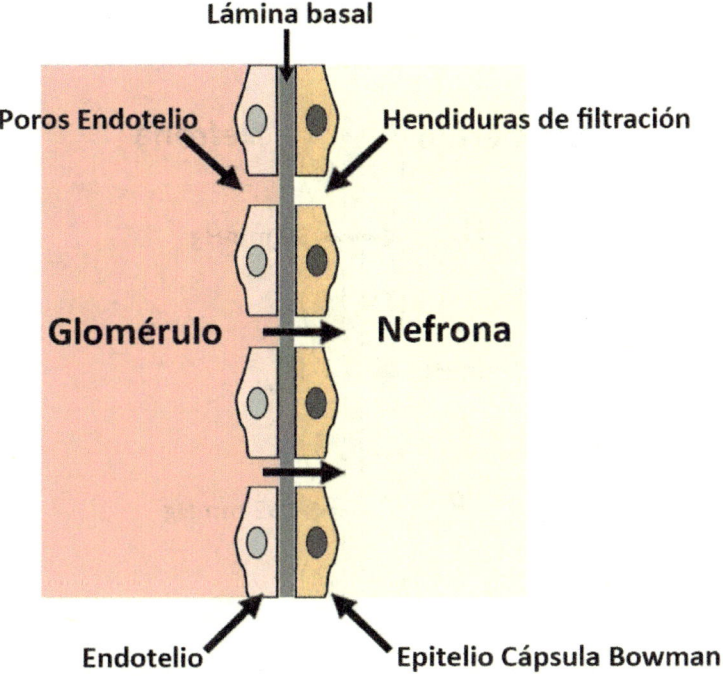

Figura 5.5. Barrera hematourinaria. Las moléculas del plasma que se filtran han de pasar por los poros entre las células endoteliales, y algunas pueden atravesar el propio endotelio de forma adicional, como por ejemplo los gases. A continuación, atraviesan la lámina basal que tiene carga negativa, y finalmente pasan por las hendiduras de filtración que deja el epitelio de la cápsula de Bowman.

La barrera hematourinaria filtra de manera selectiva diferentes sustancias al interior de la nefrona:

- No se filtra:
  - o Elementos formes (células y plaquetas).
  - o Proteínas grandes.
  - o Proteínas pequeñas con carga negativa.
- Se filtra: todo el resto de moléculas: agua, iones, aminoácidos, glucosa, urea, etc. La composición del filtrado es similar a la del plasma, pero sin la mayoría de las proteínas plasmáticas.

Otra cuestión importante de la filtración renal es el mecanismo físico por el que se produce. Tal como estudiamos en la filtración y absorción de los capilares sistémicos (figura 3.27), hemos de tener en cuenta a diferentes presiones en el capilar y en la cápsula de Bowman (figura 5.6):

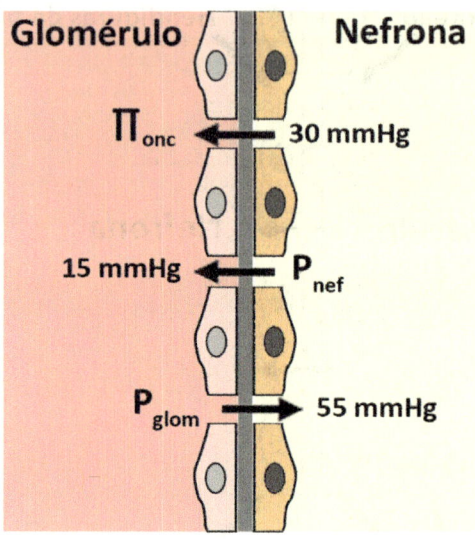

Figura 5.6. Presiones que gobiernan la filtración en el corpúsculo renal. P_{glom}, presión hidrostática del capilar glomerular. P_{nef}, presión hidrostática del líquido de la cápsula de Bowman. Π_{onc}, presión oncótica

- **Presión hidrostática del glomérulo (P_{glom}):** La presión sanguínea, por tanto la presión que ejerce el líquido (sangre) sobre las paredes que lo contiene (los vasos). **A mayor P_{glom}, más líquido se filtrará**. La P_{glom} con la que llega la sangre al capilar es más alta que en la mayoría de los capilares, de 55 mmHg.

- **Presión hidrostática de la nefrona (P_{nef}):** El filtrado que se va formando también ejerce una presión sobre el espacio que lo contiene, en este caso la cápsula de Bowman. Como el epitelio contiene hendiduras de filtración, también ejerce una presión, pero en este caso, **a mayor P_{nef}, menos líquido se filtrará** (va *en contra* de la filtración). Es una presión de 15 mmHg.

- **Presión osmótica (Π).** Esta presión se debe a los elementos disueltos en cada uno de los compartimentos líquidos, y su efecto es una *atracción* de moléculas de agua hacia ese compartimento. Podemos definir:
  - Π_{glom} como la presión osmótica del capilar glomerular, que atrae a las moléculas de agua hacia dicho capilar: **a mayor Π_{glom}, menor volumen de líquido se filtra**.

o Π_{nef} como la presión osmótica del filtrado, que atraerá a las moléculas de agua hacia la nefrona: a mayor Π_{nef}, mayor volumen de líquido se filtra.

Ambas Π son parecidas, pero no son iguales. La Π_{glom} es mayor que la Π_{nef}, ya que en el filtrado no se encuentran la mayoría de las proteínas. Al igual que en el caso de los capilares sistémicos, definimos la **presión oncótica o coloidosmótica** (Π_{onc}) como la diferencia entre ambas: $\Pi_{cap} - \Pi_{nef}$. Se trata de una Π debida exclusivamente a la presión de las proteínas, y es de una magnitud de 30 mmHg.

Teniendo todos estos factores en cuenta, la **presión de filtración,** que es la presión necesaria para que se filtre el líquido a la nefrona, la podemos calcular como:

$$\text{Presión de filtración} = P_{glom} - P_{nef} - \Pi_{onc}$$

La presión de filtración en condiciones fisiológicas nos da un valor positivo de + 10 mmHg, lo que implica que la sangre se filtra al interior de la nefrona. Para ello, debemos de mantener un flujo muy alto, que nos lleve a una P_{glom} de 55 mmHg. Una adecuada filtración en el glomérulo es clave para la función renal, y depende de este flujo sanguíneo, por lo que para poder mantenerla contamos con diferentes formas de regulación que estudiaremos más adelante.

Gracias a la presión de filtración neta, se forma el filtrado. En realidad, el filtrado es un parámetro de **flujo,** un **volumen de líquido que se filtra por los glomérulos por unidad de tiempo**. Este flujo se denomina **Tasa de Filtración Glomerular (TFG)**, y como describimos anteriormente, es de 180 litros cada día, o lo que es lo mismo, 125 ml cada minuto. Se define como:

$$\text{TFG} = K_f (P_{glom} - P_{nef} - \Pi_{onc})$$

Dos componentes son muy importantes para regular este parámetro: las fuerzas que gobiernan la filtración (P_{glom}, P_{nef} y Π_{onc}); y el coeficiente de filtración, K_f. Cuanto más alto sea este parámetro, mayor filtración se producirá, independientemente de las presiones. K_f depende de dos factores:

- El **área de superficie disponible de los capilares glomerulares** (por ejemplo, K_f será menor si sólo tenemos un riñón funcional).

- La **permeabilidad** de la barrera hematourinaria, ya que los poros de los capilares glomerulares y las hendiduras del epitelio de la cápsula de Bowman pueden dejar pasar mayor o menor cantidad de filtrado a la nefrona.

El adecuado control de la filtración glomerular es clave para la fisiología renal, y contamos con mecanismos que mantienen una filtración estable a pesar de cambios enormes en la presión arterial media (figura 5.7):

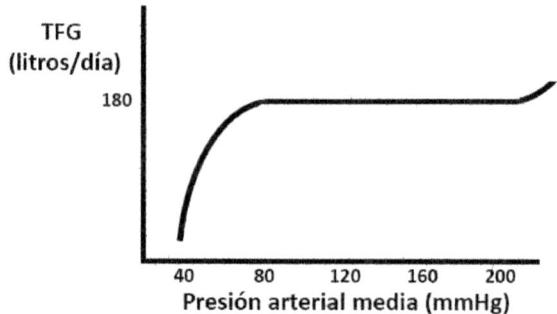

Figura 5.7. Relación entre la presión arterial media y la tasa de filtración glomerular. Ante disminuciones y aumentos enormes de la presión arterial media, la TFG permanece constante.

¿Cómo es posible que se pueda controlar en tal grado la filtración renal? **Mediante la regulación del diámetro de las arteriolas renales.** Las arteriolas aferentes están recubiertas por músculo liso vascular, que tiene la capacidad de contraerse y relajarse:

- Si se produce **vasoconstricción de la arteriola aferente**, se reduce el diámetro del vaso. El flujo de sangre que llega al glomérulo disminuye, lo que lleva a una disminución de la P_{glom}, y por tanto a una reducción de la filtración.

- Si se produce **vasodilatación** de la **arteriola aferente**, aumenta el diámetro del vaso. En este caso, el flujo de sangre que llega al glomérulo se incrementa, lo que lleva a un aumento de la P_{glom}, y por tanto a un aumento de la filtración.

Las arteriolas eferentes también pueden contribuir a la filtración. Su vasoconstricción dificulta el paso de la sangre proveniente del glomérulo, lo que provoca una *acumulación* de sangre en los capilares glomerulares, aumentando la P_{glom}, y por tanto induciendo un incremento de la filtración.

Podemos diferenciar entre dos formas de regular el diámetro de las arteriolas. Si se realiza desde el propio riñón, se realiza mediante mecanismos **intrínsecos**, y si proviene de fuera del propio riñón, mediante mecanismos **extrínsecos**.

Contamos con dos tipos de mecanismos intrínsecos. Uno de ellos lo hemos estudiado anteriormente, la **autorregulación miogénica** (figura 3.22). Los aumentos de la presión hidrostática que pasa por la arteriola aferente la dilatan un cierto grado. Esta dilatación provoca un incremento del flujo que llega al glomérulo renal, lo que lleva a un aumento de la filtración. Este efecto no interesa, ya que es necesaria una filtración estable en el tiempo, e *independiente* de la presión arterial media. Para contrarrestarlo, se ponen en marcha los mecanismos miogénicos. La dilatación arteriolar afecta a los miocitos que rodean a la arteriola, que se *estiran*. Los canales de Ca^{2+} sensibles al estiramiento presentes en los miocitos se abren al estirarse la membrana celular. Cuando el Ca^{2+} entra a la célula muscular provoca su contracción, reduciendo el diámetro de la arteriola, y por tanto disminuyendo la cantidad de sangre que llega al glomérulo. Es un mecanismo de **retroalimentación negativa**: ante un estímulo que induce un aumento de la TFG, se contrarresta con una disminución *refleja* del diámetro de la arteriola. La consecuencia de este mecanismo miogénico es que **cada arteriola regula su propio flujo sanguíneo.**

Para comprender el segundo mecanismo intrínseco que regula el diámetro de las arteriolas renales, debemos profundizar en la estructura de la nefrona. En realidad, el túbulo distal de cada nefrona no se aleja del corpúsculo renal, sino que contacta con las arteriolas renales en el lugar donde comienza el glomérulo, tal como podemos apreciar en la figura 5.8:

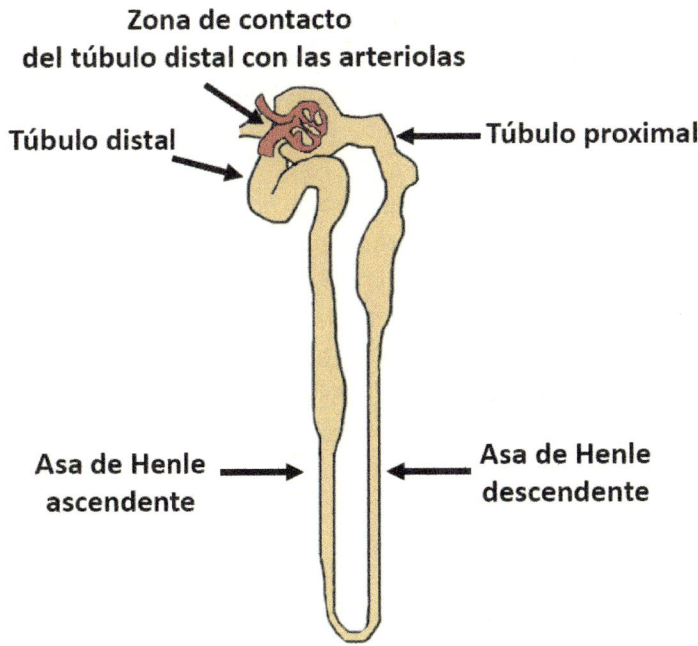

Figura 5.8. Disposición de la nefrona mostrando la zona de contacto del túbulo distal con la intersección entre la arteriola aferente y eferente. Cuando el asa de Henle descendente forma el asa de Hele ascendente, se vuelve *hacia atrás*, de forma que el túbulo distal contacta con el lugar donde las arteriolas llegan al corpúsculo renal.

En la zona de contacto entre las arteriolas aferente y eferente y el túbulo distal se encuentra un conjunto de células con distintas funciones, que forman el denominado **aparato yuxtaglomerular** (figura 5.9):

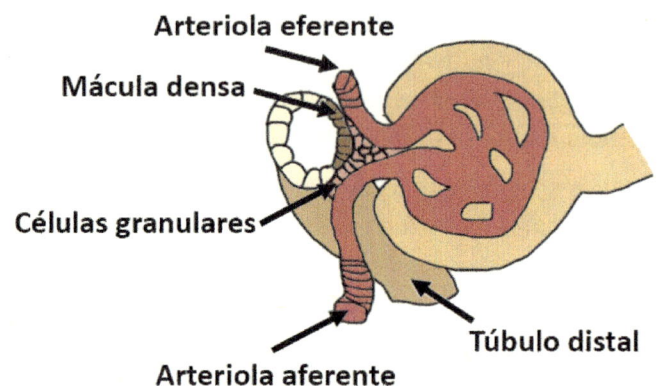

Figura 5.9. Aparato yuxtaglomerular. En la intersección entre el comienzo del túbulo distal y las arteriolas aferente y eferente, existen un grupo de células con diferentes funciones. La mácula densa se localiza en el propio epitelio del túbulo distal, mientras que las células granulares se sitúan en el parénquima renal, entre este túbulo y las arteriolas.

En el aparato yuxtaglomerular encontramos unas células que forman la denominada **mácula densa**. Estas células forman parte de la estructura del propio epitelio del túbulo distal, localizándose muy cerca de la intersección entre las arteriolas. Cuentan con **la capacidad de liberar sustancias paracrinas que afectan al diámetro arteriolar**, bien disminuyéndolo (mediante sustancias vasoconstrictoras), o aumentándolo (mediante sustancias vasodilatadoras). El estímulo que induce la liberación de estas sustancias es el aumento o disminución de la cantidad de filtrado que pasa por el túbulo distal, presionando en mayor o menor medida a sus paredes. Por ejemplo, en el caso de un aumento de la TFG, liberan sustancias vasoconstrictoras. Estas sustancias inducen la contracción del músculo liso vascular, reduciendo el diámetro arteriolar aferente y por tanto disminuyendo la filtración. De igual manera, son sensibles ante disminuciones de la TFG, y en consecuencia pueden liberar sustancias vasodilatadoras, provocando el efecto contrario. A esta regulación intrínseca se le denomina **retroalimentación túbuloglomerular**.

Además de la regulación intrínseca, contamos con una extrínseca, desde fuera del propio riñón, en la que son importantes tanto el sistema nervioso autónomo como el endocrino. En cuanto al **sistema nervioso autónomo**, su influencia es directa, ya que los nervios simpáticos inervan las arteriolas aferentes y eferentes. Cuando se activa el sistema simpático, estas arteriolas se contraen. Como la activación de este sistema no afecta únicamente a nivel renal, estudiemos **los efectos integrados ante una situación fisiopatológica.** Ante una hemorragia grave, que disminuye significativamente el volumen de sangre, o una deshidratación importante, que no permite mantener el agua suficiente en el plasma, la presión arterial media disminuye, ya que contamos con menor volumen de líquido que haga presión sobre las paredes arteriales. En este momento, los sensores de presión carotídeos y aórticos (barorreceptores) informan al centro cardiovascular de esta disminución de la presión. Como respuesta, el centro cardiovascular induce la activación del sistema simpático (e inhibición del parasimpático). La activación del sistema simpático aumenta el gasto cardiaco por sus efectos en el corazón, además de provocar una vasoconstricción de diferentes arteriolas, como las de las cercanas a la piel, las del sistema digestivo, y las arteriolas renales aferentes. En la nefrona, la vasoconstricción de la arteriola aferente disminuye la P_{glom}, reduciendo la TFG, y por tanto la diuresis. Si se disminuye la diuresis, significa que se conserva agua, con lo cual la volemia aumenta (o *disminuye menos*, si seguimos en la situación patológica). El hecho de contar con mayor volumen de líquido en nuestro sistema vascular provoca un aumento de la presión sobre las paredes de los vasos, lo que incrementa la presión arterial media. Se ha conseguido volver a la homeostasis, o al menos disminuir los efectos del cambio fisiopatológico.

En cuanto al **sistema endocrino**, contamos con un sistema hormonal que comienza en el propio riñón, con efectos fisiológicos integrados: se trata del sistema **renina-angiotensina-aldosterona**. Ante situaciones que conllevan una disminución de la presión arterial media, unas células del aparato yuxtaglomerular denominadas **células granulares** (figura 5.9) **liberan la proteína renina** a la sangre. La renina actúa como un enzima, formando la hormona **angiotensina I** a partir de su precursor plasmático **angiotensinógeno**, proveniente del hígado. La angiotensina I se convertirá en **angiotensina II** a su paso por los pulmones (por la acción de una *Enzima Convertidora de Angiotensina*). La angiotensina II es el **vasoconstrictor más potente de las arteriolas sistémicas**: su liberación aumenta la vasoconstricción de muchas arteriolas a la vez, aumentando la presión arterial media. A su vez, **la angiotensina incrementará la liberación de aldosterona**, cuyos efectos veremos más adelante en este libro.

Reabsorción y secreción

Esto sí, esto no

La filtración es un proceso necesario para conseguir eliminar los deshechos metabólicos. Pero hemos estudiado que **filtramos gran cantidad de moléculas imprescindibles para la vida**. Para evitar que estas sustancias aparezcan en la orina, lo que nos llevaría a una situación patológica, las debemos **reabsorber**. Por otro lado, existen moléculas que nos interesa eliminar por encima de lo que se filtran, y gastamos energía para su **secreción** hacia la luz de la nefrona. Podemos visualizar ambos procesos en el epitelio de la nefrona y los capilares peritubulares en la figura 5.10:

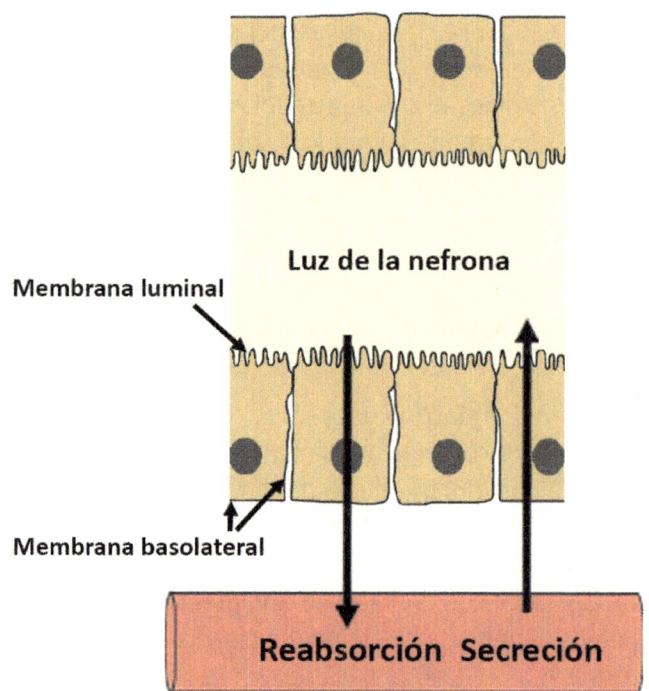

Figura 5.10. **Reabsorción y secreción en la nefrona.** En la reabsorción, las moléculas vuelven a los capilares peritubulares, y por tanto a la circulación sistémica, evitando que aparezcan en la orina. En la secreción, gastamos energía para transportar determinadas sustancias que nos interesa llevar al interior de la nefrona para que aparezcan en la orina.

En la reabsorción, las **moléculas atraviesan el epitelio renal**, pasan al **líquido intersticial**, y de allí **al capilar peritubular** que acompaña a la nefrona, **volviendo** por tanto al torrente sanguíneo. En la **secreción**, las moléculas realizarán el viaje contrario, formando parte finalmente de la orina. Los procesos de reabsorción ocurren en todas las partes de la nefrona, menos en la cápsula de Bowman, donde solo se produce la filtración. Podemos diferenciar dos partes de la nefrona a nivel de reabsorción:

- Desde el túbulo proximal hasta el final del asa de Henle, la reabsorción no está regulada, lo que implica que **la reabsorción depende exclusivamente de lo que se haya filtrado previamente**.

- Desde el comienzo del túbulo distal hasta el final de la nefrona, la reabsorción está regulada **hormonalmente**, y depende de las necesidades homeostáticas de agua y solutos en cada momento.

La reabsorción de cada sustancia es diferente en cada uno de los tramos de la nefrona. En el **túbulo proximal se reabsorben dos terceras partes del filtrado**. Para conocer el mecanismo fisiológico celular implicado, necesitamos estudiar el epitelio que forma la pared de esta parte de la nefrona. Las células epiteliales del túbulo proximal están polarizadas, lo que quiere decir que su membrana tiene diferentes propiedades en la parte que está en contacto con el interior de la nefrona (**membrana luminal**) y en la que está en contacto con el exterior de la nefrona (**membrana basolateral**), según podemos observar en la figura 5.11.

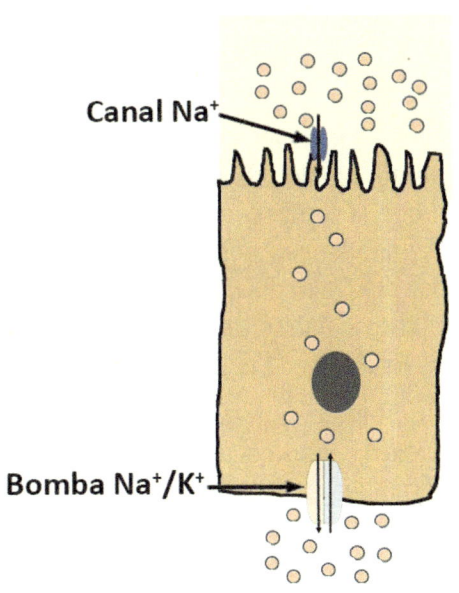

Canal Na⁺

Bomba Na⁺/K⁺

Figura 5.11. Polarización de la célula epitelial de la nefrona. La membrana luminal y basolateral son diferentes, y cuentan con diferentes canales y transportadores. El Na^+ pasa por difusión facilitada desde la luz de la nefrona hasta el interior de la célula epitelial en la membrana luminal a través de canales. Una vez en el interior celular, pasa por transporte activo primario desde la membrana basolateral hasta el líquido intersticial a través de la bomba Na^+/K^+.

La primera molécula que se reabsorbe es el ion Na^+. En la membrana luminal de las células del epitelio del túbulo proximal existen unos **canales de Na^+**. Como el **gradiente electroquímico de este ion es positivo** (hay más Na^+ fuera que dentro de la célula, y el interior celular es negativo respecto al exterior), este catión pasa **desde la luz de la nefrona a la célula epitelial**. A continuación, la bomba Na^+/K^+ ATPasa de la membrana basolateral envía los iones Na^+ hacia el líquido intersticial. De allí, este catión llega a los capilares peritubulares, volviendo a la sangre. Como se reabsorben grandes cantidades de Na^+, que son cargas positivas, atraen a **cargas negativas como el Cl^-**. Este anión puede pasar al interior de la célula epitelial por canales específicos o por la vía transcelular (entre las células). Finalmente, el Cl^- alcanza también el líquido intersticial, y de allí pasa a la sangre. No se reabsorben ni mucho menos todos los iones Na^+ y Cl^- que se filtraron, sino que en la orina aparece una concentración variable, que depende de la reabsorción tanto en este túbulo proximal como en otros lugares de la nefrona en respuesta a determinadas hormonas, como veremos más adelante. La reabsorción de gran cantidad de iones Na^+ y Cl^- incrementa la osmolaridad del interior de la célula epitelial, del líquido intersticial y del plasma. El **incremento de la osmolaridad implica un aumento de la presión osmótica, que provoca la reabsorción del agua,** que *se ve arrastrada* por ósmosis, por tanto reabsorbiéndose hacia la sangre.

Además, la reabsorción de Na^+ es clave para la reabsorción de moléculas orgánicas esenciales para la vida que se filtraron en el glomérulo. **Los aminoácidos se reabsorben en un cotransporte con Na^+.** Es decir, contamos con proteínas transportadoras que acoplan la entrada de Na^+, a favor de su gradiente de concentración, a la entrada de aminoácidos, en contra de su gradiente de concentración (figura 5.12).

Algunos péptidos y proteínas también se filtran. Para reabsorberlas, existen **unos enzimas en la membrana luminal del epitelio del túbulo proximal**. Estas enzimas digieren las proteínas formando aminoácidos, que sí se pueden reabsorber por los transportadores. Algunas proteínas pequeñas se pueden reabsorber enteras por endocitosis. Pero si aparecen demasiadas proteínas en el filtrado, podemos no reabsorberlas en su totalidad, ya que la endocitosis un proceso que se satura. La aparición de proteína en orina se denomina proteinuria, y es indicativa de patología renal.

Otra molécula orgánica que debemos reabsorber en su totalidad es la glucosa, para que vuelva a la sangre y se utilice por aquellos tejidos que la necesiten. Es una molécula que necesita transportadores de membrana para entrar a la célula, y al igual que en el caso de los aminoácidos, estos transportadores en el epitelio renal son diferentes en la membrana luminal y basolateral (figura 5.12). Los transportadores luminales aprovechan el gradiente electroquímico del Na^+ para llevar glucosa hacia el interior de la célula epitelial. En la membrana basolateral contamos con otro tipo de transportadores que llevan la glucosa del interior al líquido intersticial, por medio de un transporte facilitado.

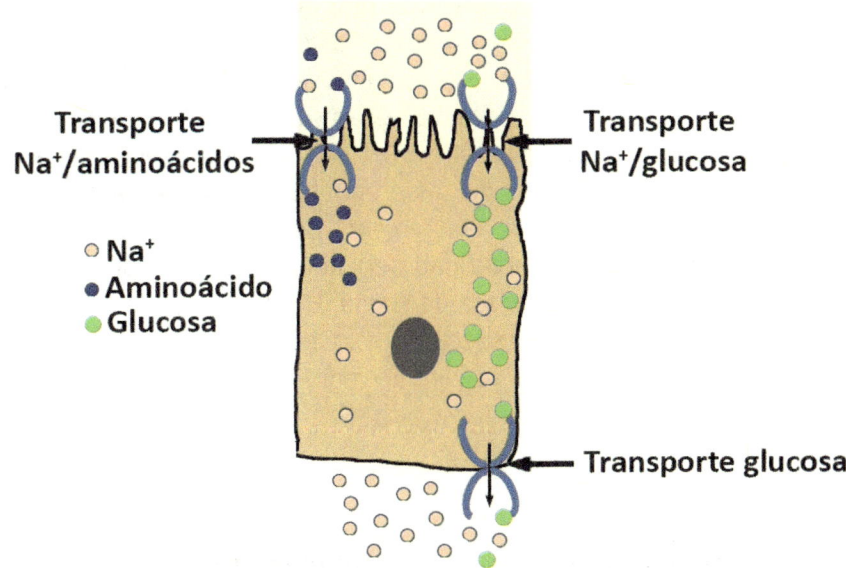

Figura 5.12. Transporte de moléculas orgánicas desde el epitelio del túbulo proximal. Los aminoácidos (izquierda) y la glucosa (derecha) entran a la célula en contra de su gradiente de concentración, por medio de un transporte activo secundario en la membrana luminal. Para pasar al líquido intersticial utilizan un transporte facilitado en la membrana basolateral.

Estudiemos un caso fisiopatológico que nos puede ayudar a la comprender la importancia del transporte de glucosa a nivel renal. La filtración de glucosa no se satura, es decir, aunque exista una alta concentración de glucosa en el plasma, todas las moléculas atraviesan la barrera hematourinaria y entran al interior de la nefrona. Sin embargo, la reabsorción de la glucosa depende de transportadores, y **los transportadores se pueden saturar** (los transportadores tienen una velocidad baja de transporte, y el filtrado pasa durante un cierto tiempo por el epitelio, con lo que no les da tiempo a reabsorber todas las moléculas). Ante excesos de glucosa en el filtrado, la glucosa no se reabsorbe en su totalidad, y se excreta finalmente en la orina. La aparición de glucosa en orina se denomina glucosuria (el sufijo -*uria*, indica en orina), y es un signo de algunas patologías. En pacientes diabéticos que no controlan adecuadamente la glucemia, los transportadores se saturan a partir de una glucemia de 300 mg/dl (hiperglucemia).

Del total de moléculas que se reabsorben, que son el 99% de las que se filtran, en el túbulo proximal se reabsorben hasta dos terceras partes. Siguiendo el camino de las moléculas en la nefrona, en la **rama descendente del asa de Henle** nos encontramos con un epitelio especial que **reabsorbe el 10% del agua** que se ha filtrado, pero que es **impermeable a cualquier otra molécula disuelta**. El agua se reabsorbe por la existencia en las células epiteliales de unos canales denominados **aquaporinas,** específicos de moléculas de agua. Por el contrario, en **la rama ascendente del asa de Henle** nos encontramos en la situación contraria. Su epitelio contiene **canales específicos para Na$^+$, K$^+$ y Cl$^-$,** y se **reabsorben hasta el 25% de los iones que se filtraron.** Sin embargo, **este epitelio es impermeable al agua.** Si analizamos el asa de Henle en su conjunto, se reabsorbe el 10% del agua y el 25% de los iones. Por tanto, **la osmolaridad del líquido que abandona el asa de Henle es menor que la que llega al asa de Henle. El filtrado que llega al tubulo distal es hiposmótico** (100 mOsM) respecto al resto de los líquidos corporales (300 mOsM). En la figura 5.13 podemos observar que conforme el líquido *desciende* por el asa de Henle se vuelve hiperosmótico, y a medida que *sube*, se vuelve hipoosmótico.

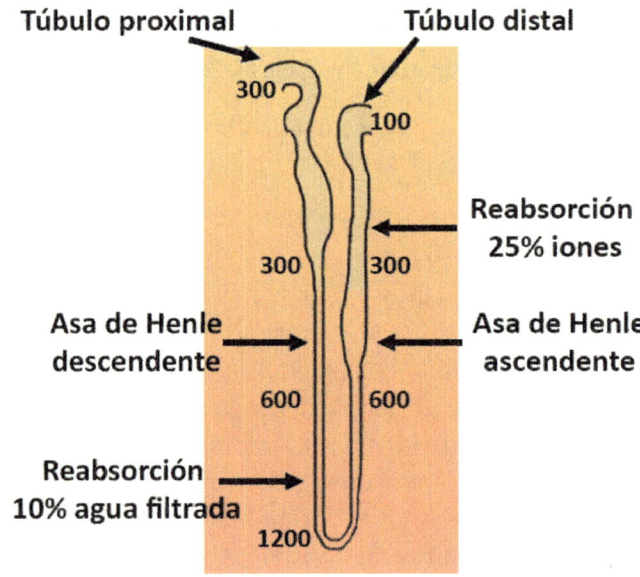

Figura 5.13. Osmolaridad en el filtrado del asa de Henle. Los números están expresados en concentración osmolar. La concentración de solutos de la nefrona y del líquido intersticial se va incrementando conforme nos adentramos en la médula, lo que se denomina gradiente hiperosmótico de la médula renal.

En la función renal, es tan importante reabsorber las sustancias esenciales, como excretar las sustancias de deshecho en la orina como la **urea**. La urea es una sustancia de deshecho especial: puede aparecer en la orina excretada con una concentración 60 veces superior a la que se filtra. Para ello, **la urea recircula entre el asa de Henle y el túbulo colector**. Este proceso es complejo y se explica en el blog del libro, ya que tiene una consecuencia fisiológica imprescindible para la adecuada concentración de moléculas en la orina: **el gradiente hiperosmótico de la médula renal**. Este gradiente depende tanto de la recirculación de la urea como de otro proceso que también se explica en el blog: el intercambiador por contracorriente del asa de Henle, que se produce en las nefronas yuxtamedulares.

La **secreción** es el paso activo de moléculas desde la sangre hacia el interior de la nefrona. Depende de sistemas de transporte con gasto de energía, en contra del gradiente de concentración. La secreción se utiliza para excretar en mayor medida iones como K^+ y H^+, y está muy bien regulada a nivel hormonal a partir del túbulo distal. Además, podemos secretar sales biliares, ácidos grasos o creatinina. Por otro lado, se usa la secreción para excretar sustancias exógenas, entre otras algunos edulcorantes como la sacarina, conservantes alimentarios, o derivados metabólicos de fármacos.

Para el estudio de la función renal a nivel global, podemos medir la excreción de ciertas sustancias en la orina, ya que la cantidad de una sustancia que aparece en la orina refleja cómo fue manejada durante su paso por la nefrona. En clínica se utiliza un concepto denominado **aclaramiento renal**, que es el volumen de plasma depurado de una sustancia por unidad de tiempo tras su paso por el riñón. Podemos encontrar una explicación detallada de este parámetro en el blog del libro.

Homeostasis hidroelectrolítica

El agua y la sal

Una parte importante en la regulación del equilibrio de masas que estudiamos en los primeros capítulos se produce a nivel renal, por la capacidad de los riñones para la excreción de sustancias. La fisiología renal es importante para el equilibrio del agua y de los principales iones, en una regulación integrada con el sistema endocrino. Como nuestro organismo es un sistema termodinámicamente abierto, la homeostasis del agua y las sales depende de dos tipos de factores coordinados por diferentes sistemas:

- **Factores fisiológicos**: entre otros, depende de la absorción del agua e iones a nivel intestinal, de si conservamos estas sustancias en mayor o menor medida a nivel renal, de la pérdida en forma de vapor de agua a nivel pulmonar, de la mayor o menor sudoración, o de la mayor o menor concentración de sales en el sudor.

- **Factores conductuales**: son aquellos que dependen del exterior, de la cantidad de agua que bebemos y de cuantos electrolitos hay disueltos en ella, o de cuanta sal tomamos en las comidas que ingerimos.

Una estimación media nos indica que ingerimos 2 litros de alimentos y bebidas al día. En los alimentos encontramos de 6 a 15 g de sal (NaCl principalmente) diarios. La organización mundial de la salud recomienda un máximo de 10 g. Además, ingerimos diferentes cantidades de otros electrolitos como K^+, H^+, Ca^{2+}, HCO_3^- o HPO_4^{2-} dependiendo de la dieta. Por tanto, existe un flujo continuo entre el interior y el exterior del organismo de agua y sales, al igual que un flujo continuo de estas sustancias entre los diferentes líquidos corporales fisiológicos. **El riñón es uno de los sistemas encargados de mantener la osmolaridad y el equilibrio de masas del agua y de cada ion**. Y lo realiza de forma más lenta que otros sistemas que producen ajustes rápidos en el equilibrio hídrico e iónico, como los que regula el sistema neuroendocrino, el sistema respiratorio, o los conductuales, como la acción de beber agua.

Estudiemos un ejemplo de integración entre diferentes sistemas para lograr el equilibrio homeostático hidroelectrolítico: imaginémonos que disminuye la volemia, por una hemorragia o una deshidratación grave. Como consecuencia, la presión arterial media disminuye ya que contamos con menos sangre para presionar las paredes de los vasos sanguíneos. Los barorreceptores informan al centro cardiovascular de este aumento, y como consecuencia, como hemos visto anteriormente, se activa el sistema simpático, aumentando el gasto cardiaco, lo que conlleva un aumento de la presión arterial media. Esta compensación en ocasiones no es suficiente, de manera que tenemos que buscar otras vías. La disminución de la presión arterial media nos puede llevar a una medida conductual: aparece la sensación de sed. Esta sensación nos lleva a buscar la ingestión de agua, que cuando sea absorbida por el intestino pasa a la sangre, aumentando la volemia y por tanto la presión arterial media. **Los riñones también tienen un papel importante ante disminuciones de la volemia**. Pueden reabsorber agua en mayor medida, conservándola dentro de nuestro organismo, lo que se denomina **antidiuresis**, o formación de menor cantidad de orina. En el caso contrario, ante un aumento de la presión arterial media, también existe compensación renal: los riñones pueden aumentar la cantidad de agua que excretamos (reabsorbiendo menos de la habitual), o incrementando la concentración de sales en la orina (Na^+ principalmente), lo que incrementa la cantidad de agua excretada por ósmosis.

La regulación de la homeostasis hídrica por parte de los riñones puede influir en el equilibrio de masas del agua por dos vías, dependiendo de nuestras necesidades hídricas:

- **Aumentando la diuresis**: que lleva a una eliminación de mayor cantidad de agua, de manera que la concentración de iones en la orina se encuentra muy diluida. Tiene un límite de 50 mOsM.

- **Disminuyendo la diuresis (antidiuresis)**: que lleva a una eliminación de menor cantidad de agua por la orina, de manera que la concentración de iones en la orina se encuentra muy aumentada. Tiene un límite de 1200 mOsM.

La homeostasis hidroelectrolítica se regula a nivel renal mediante la **modificación de la reabsorción de agua y electrolitos en los túbulos distal y colector a través de hormonas**. Una de las hormonas que participa en la homeostasis hidroelectrolítica es la **hormona antidiurética** o **vasopresina**. Como sus propios nombres indican, su función es la de aumentar la presión de los vasos (vasopresina), al conservar más agua por los riñones (hormona antidiurética). Este efecto se consigue al añadir canales de **aquaporina** en el epitelio del túbulo distal y colector, lo que provoca que el agua pase por estos canales desde el interior de la nefrona hacia el líquido intersticial y de allí a los capilares (figura 5.14).

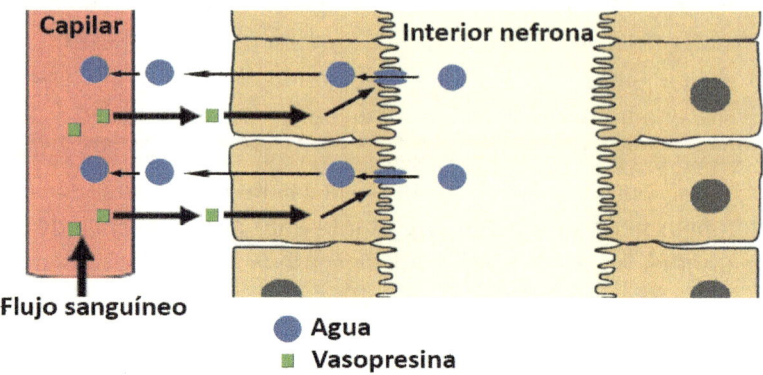

Figura 5.14. Mecanismo fisiológico de la vasopresina en el epitelio renal del túbulo distal y colector. La unión de la vasopresina a su receptor en la célula epitelial provoca la inclusión de aquaporinas en la membrana luminal, lo que tiene como consecuencia la reabsorción de agua y su vuelta a la sangre

Para conocer los efectos de esta hormona a nivel de la diuresis, estudiemos dos extremos potenciales del efecto de la vasopresina, aunque fisiológicamente nos encontremos normalmente en una situación intermedia. En una de las situaciones nos encontramos con que la concentración de vasopresina en sangre es muy alta, lo que provoca una reabsorción de todo el agua que sea posible desde la luz de la nefrona. La orina queda con una concentración muy alta de solutos (figura 5.15, izquierda). Por el contrario, en situaciones con concentraciones mínimas de vasopresina en sangre, no se reabsorbe agua y la orina queda muy diluida de sales (figura 5.15, derecha).

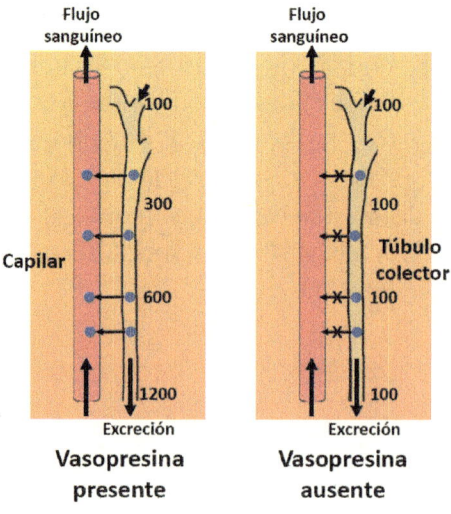

Figura 5.15. Efectos de la vasopresina sobre la diuresis. Con concentraciones máximas de vasopresina, se excreta poco volumen de una orina muy concentrada. Al contrario, con concentraciones mínimas de vasopresina, se excreta abundante orina poco concentrada.

La vasopresina se libera desde el mismo cerebro, en un lugar que regula gran parte de nuestras funciones fisiológicas: el eje hipotálamo-hipofisario. Contamos con **sensores de osmolaridad plasmática en el hipotálamo**, en unas células capaces de *sentir* cambios en la concentración total de moléculas en la disolución. **Ante aumentos en la osmolaridad plasmática**, desde la neurohipófisis **se libera vasopresina**, que induce una **mayor reabsorción de agua a nivel renal**. La consecuencia de este proceso es **la disminución de la concentración de solutos en el plasma**. Por tanto, estas dos variables son directamente proporcionales: a mayor osmolaridad, mayor liberación de vasopresina. Veamos un ejemplo integrado con fisiología cardiovascular. Si tomamos una comida alta en sal, la osmolaridad en el plasma aumenta, puesto que una vez que hayamos absorbido a nivel intestinal el NaCl, pasará a la sangre. Ante el aumento de la osmolaridad, se libera vasopresina desde la neurohipófisis, con lo que se reabsorbe más agua de la nefrona para llevarla a la circulación sanguínea, disminuyendo por tanto la osmolaridad del plasma. Esto lleva a un aumento de la volemia, lo que provoca un aumento de la presión arterial media. Además, este aumento de osmolaridad provoca que tengamos sed. Ingerimos agua, la absorberemos por vía intestinal, y finalmente irá a la sangre, aumentando aún más la volemia y la presión arterial media...¡cuidado con la sal, especialmente en personas hipertensas!

Junto con la regulación del agua, la homeostasis de los iones mayoritarios en nuestro organismo también se regula a nivel renal. Gran parte del Na^+ se reabsorbe en el túbulo proximal (dos terceras partes) y en la rama ascendente del asa de Henle (una cuarta parte). El 10% restante se regula por medio de la hormona **aldosterona**, que se libera desde las glándulas suprarrenales. Forma parte de un mecanismo que se pone en marcha ante disminuciones de la presión arterial media, el sistema renina-angiotensina-aldosterona, que vimos en la página 181. Además de los efectos vasoconstrictores de la angiotensina, esta hormona induce la liberación de aldosterona al paso de la sangre por las glándulas suprarrenales. Su contribución a este sistema en el intento de recuperar los valores disminuidos de presión arterial media es la de reabsorber más Na^+, de forma que reabsorbamos más agua, se incremente la volemia y aumente consecuentemente la presión arterial media. El mecanismo de acción de la aldosterona lleva al aumento de la reabsorción de Na^+ a nivel de los túbulos distal y colector. La unión de la aldosterona a su receptor citosólico (ya que es una hormona lipofílica) produce una señal intracelular que lleva a la inserción de nuevos canales de Na^+ en la membrana luminal, incrementando el paso del ion hacia la célula epitelial. Además, aumenta la actividad de la bomba Na^+/K^+ ATPasa de la membrana basolateral, incrementando el paso de Na^+ hacia el líquido intersticial y por tanto hacia el vaso sanguíneo que acompaña a la nefrona (figura 5.16). Al reabsorber Na⁺, el agua se ve *arrastrada* por ósmosis, aumentando la volemia, aunque en menor magnitud que el efecto producido por la vasopresina.

Los efectos renales de la vasopresina y la aldosterona inducen aumentos de la presión arterial. Pero contamos además con una hormona que contrarresta estos efectos. Se libera desde un órgano *insospechado,* el **corazón.** En las aurículas contamos con unas células capaces de sentir aumentos en la presión de la sangre, ante lo cual liberan el **péptido natriurético atrial**, hormona cuyos efectos antagonizan a las ya estudiadas: provoca la disminución de la liberación de vasopresina, de la liberación de aldosterona y renina a la sangre, de las acciones del sistema simpático, e induce la dilatación de la arteriola aferente para aumentar la diuresis.

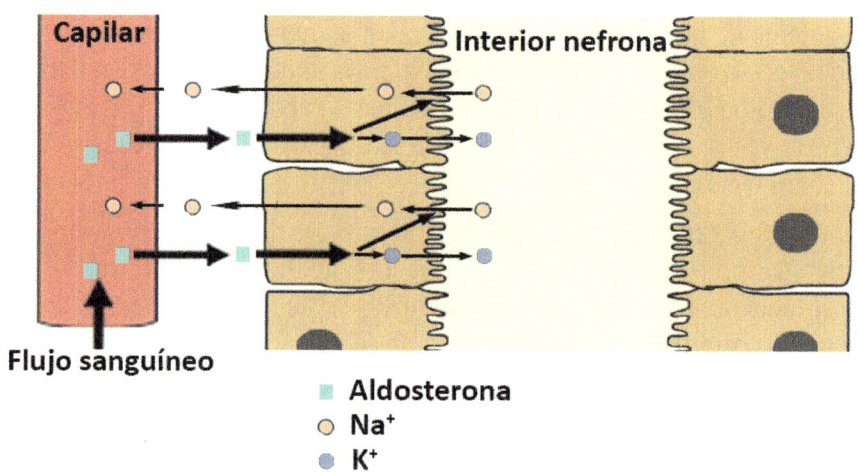

Figura 5.16. Mecanismos de acción celular de la aldosterona. La aldosterona provoca la reabsorción de Na⁺ por la inserción de canales de Na⁺ en la membrana luminal, y por el aumento de la actividad de la bomba Na⁺/K⁺ ATPasa de la membrana basolateral. Además, induce la inserción de canales de K⁺ en la membrana luminal, lo que lleva a un aumento de la secreción de K⁺.

Además de la homeostasis del Na⁺, los riñones regulan los niveles de K⁺. Se trata de un ion fundamental en la generación y mantenimiento del potencial de membrana de todas las células del cuerpo y en el mantenimiento de la osmolaridad intracelular. Pero el K⁺ en exceso es perjudicial, ya que tal como decía Paracelso, *la dosis hace el veneno.* Su secreción está muy bien regulada, al tratarse de un ion cuya concentración en la sangre se debe encontrar en unos límites fisiológicos muy estrechos. La hipopotasemia lleva a debilidad muscular, peligrosa para nuestra salud, y concentraciones suficientemente altas de K^+ llevan a arritmias cardiacas y finalmente a parada cardíaca. Para evitarlo, se regula la concentración de K^+ en el plasma a nivel renal por medio de la **aldosterona**. Ante una hiperpotasemia, se libera aldosterona desde la glándula suprarrenal, lo que induce un aumento de la secreción a nivel de la nefrona distal, de forma que se excreta en mayor medida en la orina (figura 5.16).

La homeostasis de otros iones importantes como el Ca^{2+} se estudia en el tema dedicado a la fisiología endocrina. Otro tema de importancia fisiológica es la regulación integrada del balance ácido-base por los sistemas sanguíneos, que podemos encontrar detallado en el blog del libro.

6. FISIOLOGÍA DIGESTIVA

Visión general del sistema digestivo

El viaje de los nutrientes

Todas las sustancias que ingerimos se embarcan en un viaje través de nuestro tubo digestivo. Algunas se romperán en sustancias más pequeñas que podremos absorber y formarán parte de nosotros, otras saldrán tal como han entrado (por otro lado), y otras se encontrarán con los microorganismos que viven en sintonía con nosotros, y formarán parte de su alimento. Hemos de tener en cuenta que la fisiología digestiva tiene una función paradójica: a la vez que es el sistema por el cual absorbemos las sustancias que necesitamos de la dieta, ha de proporcionar una barrera que impida la entrada de toxinas y microorganismos potencialmente perjudiciales para nuestro organismo.

La función principal del sistema digestivo es **incorporar nutrientes, agua y electrolitos del medio externo al medio interno**. Este sistema está formado por un conducto, el tubo digestivo, y una serie de glándulas anexas (figura 6.1):

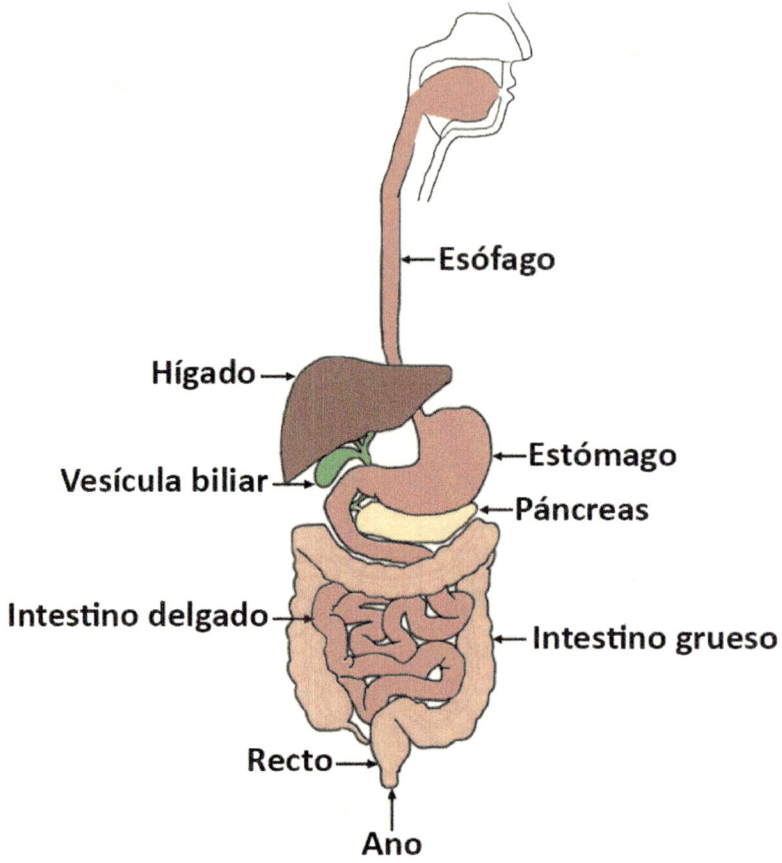

Figura 6.1. Tubo digestivo y glándulas anexas. El alimento se ingiere por la cavidad bucal, de donde pasa a la faringe, que desemboca en el comienzo del tubo digestivo. Este conducto está formado por el esófago, estómago, intestino delgado e intestino grueso, hasta su salida por el esfínter anal. Las principales glándulas anexas son el hígado, el páncreas, y la vesícula biliar, aunque el hígado lo definimos como un órgano con funciones glandulares. Algunas estructuras están desplazadas de su disposición anatómica para facilitar la visualización.

Para el correcto funcionamiento digestivo, hemos de **mover** el alimento desde la boca hasta el ano, **secretar** líquidos, sales y enzimas para **digerir** los nutrientes, **absorber** los que necesitemos, y expulsar los que no seamos capaces de digerir. Y todo ocurre en el **tubo digestivo.** El interior de este conducto está rodeado por una serie de células que se disponen en diferentes capas que poseen propiedades muy importantes para la función digestiva (figura 6.2):

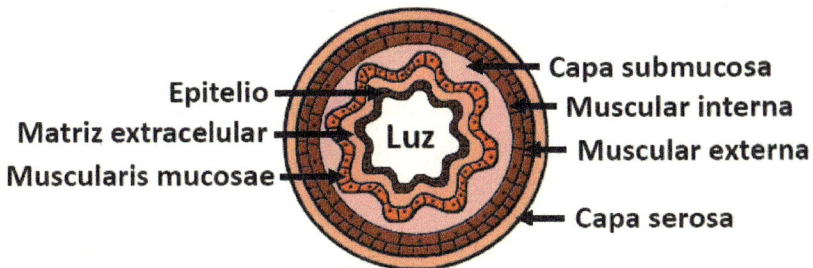

Figura 6.2. **Capas del tubo digestivo.** Del interior al exterior, podemos distinguir la capa mucosa, formada a su vez por las células epiteliales en contacto con el interior del tubo digestivo, la matriz extracelular y la muscular de la mucosa; la capa submucosa; la capa muscular (circular interna y longitudinal externa) y la capa serosa. El tubo digestivo en su totalidad tiene una longitud de 9 metros, desde el esófago hasta el ano. Estas capas pueden variar sus propiedades en función de la parte del tubo digestivo que estudiemos.

- Capa **mucosa**, a su vez, formada por (de parte más interna a más externa):

  o Las **células epiteliales** que forman la pared estructural del tubo, en contacto con su interior.

  o Una **matriz extracelular** de tejido conectivo y que contiene células del sistema inmune, con la función de impedir el trasvase al interior de nuestro cuerpo de microorganismos no deseados. En ella se alojan algunas glándulas que vierten su secreción al tubo digestivo.

  o Una capa de músculo llamada *muscularis mucosae*, cuya contracción produce la secreción de las glándulas.

- Capa **submucosa**, donde se encuentran los vasos sanguíneos y se localizan algunas glándulas denominadas submucosas.

- Capa **muscular externa**, formada por dos capas de músculo:

  o **Músculo circular,** interno: sus miocitos se disponen en posición **perpendicular al tubo digestivo. Su contracción** provoca una **disminución del diámetro** del tubo digestivo de ese tramo.

  o **Músculo longitudinal,** externo: sus miocitos se disponen en posición **paralela al tubo digestivo. Su contracción** provoca **una disminución de la longitud** del tubo digestivo de ese tramo.

- Capa **serosa** o adventicia, formada por **tejido conectivo**, al que se unen los pliegues del peritoneo, que es una membrana que reviste la cavidad abdominal. A través de ella circulan los vasos sanguíneos y se localizan los nervios que irrigan e inervan al tubo digestivo, respectivamente.

Estas cuatro capas son diferentes a lo largo del tubo digestivo, adaptándose fisiológicamente a las necesidades de cada tramo. **La capa que se diferencia en mayor medida es la epitelial de la mucosa**: se ha de adaptar a lugares de paso del alimento (esófago), a lugares de trituración y con necesidad de resistencia a la acidez (estómago), o a lugares donde se necesita absorber las sustancias (intestino). Los diferentes tramos del tubo digestivo están separados anatómicamente por los **esfínteres**, unas estructuras engrosadas de músculo liso circular que se encuentran contraídas de forma continua, cerrando el paso del alimento. Los esfínteres se relajan cuando llega el momento adecuado para el paso del alimento.

A la hora de obtener los alimentos del exterior, nos encontramos con una serie de dificultades. No me refiero a aquellos relacionados con la búsqueda de comida, como si fuéramos cazadores-recolectores, y el problema sea *a ver si cazo la liebre*, o *a ver si las manzanas ya están maduras*. La dificultad fisiológica radica en que el alimento que ingerimos está formado por macromoléculas que no podemos absorber adecuadamente por nuestro intestino. Para solucionarlo, modificamos estas macromoléculas en varios pasos para que sean lo suficientemente pequeñas y poder así absorberlas por el epitelio intestinal, que es el paso necesario para que los nutrientes pasen a nuestra sangre. En segundo lugar, al tubo digestivo se secretan una serie de sustancias, necesarias para modificar estas macromoléculas. Hemos de equilibrar *las gallinas que entran* (ingresos) *con las que salen* (egresos). Ya conocemos la importancia que la osmolaridad tiene en nuestros líquidos corporales y como afecta al movimiento del agua. Todos conocemos qué es lo que ocurre con un exceso de agua en las heces, al que también llamamos diarrea.

Para resolver estas dificultades, hemos que coordinar de manera adecuada los **cuatro procesos básicos del aparato digestivo**:

- **Digestión: rotura mecánica y enzimática de los nutrientes** para su absorción.

- **Absorción: paso de sustancias desde la luz intestinal hacia nuestro medio interno**: los nutrientes deben atravesar el epitelio intestinal, pasar al líquido intersticial, y llegar hasta la sangre.

- **Motilidad: movimiento de las sustancias a lo largo del tracto gastrointestinal** (que es otra manera de denominar al tubo digestivo). Debemos dirigir los nutrientes desde el esófago hasta el ano, además de producir aquellos movimientos específicos de ciertos tramos necesarios para su función.

- **Secreción: paso de sustancias hacia el tubo digestivo** desde las células epiteliales y las glándulas que lo rodean.

Para coordinar estos cuatro procesos contamos con nuestro sistema de control sistémico de referencia: el sistema neuroendocrino, que por medio de hormonas y los sistemas simpático y parasimpático regula de manera extrínseca la fisiología digestiva. Pero no menos importantes son los mecanismos de acción de control local. Por un lado, contamos con la liberación de sustancias paracrinas por células del sistema digestivo que afectan a sus células vecinas. Por otro lado, contamos con una subdivisión del sistema nervioso autónomo exclusiva del sistema digestivo, el **sistema nervioso entérico**. Está formado por dos agrupaciones de neuronas muy bien diferenciadas e interconectadas denominadas plexos (figura 6.3), que se encargan de **controlar directamente y de forma local al sistema digestivo**:

- El **plexo submucoso**, situado **entre la capa submucosa y la capa muscular circular**, que regula los procesos de **secreción**. La activación de sus neuronas lleva a la contracción de la *muscularis mucosae*, lo que produce la secreción del contenido de las glándulas a la luz del tubo. Este tipo de secreciones se denominan exocrinas, al liberar sustancias *hacia fuera de nuestro organismo*. Además, regula la liberación de ciertas hormonas hacia la sangre (función endocrina), y la cantidad de flujo sanguíneo que llega a la capa mucosa.

- El **plexo mientérico**, situado **entre la capa muscular circular y la capa muscular longitudinal**, que regula los procesos de **motilidad**. Entre ellos, el movimiento de los nutrientes para su avance a lo largo del tubo, o los relacionados con la digestión y mezcla de los alimentos previos a la absorción.

Este sistema nervioso funciona de manera *autónoma*, pero se ve influido por los sistemas simpático y parasimpático (figura 6.3).

En el sistema digestivo encontramos diferentes tipos de neuronas:

- **Neuronas sensitivas aferentes**, que funcionan como **sensores** de ciertos **estímulos** que afectan al tubo digestivo, como la presión mecánica o la presencia de ciertas sustancias. Informan tanto a los plexos submucoso y mientérico, como al sistema nervioso central.

- **Neuronas de los plexos submucoso y mientérico** del sistema nervioso entérico, que se comunican entre ellas.

- **Neuronas del sistema simpático y parasimpático**, que se comunican con las neuronas del sistema nervioso entérico.

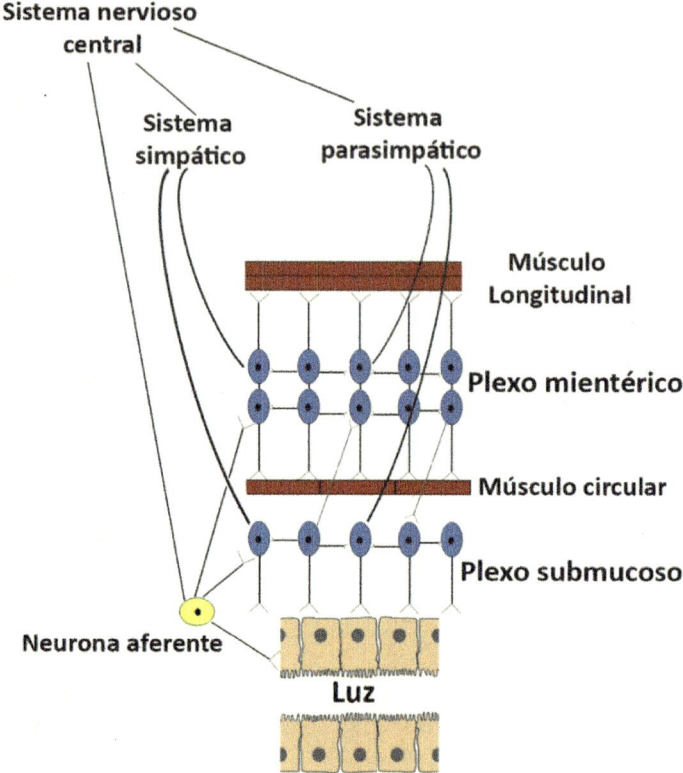

Figura 6.3: Relación entre los sistemas nervioso entérico, simpático y parasimpático. A lo largo del tubo digestivo encontramos neuronas sensitivas (amarillo), neuronas de los plexos submucoso (también denominado de Meissner, azules) y mientérico (también denominado de Auerbach, azules). Estas neuronas del sistema nervioso entérico se conectan entre ellas, y están inervadas por neuronas de los sistemas simpático y parasimpático.

El sistema nervioso simpático y el parasimpático tienen efectos antagónicos sobre el sistema nervioso entérico:

- **El sistema nervioso parasimpático aumenta la funcionalidad digestiva**, incrementando la actividad del sistema nervioso entérico. Por tanto, aumentan los procesos digestivos de motilidad, secreción, el flujo sanguíneo por vasodilatación de las arteriolas, y la relajación de los esfínteres.

- **El sistema nervioso simpático disminuye la funcionalidad digestiva**, reduciendo la actividad del sistema nervioso entérico. Por tanto, disminuye los procesos de motilidad, secreción, el flujo sanguíneo por vasoconstricción de las arteriolas, y aumenta la contracción de los esfínteres.

Ingestión y motilidad

¡Pa´dentro!

En los momentos en los que comenzamos a sentir hambre, en nuestro organismo se ponen en marcha una serie de mecanismos homeostáticos de prealimentación, que lo preparan ante la futura llegada de la comida. Nuestro cuerpo se dispone a dar una **respuesta integrada a la ingesta**. Incluso antes de ingerir el alimento, los diferentes tramos de nuestro sistema digestivo se predisponen para su llegada. Dependiendo del momento, podemos distinguir al menos 3 fases de esta respuesta integrada: cefálica, gástrica e intestinal.

La **fase cefálica** es el conjunto de cambios fisiológicos que ocurren **antes de que llegue el alimento**. Estímulos que llegan a través de los sentidos especiales y viscerales preparan al organismo para la llegada de la comida. Por ejemplo, al oler una comida, al verla (aquello de *no tenía hambre, pero me entró por los ojos*), o cuando *nos viene a la mente* la imagen de alimentos que nos apetecen. Ante estos estímulos aumenta la actividad parasimpática, que incrementa la secreción salival, de ácido estomacal, y de enzimas pancreáticos al duodeno. Y todo esto ocurre *sin haber probado bocado*. En cuanto a las fases gástrica e intestinal, se comentarán al describir los órganos en las que se producen.

Comienza *el viaje del alimento* una vez que llega a la boca. En su interior **secretamos la saliva**, un líquido que procede de glándulas exocrinas que vierten su contenido a la cavidad bucal. La saliva puede provenir de estructuras glandulares muy grandes llamadas **sublinguales** (debajo de la lengua, que producen una saliva *mucosa*), **submaxilares** (debajo de la mandíbula, que secretan una saliva mixta), y **parótidas** (unas glándulas enormes que se encuentran en nuestras *carrillas*, que secretan una solución *serosa* (acuosa), rica en amilasa salival). Además, existen pequeñas glándulas en los labios, la lengua o el paladar. Contamos por tanto con un grupo enorme de células preparadas para secretar la saliva, que tiene diferentes funciones:

- Humedecer el alimento para reblandecerlo, un proceso imprescindible para la sensación del gusto y para el paso posterior del bolo alimenticio por el esófago.

- Comenzar a digerir el almidón por la α-amilasa lingual o ptialina, que degrada parcialmente el almidón en maltosa. También las grasas por la lipasa lingual, aunque su efecto es pequeño.

- Defensa, por la acción de sustancias antibacterianas como muramidasa y lisozima, y de anticuerpos (inmunoglobulinas).

- Higiene, manteniendo una adecuada limpieza bucal y dental.

- Neutralización de los H^+ provenientes del estómago debidos al reflujo gastroesofágico, por medio de la secreción de HCO_3^-.

Diariamente se forma un litro y medio de saliva en el epitelio glandular y se filtra hacia el interior de las glándulas para su secreción. En su composición encontramos un 99% de agua junto a diversas sales, proteínas, y las sustancias implicadas en la digestión y defensa descritas anteriormente. Además de sus funciones digestivas, liberamos saliva de forma continua para la expresión oral, para poder comunicarnos. Hablar *con la boca seca* no es muy efectivo.

Como hemos comentado previamente, en la fase cefálica, el pensamiento en el alimento o simplemente su olor nos preparan para la llegada de la comida. Una vez se produce la ingestión de comida, se activan sensores como quimiorreceptores y receptores de presión en la boca, al igual que la propia masticación. Estos estímulos inducen la activación del **centro de la salivación** de nuestro tallo encefálico, localizado en nuestro bulbo raquídeo. En respuesta, un grupo de neuronas estimula la contracción de los músculos situados alrededor de las glándulas salivares, lo que provoca la secreción de la saliva a la boca. Además, al centro de salivación le llegan conexiones desde centros superiores, ya que emociones como el estrés o el miedo pueden tener un efecto en este proceso, provocando una menor salivación.

La secreción salival es uno de los pocos casos en que los sistemas simpático y parasimpático no son antagónicos. Si la secreción de saliva se produce por activación del parasimpático, tendremos una saliva abundante, con el objetivo de reblandecer el alimento, rica en enzimas para comenzar a degradar el almidón. Si la secreción se produce por activación del simpático, la saliva es espesa y escasa, como por ejemplo la que necesitamos para nuestra expresión oral.

Para que el alimento continue su viaje por nuestro cuerpo, no es suficiente con su humidificación y reblandecimiento. Necesitamos machacar la comida mediante la masticación, por las siguientes razones:

- Reducir el tamaño de las partículas para facilitar la deglución.

- Evitar el daño en la capa mucosa una vez llegue el alimento al esófago, ya que un tamaño excesivo del alimento ingerido puede ser dañino para el epitelio digestivo.

- Aumentar la superficie expuesta a las enzimas digestivas para que incrementen su eficiencia.

- Facilitar al estómago la trituración mecánica del alimento (existen estudios que indican que deberíamos de masticar cada bocado hasta 80 veces).

- Romper la membrana de celulosa de frutas y vegetales para acceder a la parte nutritiva.

Para una correcta masticación contamos con nuestros dientes, enfrentados en una fila superior y una inferior, con 4 incisivos, 2 caninos, 4 premolares y 6 molares, además de 4 muelas que puede que las tengamos o no, las muelas del juicio.

Una vez que hemos masticado de forma adecuada el alimento, procedemos a la siguiente parte del viaje: la **deglución**. En ella podemos distinguir 3 fases (figura 6.4):

- La **fase oral** tiene una primera parte voluntaria, ya que comienza con el empuje del alimento (que también podemos llamar bolo alimenticio) por la lengua hacia el paladar blando y la bucofaringe. En esta parte de la garganta contamos con sensores de presión que desencadenan el **reflejo deglutorio**: un acto involuntario que provoca una acción muscular, cuyo fin es el empuje del bolo alimenticio hacia el esófago. Para ello, se coordinan más de 20 músculos en una secuencia ordenada y precisa.

- A continuación, el bolo empuja la epiglotis, llevando al cierre de la glotis, lo que impide que el alimento llegue a la laringe: es la **fase faríngea**, y es un momento en el cual la respiración está impedida.

- Finalmente, denominamos **fase esofágica** al momento en que el alimento llega al esófago y comienzan los movimientos del peristaltismo, que estudiaremos más adelante.

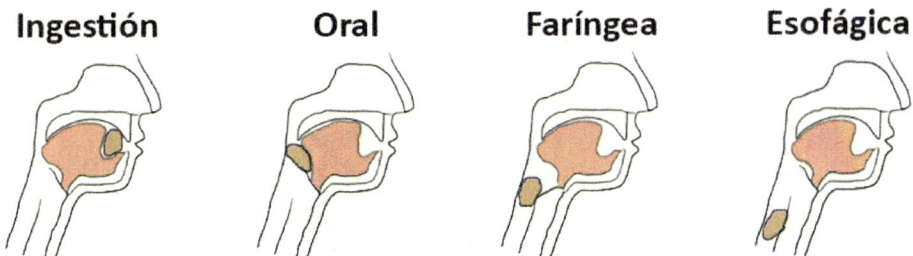

Ingestión   Oral   Faríngea   Esofágica

Figura 6.4. Fases de la deglución. Tras la ingestión del bolo alimenticio, se produce la fase oral de la deglución (izquierda), en la que la lengua empuja el alimento hacia la faringe, desencadenando el reflejo deglutorio. En la fase faríngea, se impide que el alimento pase al aparato respiratorio, momento en el que se bloquea la respiración. En la fase esofágica comienzan los procesos peristálticos de motilidad que mueven el bolo alimenticio en sentido inferior.

Seguimos el viaje. Nos encontramos en el esófago, que es básicamente un tubo muscular, de unos 20 cm. Comienza en la laringofaringe y finaliza en el **cardias**, que es el lugar de entrada al estómago (figura 6.5). En el esófago comienza el tubo digestivo como tal, y en él encontramos las 4 capas descritas previamente. En su parte superior se encuentra el **esfínter esofágico superior**, donde se encuentra una capa de músculo circular contraída de forma continua, impidiendo el paso del alimento en sentido inferior. Este esfínter se relaja en la fase faríngea de la deglución, dejando pasar el alimento tras el reflejo deglutorio. A partir de ese momento, el bolo alimenticio se mueve hacia el estómago por los procesos de motilidad. Previo a su llegada al cardias, en el esófago se encuentra el **esfínter esofágico inferior**. Se trata de una capa de músculo liso contraído continuamente, pero a diferencia del esfínter superior, no está cerrado completamente. Esta es la causa de que sintamos en ocasiones el reflujo gastroesofágico, que consiste en una cantidad variable de H^+ que pasan al esófago y provocan la sensación de quemazón. En sí mismo no es patológico, a menos de que aumente hasta altos niveles de acidez esofágica, provocando la *enfermedad por reflujo gastroesofágico*.

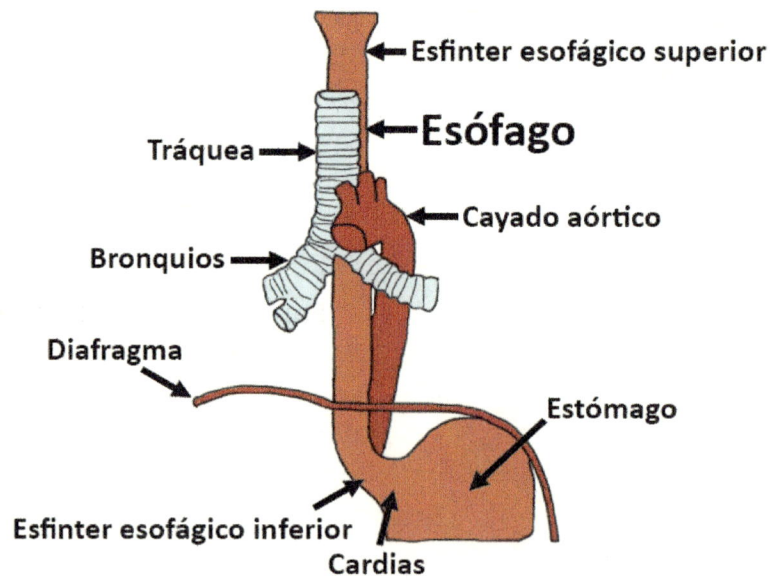

Figura 6.5. **Esófago y relaciones anatómicas con sus tejidos colindantes.** Se muestra un plano frontal donde se puede apreciar anatómicamente como el esófago está situado posterior a la tráquea, mientras que el cayado aórtico lo rodea y pasa por encima del bronquio principal izquierdo. Antes de llegar al estómago, el esófago atraviesa el diafragma por el hiato esofágico. Desemboca en la entrada del estómago, denominada cardias.

En el esófago se producen todos los procesos básicos excepto la absorción. Digerimos los carbohidratos, ya que sigue funcionando la α-amilasa salival, pero su efecto se produce por poco tiempo: el bolo alimenticio no está más de unos segundos en el esófago, y la amilasa se inactiva con el pH ácido estomacal. El esófago cuenta con unas glándulas que secretan sustancias lubricantes para que el alimento no dañe al epitelio, y con otras glándulas que secretan HCO_3^- para que neutralice el ácido proveniente del estómago. Para el avance del bolo alimenticio, comienzan los procesos la motilidad del sistema digestivo.

La **motilidad** engloba a **todos los movimientos que se producen en el tubo digestivo**. Encontramos patrones de motilidad en cada uno de los periodos fisiológicos digestivos, tanto a nivel **prandial** (en los momentos en los que comemos), como en el **posprandial** (en los momentos posteriores a las comidas), como en el **ayuno** (en el periodo que no comemos ni estamos haciendo la digestión). Los diferentes tipos de motilidad son importantes para las siguientes funciones:

- **Peristaltismo**: avance del alimento en dirección oro-caudal (boca-ano).

- **Fragmentación** del alimento.

- **Mezcla del alimento** con las secreciones.

- Limpieza de los restos de alimento del tubo digestivo, por el denominado **complejo motor migratorio**.

Todos estos movimientos se van a realizar por una contracción alterna de los músculos circulares y longitudinales del tubo digestivo, dirigidos por el sistema nervioso entérico, que a su vez está influido por el sistema nervioso simpático y parasimpático.

El primer patrón de motilidad que debemos conocer es el **peristaltismo**. Es el responsable del **movimiento del alimento a través del tubo digestivo**, desde el esófago hasta el ano. Por tanto, el sentido de este movimiento es anterógrado u oro-caudal. Su mecanismo se basa en una **acción de los músculos circular y longitudinal,** que es **diferente** si tenemos en cuenta el **tramo del tubo digestivo por el que está pasando el bolo alimenticio** en ese momento, **y el lugar donde acaba de pasar** (figura 6.6).

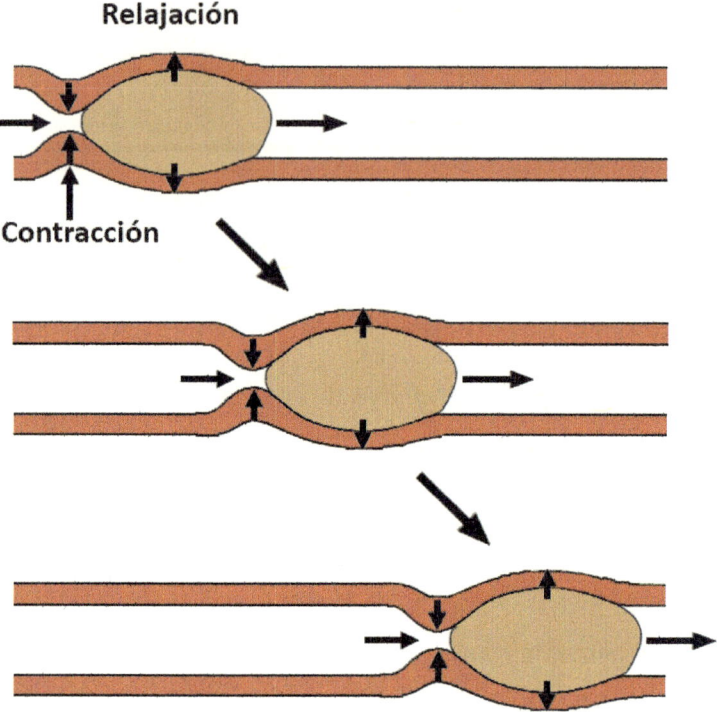

Figura 6.6. Contracción de los músculos lisos del tubo digestivo en el peristaltismo. Para facilidad de comprensión, se muestra exclusivamente el efecto de la contracción del músculo circular. El segmento que recibe al bolo alimenticio se relaja, mientras que el segmento por donde acaba de pasar se contrae (imagen superior). Segundos más tarde, el bolo ha avanzado en el tubo digestivo (imagen central). Este proceso se repite, lo que produce el avance continuo del bolo alimenticio por el tubo digestivo (imagen inferior).

La llegada del bolo alimenticio a cada tramo del tubo digestivo estimula a neuronas sensoriales aferentes, que reaccionan contactando con neuronas del sistema nervioso entérico. Las neuronas entéricas inervan el **músculo circular inmediatamente anterior al bolo alimenticio, en el que inducen su contracción.** A la par, las neuronas entéricas también inervan **el músculo circular de la parte en la que se encuentra el bolo alimenticio, en el que inducen su relajación. El efecto de la acción combinada** es el **avance del alimento** por el tubo digestivo. Cuando el bolo alimenticio llega a la siguiente sección del tubo digestivo, ocurre exactamente el mismo proceso. De esta forma, se consigue el desplazamiento del alimento a lo largo del tubo digestivo, desde el esófago hasta el final del intestino grueso.

Este patrón de motilidad no es el único que encontramos que cubra todo el tubo digestivo. En el ayuno, se produce un patrón de motilidad anterógrada completamente diferente, denominado **complejo motor migratorio**. Es el causante de una serie de contracciones que recorren todo el tubo digestivo, y que comienzan con el estómago vacío. Las ondas de contracción del complejo motor migratorio son muy lentas, ya que cada una de ellas tarda ¡90 minutos! en pasar por todo el tubo digestivo. Su función es la de limpiar los restos de comida no absorbidos, evitando que el alimento no digerido que pueda permanecer en algún tramo del tubo digestivo genere un potencial sobrecrecimiento de la microbiota.

El estómago

El baño ácido

En el capítulo anterior definimos las fases de la respuesta integrada a la ingesta, y estudiamos cómo la fase cefálica afecta a la liberación de saliva antes de que llegue el alimento. **La fase cefálica también afecta al estómago**, aumentando la secreción de H^+ sin que el alimento esté presente. Esta secreción puede llegar a significar hasta un 30% del total que se libera a la luz del estómago. Puede ocurrir simplemente por el olor o por el hecho de pensar en la comida. En el momento en el cual el alimento llega al estómago, se pone en marcha la **fase gástrica**, en la que una serie de reflejos mediados por el nervio vago, ayudado por la liberación de hormonas, completan la secreción estomacal de H^+ necesaria para la digestión.

El estómago es el órgano al que llega el alimento proveniente del esófago. En él podemos diferenciar el **cardias**, que es el lugar de entrada al estómago, y a continuación nos encontramos, de nivel superior a inferior, el **fundus**, el **cuerpo** y el **antro** (figura 6.7). Una vez que el antro gira a la derecha del cuerpo (en una vista frontal) se forma el conducto pilórico, que acabará en el **píloro**, un esfínter que impide el paso del alimento al intestino delgado.

El estómago tiene diferentes funciones:

- **Digestión química y mecánica** del alimento como primer paso para su futura absorción en el intestino.
- **Formación de una mezcla de partículas** suficientemente pequeñas denominada **quimo**.
- **Protección, por la acción del ácido secretado** a la luz estomacal que destruye bacterias y otros patógenos.
- **Almacenamiento del alimento**, que se produce a medida que va entrando al estómago. Es necesario un tiempo adecuado para realizar la digestión, del orden de horas, antes de que el bolo alimenticio pase al siguiente tramo del tubo digestivo.

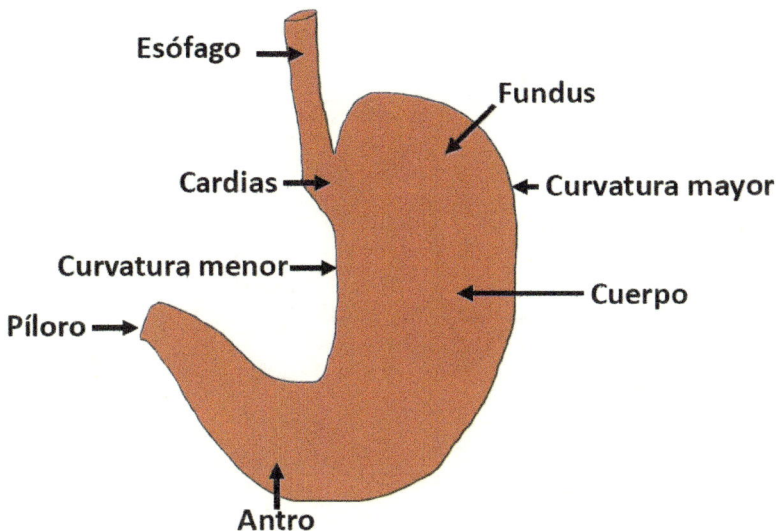

Figura 6.7. Anatomía externa del estómago. Al cruzar el diafragma, el esófago llega por el cardias al estómago. El fundus y la parte superior del cuerpo estomacal es el lugar donde se va almacenando la comida para su digestión posterior, y la mayoría del cuerpo y del antro sufren el proceso de la fragmentación. El estómago gira a la derecha antes de desembocar en el duodeno, y forma dos curvaturas, la menor y la mayor. En su interior, el epitelio cambia drásticamente al pasar del esófago al estómago. En el interior del estómago se encuentran unos pliegues longitudinales denominados *Rugae,* que se expanden tras la llegada del alimento al estómago (no mostrado).

Esta última función, menos obvia, es tremendamente importante para nuestra función gástrica. Porque nuestro estómago, que es la parte más amplia del tubo digestivo, es capaz de aumentar su volumen ¡30 veces! sin que la presión gástrica aumente. Este aumento del volumen estomacal se denomina **relajación receptiva** (figura 6.8), y se produce principalmente en el fundus y en la mitad superior del cuerpo estomacal.

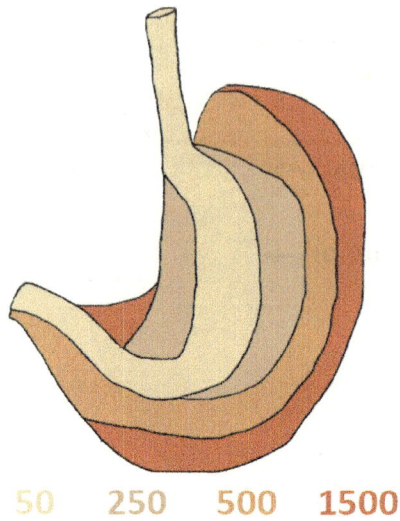

50   250   500   1500

Figura 6.8. Relajación receptiva. El estómago tiene una alta distensibilidad que permite el almacenamiento del alimento a su llegada hasta el comienzo de la digestión, sin que aumente significativamente la presión sobre sus paredes. Se especifica en ml el incremento del volumen gástrico y el lugar aproximado en el que se produce este aumento. El volumen incrementa de unos 50 a 1500 ml.

Una vez que el alimento se encuentra en el estómago, sufre una trituración y mezcla simultáneas, para lo cual se pone en marcha un tipo de motilidad denominada **fragmentación**. Además de las capas circular y longitudinal, en el estómago contamos con otro tipo de músculo liso que se dispone de manera oblicua, interno a los otros dos. Los tres músculos se contraen de manera alterna para conseguir la mezcla del contenido estomacal. Entre los tres *machacan* al alimento de forma continua durante la digestión gástrica, que puede llegar a durar horas, dependiendo del tipo de nutrientes que se encuentren presentes en el estómago. Estas contracciones de los músculos mezclan el contenido gástrico y lo empujan hacia el píloro, un esfínter que se encuentra cerrado en este momento. El quimo *se estruja*, y el alimento vuelve hacia el cuerpo gástrico para seguir mezclándose y reducir aún más el tamaño de las partículas. Este proceso se denomina **retropulsión**, y se repite la cantidad de veces necesaria para llegar a una mezcla adecuada que pueda pasar hacia el intestino delgado. El proceso de fragmentación está regulado extrínsecamente por la **estimulación vagal parasimpática**, así como por una serie de hormonas entre las que está la **gastrina**, que se libera desde unas células del epitelio estomacal que estudiaremos más adelante.

La fragmentación no servirá de mucho para la digestión si no se mezcla el bolo alimenticio con H⁺. Con una enorme cantidad de H⁺, que podemos llamar el baño ácido gástrico. Para que esta mezcla ácida sea efectiva, la secreción de protones ha de ser tan grande como para que por cada uno que tengamos en la célula del epitelio del estómago, tengamos un millón en la luz estomacal. ¡menuda acidez! ¿Y cómo lo conseguimos? Contamos con un proceso de secreción de H⁺ desde unas células presentes en las **glándulas gástricas**, unas invaginaciones del epitelio del estómago (figura 6.9).

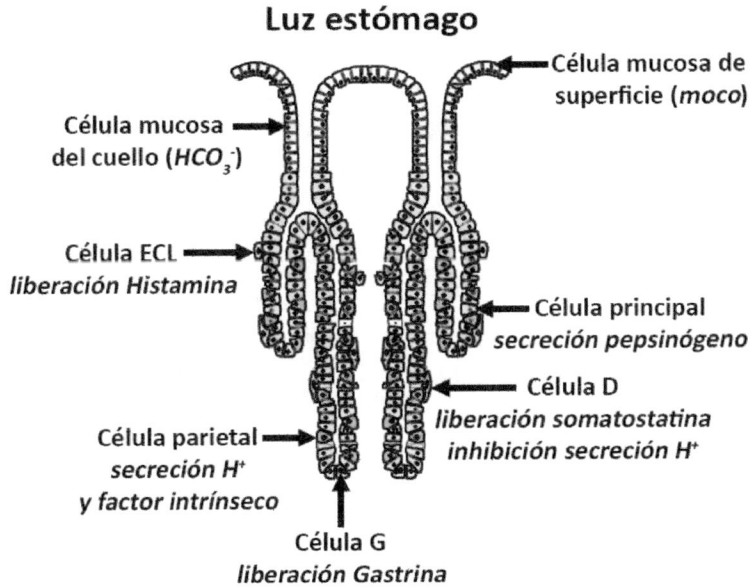

Figura 6.9. Glándulas gástricas. El epitelio de estas glándulas forma invaginaciones que se internalizan en la capa mucosa gástrica, para proteger a sus células del ácido presente en el estómago. Mientras que las células mucosas se distribuyen por la parte superior para secretar moco y bicarbonato, las células secretoras (parietales y principales) están protegidas en su interior. Las células G, que liberan la hormona gastrina, se encuentra en la parte más interna de las glándulas. Las células ECL incrementan la secreción de H⁺ por las parietales. Una vez la concentración de ácido es suficiente, las células D inhiben todo el proceso por retroalimentación negativa.

Las **células que secretan los protones** a la luz gástrica se denominan **parietales**. Ya en la fase cefálica se produce una secreción de parte del ácido por el aumento de actividad parasimpática. En la fase gástrica, al llegar el alimento al estómago, contamos con neuronas sensitivas que informan de la presencia del bolo alimenticio, ya que son sensibles a aminoácidos y péptidos, al sistema nervioso central a través de aferencias del nervio vago. El sistema nervioso central reacciona emitiendo la señal (también a través del nervio vago, en su división eferente) para dar la orden de secreción de **H⁺** por parte de las **células parietales**. Esta señal no es suficiente para lograr la extrema acidez gástrica necesaria para la función gástrica. Las neuronas sensitivas estimuladas por la llegada del alimento no sólo informan al sistema nervioso central, sino que también activan a unas células de la propia glándula denominadas **células G**, que liberan la hormona **gastrina** a la sangre. La gastrina, además de favorecer la fragmentación, se une a sus receptores de las células parietales, provocando mayor **secreción de ácido**. El efecto del sistema nervioso sobre las células parietales sumado al de la gastrina sigue sin conseguir la concentración de **H⁺** suficiente, todavía falta un actor. La gastrina activa a su vez a otras células del epitelio denominadas **ECL** (*Enterochromaffin-Like Cells*). Las células ECL activadas liberan **histamina** de forma paracrina, y esta amina también se une a las células parietales, induciendo en ellas un incremento aun mayor de la secreción de H⁺. Ahora sí, la suma de todos estos efectos consigue una adecuada acidez estomacal, cuyas funciones son:

- **Destrucción de microorganismos.**
- **Desnaturalización** de las **proteínas**, como primer paso para su transformación en aminoácidos que podamos absorber en el intestino.
- Activación de la **pepsina**.

La pepsina es una proteasa, un enzima que rompe proteínas en trozos más pequeños (péptidos), ayudando a la digestión final que ocurre en el intestino delgado. La pepsina es liberada por unas células de las glándulas gástricas denominadas células **principales**. Estas células secretan al estómago un precursor de la pepsina denominado pepsinógeno, que necesita el ambiente ácido que encuentra en la luz estomacal en el momento de la digestión para su conversión en pepsina.

En global, la secreción de H⁺ a la luz estomacal es un mecanismo de retroalimentación positiva. Como conocemos, estos mecanismos necesitan un evento externo que finalice el proceso. Cuando la cantidad de H⁺ en el interior del estómago es suficientemente alta, se activan unas células llamadas **células D**, que liberan **somatostatina**. De forma paracrina, la somatostatina inhibe la acción de las células parietales, G y ECL, de manera que se bloquea la producción y secreción de H⁺.

No sólo se secretan H⁺ y pepsina a la luz estomacal. Las células parietales también secretan una proteína denominada **factor intrínseco**, cuya función es la **protección de la vitamina B12** (cobalamina) para evitar su degradación en el ambiente ácido gástrico. El factor intrínseco *acompañará* a la vitamina B12 hasta su absorción intestinal, que se producirá a nivel del íleon.

Una cuestión importante es, si es tan peligroso el ácido para las células, ¿por qué no afecta a las propias células epiteliales? Para evitar el daño potencial al epitelio, en la parte más expuesta a la luz estomacal de las glándulas gástricas contamos con unas células que liberan una **sustancia mucosa que contiene bicarbonato**. El moco crea una **barrera física**, y el HCO_3^- una **barrera química**, ya que es una base que neutraliza los H^+. Estas sustancias se liberan por unas **células de la superficie y del cuello de las glándulas gástricas** (figura 6.9). Se crea por tanto una capa protectora que evita que el ácido entre en contacto directo con las células epiteliales, que se encuentran protegidas en el interior de las invaginaciones de las glándulas.

Teniendo en cuenta todo lo expuesto, la **digestión** en el estómago se limita a la desnaturalización de las proteínas con el ácido y a la acción de la pepsina sobre estas proteínas, que comienzan a romperse en pequeños péptidos, trabajo que seguirá por otros enzimas en el intestino. La disminución del pH también inactiva a la amilasa salival, con lo cual el efecto de este enzima sobre los carbohidratos se limita a su actividad en estructuras superiores. Finalmente, aunque también se libera una lipasa gástrica por las células principales, su efecto es muy limitado.

Una vez que empieza a pasar el alimento hacia el intestino delgado, comienza la **fase intestinal** de la respuesta integrada a la ingesta. **Las señales entre el estómago y el intestino regulan la velocidad con la que el quimo pasa al duodeno.** Es muy importante que al intestino no le llegue más de lo que pueda digerir y absorber, por lo que **el vaciamiento gástrico ha de regularse de manera eficiente**. La llegada de los alimentos al intestino induce el denominado **reflejo enterogástrico**. Es un reflejo que reduce la actividad del estómago y disminuye el vaciamiento hacia el duodeno. Para ello, receptores de estiramiento del duodeno reaccionan ante la llegada del quimo, enviando la información al sistema nervioso central a través del nervio vago. La reacción del sistema nervioso (también vía nervio vago, en su división eferente), es la de inhibir el peristaltismo gástrico. Además, la llegada de hidratos de carbono y aminoácidos al duodeno activa a unas células que liberan hormonas como el **polipéptido inhibidor gástrico (GIP)**, entre cuyas funciones se encuentra la de inhibir las funciones del estómago.

El vaciamiento gástrico es *ordenado*. En el estómago, los alimentos se separan en base a su densidad para su paso al intestino. En primer lugar, pasan los elementos líquidos, y después los sólidos; primero los carbohidratos, más tarde las proteínas, y finalmente las grasas. En total, la estancia del alimento en el estómago es muy variable, dependiendo del tipo de alimento que tengamos en el estómago, y de la cantidad y calidad del quimo que el duodeno vaya procesando, pudiendo variar desde 20 minutos hasta 4 horas.

Digestión y absorción en el intestino delgado

El ataque final contra las macromoléculas

El viaje por el intestino va llegando a su fin para gran parte del bolo alimenticio, especialmente para la mayoría de las sustancias que vamos a absorber. En el intestino delgado, *atacamos* a las macromoléculas con todos los procesos digestivos que disponemos: movemos y mezclamos el quimo, y secretamos sustancias para la digestión de los diferentes nutrientes con el fin de por absorberlos. El intestino delgado es la parte más larga de nuestro tubo digestivo, que comienza en el esfínter pilórico y termina en el esfínter ileocecal. Cuenta con 3 partes bien diferenciadas: **duodeno**, al que llegan secreciones tanto procedentes del hígado y de la vesícula biliar como del páncreas, **yeyuno** e **íleon** (figura 6.10).

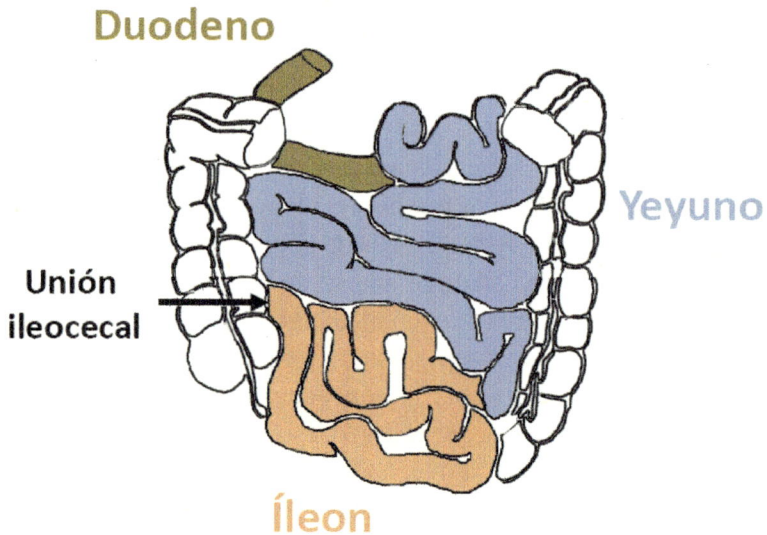

Figura 6.10. Estructura anatómica del intestino delgado y su relación con el intestino grueso. Se muestran diferenciados por color los tramos correspondientes al duodeno, yeyuno e íleon. El intestino delgado termina en la válvula ileocecal, que separa el íleon del ciego, primera parte del intestino grueso.

En primer lugar, estudiemos los procesos de motilidad que se producen en el intestino delgado. Además del peristaltismo y del complejo motor migratorio, que se producen a lo largo de todo el tubo digestivo, contamos con un proceso específico denominado **segmentación**. Es un tipo de motilidad que consiste en la contracción alterna de segmentos cortos del intestino delgado, pero sin avance del alimento. Los músculos circulares y longitudinales se contraen y relajan continuamente, con el objetivo de mezclar adecuadamente el alimento con las secreciones que digieren las macromoléculas. *Batimos* el contenido intestinal, a la vez que lo mantenemos en contacto continuo con el epitelio para la absorción de los nutrientes (figura 6.11).

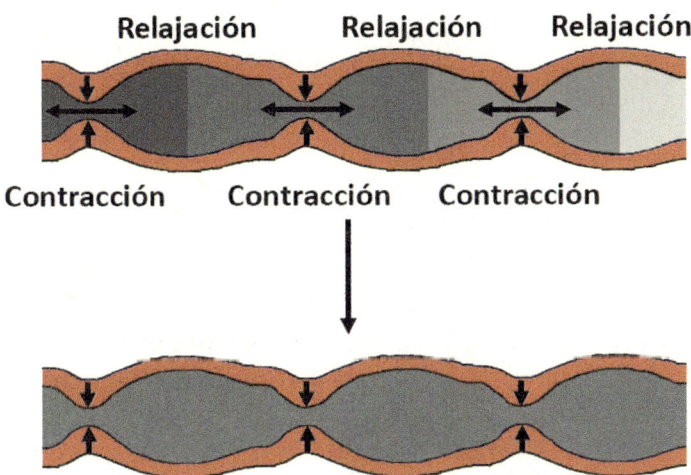

Figura 6.11. Segmentación. Secciones de unos 5 cm de intestino se contraen y relajan alternativamente para conseguir una mezcla eficiente de los alimentos con las secreciones procedentes de las glándulas anexas. En la imagen superior, las diferentes secciones tienen una concentración diferente (grises). La segmentación consigue una mezcla adecuada, mostrada por el gris uniforme de la imagen inferior.

La mucosa y submucosa, especialmente en el duodeno y en el yeyuno, forman unos pliegues circulares de 1 cm aproximadamente de espesor hacia el interior del tubo digestivo, denominados válvulas de Kerckring. En estos pliegues se sitúan las **vellosidades**, unas evaginaciones en forma de *dedos* que sobresalen hacia la luz del tubo. Por el interior de las vellosidades circulan las arteriolas, que se transforman en los capilares que recogen las sustancias que se absorben por el epitelio intestinal y que llegarán a las vénulas (figura 6.12). Además, por el interior de las vellosidades también pasan unos vasos linfáticos denominados **quilíferos**. En el exterior de las vellosidades, *encarados* a la luz intestinal, se localizan los **enterocitos**, que son las células con la función de absorber los nutrientes. En la membrana luminal de los enterocitos encontramos las **microvellosidades**, pliegues de la membrana celular que **aumentan enormemente la superficie de absorción disponible** (figura 6.12). En la base de las vellosidades encontramos unas pequeñas invaginaciones denominadas **criptas de Lieberkühn**, en las que encontramos entre otras a células con función endocrina e inmune.

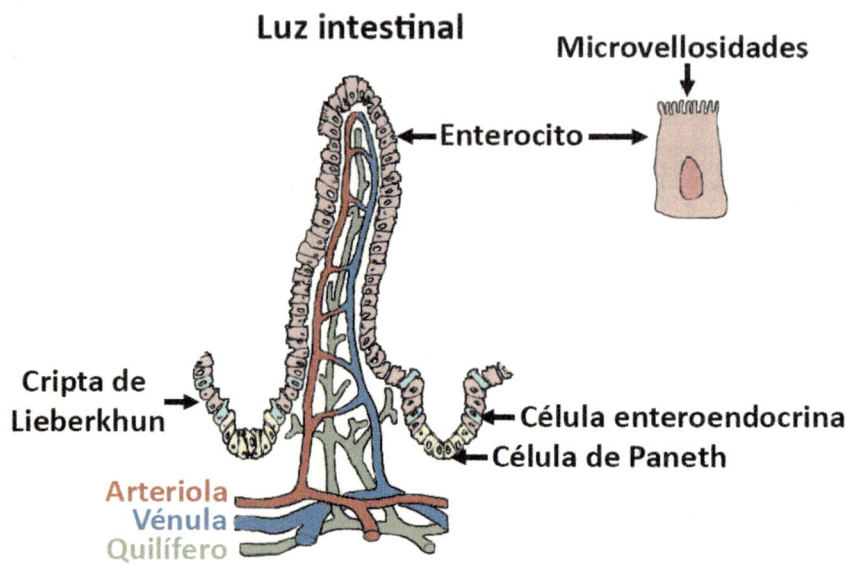

Figura 6.12. Imagen de una vellosidad intestinal. Estas evaginaciones de la mucosa intestinal contienen en su epitelio las células que absorben los nutrientes o enterocitos, en los que encontramos las microvellosidades. En las criptas de Lieberkuhn encontramos células enteroendocrinas, encargadas de la liberación a la sangre de hormonas que regulan la motilidad, secreción de enzimas y reflejos gástricos; y las células de Paneth, que secretan sustancias con función antibiótica como la lisozima. El interior de las vellosidades está muy vascularizado, con presencia de capilares sanguíneos y de vasos linfáticos (quilíferos).

En el intestino se producen los cuatro procesos básicos del aparato digestivo. Se **digieren** las siguientes macromoléculas:

- **Carbohidratos**, tanto de cadena larga (almidón, glucógeno), como disacáridos (lactosa, sacarosa).

- **Proteínas** y péptidos provenientes de la acción de la pepsina gástrica, así como gluco- y lipoproteínas.

- **Grasas**, como triglicéridos o fosfolípidos.

Todos los nutrientes sufren el mismo tipo de proceso para su digestión: son **hidrolizados** por medio de **enzimas** y convertidos en sus partes más elementales, como **monosacáridos, aminoácidos** y **ácidos grasos**, de forma que puedan ser **fácil-mente absorbidos por los enterocitos. La mayor parte de la absorción de nutrien-tes se lleva a cabo en el intestino delgado**, y una vez absorbidos llegan al sistema circulatorio. Antes de llegar al corazón, los nutrientes han de pasar el *certificado de calidad* del hígado, ya que entre las sustancias que absorbemos pueden existir al-gunas perjudiciales para nuestra homeostasis. La sangre cargada con las sustancias absorbidas proveniente de las vellosidades drena finalmente en la **vena porta**, que es un vaso que conecta el intestino delgado con el hígado. En el hígado contamos con una amplia red de células del sistema inmune y con enzimas que son capaces de metabolizar gran cantidad de sustancias para evitar el daño de aquellas que puedan ser perjudiciales.

Para digerir, necesitamos la ayuda de sustancias provenientes de las **glándulas anexas del aparato digestivo**, el páncreas y el hígado. Los enzimas con capacidad de hidrolizar las macromoléculas provienen en su mayoría del páncreas, por lo que necesitamos conocer este órgano para proseguir el viaje por el tubo digestivo.

Páncreas

El páncreas es un órgano fundamental para nuestra homeostasis. Si lo obser-vamos en un plano frontal, anatómicamente está situado dorsal al estómago (*por detrás*), y rodeado por la curva que hace el duodeno en su giro hacia la izquierda (figura 6.13). Esta parte se denomina cabeza del páncreas, a la que sigue en sentido izquierdo el cuerpo y la cola, que son cada vez más estrechos.

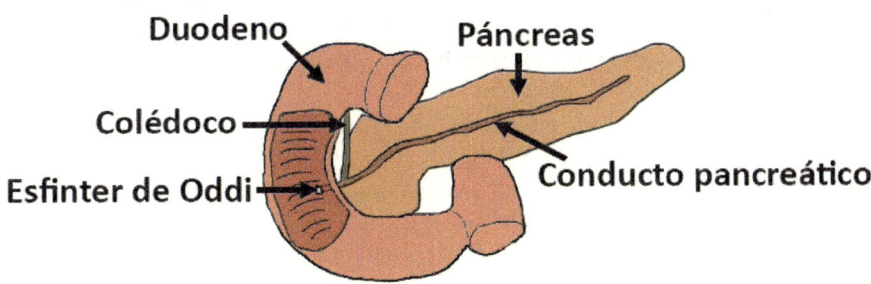

Figura 6.13. **Relación anatómica del duodeno con el páncreas**. La cabeza del páncreas está rodeada por la curva que realiza el duodeno, y le siguen el cuerpo y la cola. El con-ducto pancreático recoge las secreciones de los acinos pancreáticos, y vierte su contenido al duodeno en una apertura denominada **ampolla de Vater**, que está cerrada en condi-ciones basales por el **esfínter de Oddi**. Antes de llegar al duodeno, las secreciones del conducto pancreático se unen a las provenientes del hígado del conducto colédoco.

Fisiológicamente el páncreas cuenta con dos funciones fundamentales para mantener nuestra homeostasis. La endocrina, que debe su importancia a la liberación de insulina y glucagón a la sangre, que estudiaremos más adelante; y la exocrina, que es la que tiene importancia en el sistema digestivo. Recordemos, es exocrina, ya que se secretan sustancias al exterior del organismo, en este caso la luz del tubo digestivo. Entre otras sustancias, **el páncreas secreta enzimas con capacidad hidrolítica para la digestión**. Los enzimas forman parte del **jugo pancreático**, un líquido que **se libera desde el páncreas hasta el duodeno** en el momento de la llegada de los nutrientes al intestino delgado. Unas glándulas en forma de racimos de uva (**acinos pancreáticos**, figura 6.14) forman y secretan a los conductos el jugo pancreático. El conducto pancreático recoge el líquido formado en los acinos, que se vierte al duodeno por la **ampolla de Vater** en los momentos en los que lo que necesitemos, para lo cual es necesaria la **relajación del esfínter de Oddi**.

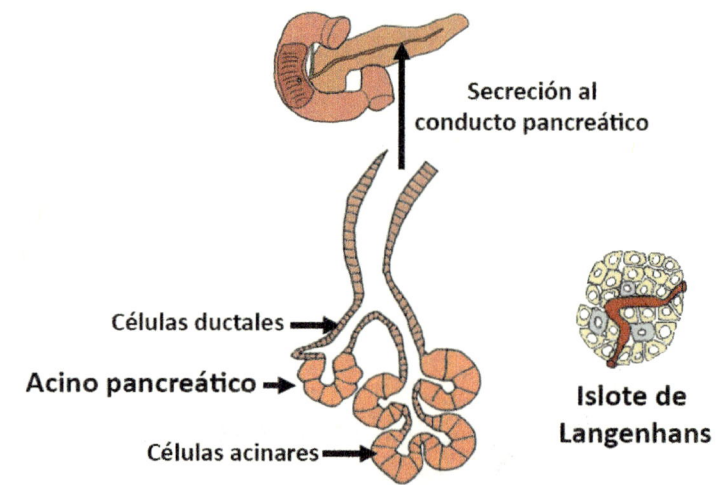

Figura 6.14. Acinos pancreáticos e islote de Langerhans. El jugo pancreático es liberado desde los acinos pancreáticos al conducto pancreático. La secreción depende del tipo de célula epitelial, y mientras que **las células ductales secretan bicarbonato, las células acinares liberan las enzimas hidrolíticas**. En comparación, se puede observar un islote de Langerhans del páncreas endocrino, formado por diferentes tipos celulares que liberan las distintas hormonas a un capilar sanguíneo. Estos últimos sólo suponen el 1% del páncreas. El páncreas por tanto es una glándula mixta, con función tanto exocrina como endocrina.

El jugo pancreático contiene una serie de sustancias importantes para la digestión de los alimentos:

- **Proteasas**, como tripsinógeno, quimiotripsinógeno, carboxipeptidasa, elastasa, o colagenasa, que hidrolizan las proteínas y los péptidos provenientes de la acción de la pepsina para obtener aminoácidos. Muchos de ellos se secretan de forma inactiva (sufijo -ógeno), y se activan a su llegada al duodeno.

- **Lipasas**, que rompen diferentes enlaces en los ésteres de colesterol, los triglicéridos y los fosfolípidos para obtener ácidos grasos, glicerol o monoglicéridos.

- **Amilasa pancreática**, que degrada los carbohidratos de cadena larga como primer paso necesario para la absorción de monosacáridos, aunque como veremos más adelante necesitamos otros enzimas.

- **Ribonucleasas** y **Desoxirribonucleasas**, que hidrolizan el RNA y el DNA, para obtener nucleótidos y nucleósidos.

- HCO_3^-, que neutraliza el exceso de H^+ que llega junto al alimento proveniente del estómago.

La secreción del jugo pancreático está regulada por nuestro sistema de control neuroendocrino. En la fase cefálica de la respuesta integrada a la ingesta comienza la secreción de una pequeña parte de este líquido al intestino delgado, secreción que se incrementa en la fase intestinal. En el momento que llega el alimento al duodeno, contamos con una doble regulación:

- La **estimulación parasimpática** induce la liberación del jugo pancreático por la acción del nervio vago.

- Unas **células enteroendocrinas del epitelio del duodeno** liberan hormonas ante la presencia de diferentes sustancias en la luz del intestino delgado:

  o **Las células S** son sensibles a los H^+, y ante la disminución del pH provocada por la llegada del bolo alimenticio, liberan una hormona a la sangre llamada **secretina**. La secretina circula por el torrente sanguíneo, y al llegar **al páncreas, se une a su receptor en las células ductales** de los acinos. **Esta unión provoca la secreción de HCO_3^-** con agua e iones **desde estas células del páncreas** con el fin de neutralizar el ácido estomacal que llega al duodeno.

  o **Las células I** son sensibles a grasas y aminoácidos. Ante la presencia de estas sustancias, liberan una hormona a la sangre llamada **colecistoquinina**. La colecistoquinina circula por el sistema vascular, y **al llegar al páncreas, se une a su receptor en las células acinares** de los acinos. Esta unión provoca la **secreción de los enzimas digestivos** (proteasas, lipasas y amilasas), que se dirigen al duodeno para **hidrolizar las macromoléculas y convertirlas en sustancias absorbibles**.

Estudiemos cómo **la digestión por los enzimas pancreáticos** posibilita **la absorción de los principales nutrientes**:

- Hidratos de carbono

    o **Digestión**: En nuestra dieta ingerimos **monosacáridos** como glucosa y fructosa, que no necesitan ser digeridos para ser absorbidos. Pero también ingerimos **polisacáridos de cadena larga**, como el almidón o el glucógeno; y los **disacáridos** lactosa (leche), sacarosa (azúcar de caña/remolacha) o maltosa (cereales germinados). Todos ellos necesitan una digestión previa para su absorción. En primer lugar, la **amilasa pancreática** *termina el trabajo* que comenzó la amilasa salival, **hidrolizando los enlaces del almidón y del glucógeno**. Pero tiene un límite bioquímico: no puede romper estas macromoléculas más allá de la formación de disacáridos, con lo cual, como resultado de su acción obtenemos lactosa, sacarosa y maltosa, que no podemos absorber. Para poder internalizar estas sustancias, necesitamos **disacaridasas**. Contamos con disacaridasas en las **microvellosidades de los enterocitos**, que participan tanto en la absorción de todos los nutrientes, como en la hidrólisis de los disacáridos para formar glucosa, fructosa y galactosa, que son monosacáridos absorbibles.

    o **Absorción**: Los enterocitos son un tipo de células polarizadas, con una membrana que muestra diferentes propiedades dependiendo de si mira a la luz del intestino (cara luminal) o hacia la matriz extracelular (cara basolateral). La membrana luminal, en la que se localizan las microvellosidades que aumentan la superficie de absorción (figura 6.12), expresa tipos de transportadores distintos a los que observamos en la membrana basolateral, al igual que vimos en el epitelio renal del túbulo proximal (figura 5.12). Y al igual que en la nefrona, los **monosacáridos glucosa y galactosa se absorben por transporte activo secundario por la membrana luminal**, con la ayuda de Na^+. La fructosa por el contrario se absorbe por transporte facilitado, sin gasto de energía. Los **monosacáridos que entran al enterocito** por la membrana luminal **salen de la célula por transporte facilitado a través de transportadores de la membrana basolateral**, a favor del gradiente de concentración. Una vez en el líquido intersticial, los monosacáridos pasan a los capilares de las vellosidades. Los capilares de estas vellosidades acaban drenando en la vena mesentérica superior, de donde se dirigen a la vena porta, que lleva la sangre al hígado antes de que las sustancias lleguen al resto de tejidos por la circulación sistémica.

- Proteínas

  o **Digestión**: El caso de las proteínas es muy diferente al de los sacáridos. Su complejidad estructural es mucho mayor, ya que existen múltiples combinaciones diferentes de los 21 aminoácidos que las forman. La acción de la pepsina gástrica provoca la rotura de las proteínas en péptidos de diferente longitud. A su llegada al duodeno, estos péptidos se encuentran con diferentes proteasas provenientes del páncreas, cada una con una capacidad distinta para romper la cadena proteica. Algunas realizan su acción rompiendo los enlaces peptídicos entre dos aminoácidos específicos, y otras liberan el último aminoácido de los extremos. Es necesaria **una combinación de proteasas para que la hidrólisis sea efectiva** y obtener los aminoácidos, que son los monómeros que pueden absorber los enterocitos. Las proteasas, para no dañar a las células pancreáticas, se secretan en forma inactiva como zimógenos, y se activan a su llegada al duodeno.

  o **Absorción**: Al igual que ocurre en el caso de los monosacáridos, y siguiendo el mismo proceso que sucede en el epitelio renal, la absorción de los distintos aminoácidos se realiza en cotransporte con Na^+ por la membrana luminal. Con las proteasas disponibles, no es posible la hidrólisis de todas las combinaciones posibles entre los aminoácidos de las diferentes proteínas para obtener monómeros. Por ello, los enterocitos son capaces de absorber di- y tri-péptidos en un contransporte con H^+, e incluso oligopéptidos, por endocitosis. Una vez en el interior del enterocito, contamos con diferentes sistemas de antitransporte (H^+/Na^+) además de exocitosis en la membrana basolateral, para que los aminoácidos y oligopéptidos puedan pasar al líquido intersticial y a su destino final, los capilares de las vellosidades. Al igual que en el caso de los sacáridos, los aminoácidos y pequeños péptidos se dirigen vía vena porta hacia el hígado.

- Lípidos

  Al tratarse de sustancias con digestión y absorción diferentes al resto de moléculas, necesitamos conocer en primer lugar sus propiedades bioquímicas. Los lípidos o grasas son un grupo heterogéneo de sustancias con una característica común: **son insolubles en agua**. En la dieta ingerimos **triglicéridos, colesterol, fosfolípidos, ácidos grasos** y **vitaminas liposolubles**. Entre estas moléculas, el 90% de las calorías proviene de los triglicéridos o triacilgliceroles, que son esteres de ácidos grasos con glicerol. Para su digestión contamos con unos enzimas denominados **lipasas**. Pero las grasas son **insolubles en los líquidos acuosos**, y cuando son ingeridas forman gotas de grasa, que *esconden* la mayor parte de los lípidos en su interior (se puede comprobar al intentar mezclar aceite con agua). La acción de las lipasas es poco eficiente si actúan sobre estas gotas directamente, ya que solo tienen accesible su parte externa. Para que sean efectivas, las lipasas necesitan un paso previo denominado **emulsión**. Básicamente, **la emulsión es un proceso que disminuye el tamaño de las gotas de grasa para que las lipasas puedan actuar sobre la superficie de los lípidos**: para que estos enzimas actúen, es necesario reducir del orden de 1000 veces la superficie de las gotas lipídicas que llegan al duodeno. Para lograrlo, ha de entrar en juego otro componente que debemos secretar: **las sales biliares contenidas en la bilis**. Como **la bilis se forma en el hígado**, antes de continuar con la digestión de las grasas, estudiemos la importancia de este órgano en la fisiología sistémica.

Hígado

El hígado es un órgano con gran cantidad de funciones fisiológicas cruciales para la homeostasis. En primer lugar, es nuestro *cerebro metabólico*. Es clave tanto en las **funciones anabólicas**, formando las moléculas que necesitamos, como las **catabólicas**, *destruyendo* moléculas para obtener energía. Sus principales funciones son:

- **Metabolismo de los hidratos de carbono**: formación de glucógeno (glucogenogénesis) y formación de glucosa desde aminoácidos (gluconeogénesis).

- **Metabolismo lipídico**: síntesis de triglicéridos y colesterol, excreción del exceso de colesterol, y producción de cuerpos cetónicos desde los lípidos de la dieta en caso de necesidad.

- **Síntesis proteica**: formación de albúmina, que es una proteína clave para el mantenimiento de la presión oncótica, de proteínas plasmáticas de transporte de diferentes sustancias, y de factores de coagulación.

Además, es el órgano implicado en la **detoxificación**:

- **Física**: por medio de la amplia red de **macrófagos fagocíticos hepáticos** (células de Kupffer) que entran en contacto con microorganismos y toxinas de la dieta para su degradación.

- **Bioquímica**: por los numerosos **enzimas hepáticos que metabolizan** y modifican gran cantidad de sustancias como **toxinas o fármacos**.

- **De deshechos**: por la producción hepática de los productos finales del metabolismo que podemos excretar a nivel renal, como **urea** (proveniente de aminoácidos) o **ácido úrico** (proveniente de ácidos nucleicos).

Otras funciones hepáticas son su capacidad de **almacén** de diferentes sustancias, como glucosa (en forma de glucógeno), vitaminas (A, D, B12), y Fe^{2+}. Finalmente, tiene una función de **excreción** a través del sistema digestivo. Determinadas sustancias no se pueden excretar por el sistema renal, como aquellos metabolitos que sean de gran tamaño, hormonas esteroideas, metales pesados o bilirrubina. La bilirrubina es el producto de degradación de la hemoglobina, y tiene que conjugarse con el ácido glucurónico en el hígado para su excreción, formando bilirrubina conjugada. Para llevar todas estas sustancias al exterior vía digestiva, el hígado forma la **bilis.**

Previo al estudio de la formación y excreción de la bilis, hemos de conocer la estructura del tejido hepático. El hígado es uno de nuestros mayores órganos en volumen, y se encuentra situado en la parte superior derecha de nuestro abdomen (anatómicamente, en el hipocondrio derecho y en el epigastrio). Está dividido en un lóbulo derecho y uno izquierdo, el primero mucho mayor que el segundo. El parénquima hepático se divide en una serie de segmentos *independientes*, en los que encontramos los denominados **lobulillos hepáticos** (figura 6.15), unas estructuras hexagonales donde encontramos las células encargadas de las funciones del hígado, los **hepatocitos**. Por las aristas del hexágono de los lobulillos circulan dos vasos sanguíneos provenientes por un lado de ramas de la vena porta, que lleva la sangre procedente

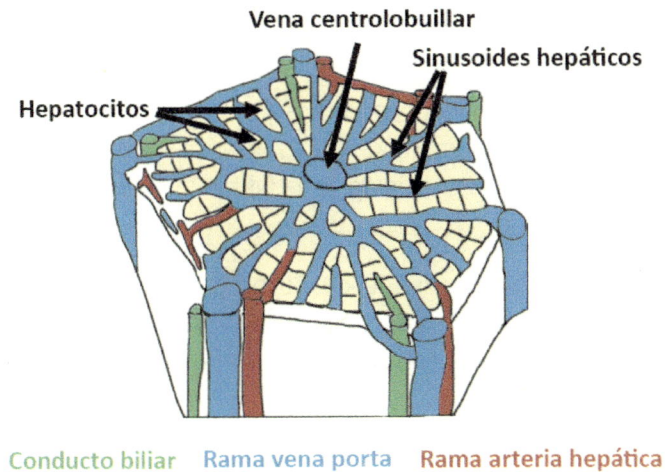

Vena centrolobuillar

Sinusoides hepáticos

Hepatocitos

Conducto biliar   Rama vena porta   Rama arteria hepática

Figura 6.15. Lobulillo hepático. Las ramas de la vena porta y de la arteria hepática junto al conducto biliar forman la triada portal, y discurren por cada una de las 6 aristas de los lobulillos. La sangre capilariza y entra en contacto con los hepatocitos para que realicen sus acciones metabólicas sobre sus componentes. La sangre llega a la vena centrolobulillar, que drena en la vena hepática.

del intestino delgado, y por otro lado de ramas de la arteria hepática, que lleva sangre oxigenada. Estos vasos entran al interior del lobulillo hepático, donde capilarizan para entrar en contacto estrecho con los hepatocitos, que así realizan sus funciones metabólicas. Estos capilares se denominan **sinusoides hepáticos**, y son un tipo de capilar fenestrado. Estos capilares cuentan con gran cantidad de hendiduras entre ellos para maximizar el intercambio de sustancias con los hepatocitos. A nivel global, este es uno de los sistemas porta del cuerpo, en el que observamos una doble vascularización: los capilares de las vellosidades vuelven a capilarizar formando los sinusoides hepáticos, que por tanto contienen sangre que ya ha intercambiado O_2 por CO_2.

Una vez que la sangre de los capilares ha pasado por el *chequeo* hepático, llega al centro del lobulillo, donde se forma una vena central *centrolobulillar*. Las diferentes venas centrolobulillares llevan la sangre hasta la vena hepática, que drena en la vena cava inferior en su camino de vuelta al corazón para repartir los nutrientes por todo nuestro organismo.

Junto a las ramas lobulillares de la vena porta y de la arteria hepática, aparece otro vaso: el **conducto biliar**, que forma la **triada portal** junto a los dos vasos anteriores. Los hepatocitos forman la bilis, que se secreta hacia unos pequeños conductos llamados **canalículos biliares**. Los canalículos biliares drenan en los diferentes conductos biliares, y los conductos biliares de cada lóbulo formarán los **conductos hepáticos derecho** e **izquierdo**. Éstos se unen en el **conducto hepático común**, que lleva la bilis para su almacenaje en la **vesícula biliar**, situada dorsal al hígado. En el momento adecuado, la contracción de la vesícula biliar lleva la bilis por el conducto colédoco hasta su secreción al duodeno por la misma apertura que utiliza el conducto pancreático (ampolla de Vater, figura 6.13). Por tanto, se necesita la relajación del esfínter de Oddi para verter el contenido de la bilis al intestino delgado.

La bilis tiene dos funciones muy importantes:

- **Excretar aquellos productos de deshecho** para los que no se utiliza la vía renal: **pigmentos biliares** como **bilirrubina**, **colesterol**, o **xenobióticos** (sustancias exógenas que sufren modificaciones hepáticas para su excreción).

- **Emulsionar las grasas** como paso previo para su digestión. Este cometido lo llevan a cabo las **sales biliares**.

Las sales biliares son sustancias que se forman en los hepatocitos. Estas células utilizan como precursor el colesterol para formar los **ácidos biliares primarios**, llamados ácidos cólico y quenodesoxicólico. Estos ácidos biliares se **conjugan** con dos **aminoácidos**, la glicina y la taurina, **formando las sales biliares**: las *emulsionadoras* de las grasas. ·

En resumen, la bilis se forma en el hepatocito y se compone principalmente de sales biliares, pigmentos biliares y colesterol, que se completa con una solución acuosa de Na^+ y HCO_3^-. Una vez en la vesícula biliar, la bilis se almacena y se concentra. En el momento que lleguen los estímulos que induzcan la contracción del músculo liso que rodea a la vesícula biliar, como la activación del nervio vago y la colecistoquinina, la bilis se vierte hacia el duodeno.

Recordemos que la función de las sales biliares es la de emulsificar las gotas lipídicas para reducir su tamaño y dejar actuar a las lipasas (figura 6.16, izquierda). En realidad, las sales biliares funcionan como un detergente (*agente tensioactivo*), reduciendo la tensión superficial de la gota lipídica, en un proceso físico análogo al que realiza el surfactante en los alveolos pulmonares. La diferencia estriba en que en vez de intercalarse entre las moléculas de agua en contacto con el aire como ocurre con el surfactante, las sales biliares se intercalan entre las moléculas de lípidos en contacto con el líquido que lo rodea. A las gotas de lípidos que han sido emulsionadas por las sales biliares, y por tanto sobre las que pueden actuar las lipasas, se les denomina **micelas** (figura 6.16, derecha), y están conformadas por las sales biliares y fosfolípidos con los productos de digestión de las grasas. Conforme actúan las lipasas sobre las micelas, se libera el colesterol, los fosfolípidos y los triacilgliceroles, de los cuales obtendremos los ácidos grasos libres. Estos compuestos se transportan en el interior de las micelas hasta el borde en cepillo de las microvellosidades para su absorción por los enterocitos.

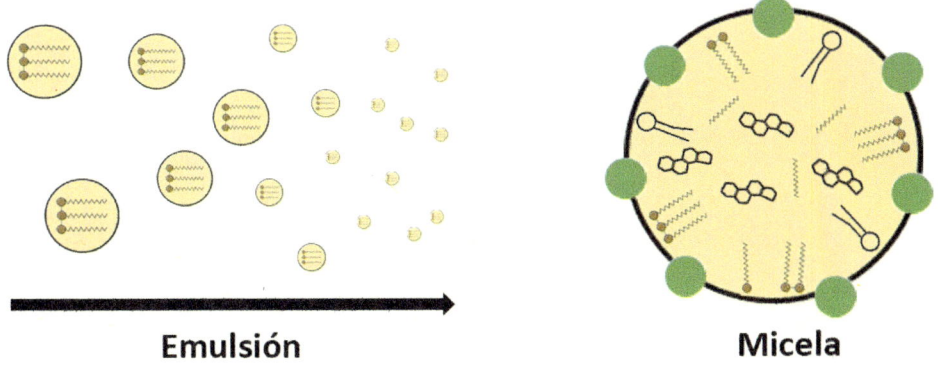

Emulsión　　　　　　　　**Micela**

Figura 6.16: Emulsificación por parte de las sales biliares y formación de las micelas. Las gotas lipídicas se van haciendo progresivamente de menor tamaño al actuar las sales biliares sobre ellas (izquierda). Las micelas están compuestas por las sales biliares adheridas a una gota lipídica muy reducida, en la que podemos observar mono- di- y triglicéridos, ácidos grasos libres, fosfolípidos y colesterol (derecha). Sobre estas micelas las lipasas actúan liberando cada uno de estos componentes para su absorción.

Una vez conocida la digestión, estudiemos la **absorción** de las **grasas**. Los monoglicéridos y los ácidos grasos pueden atravesar directamente la membrana del enterocito por difusión simple y el colesterol pasa tanto por difusión simple como por transportadores. Una vez dentro de la célula, se produce un *empaquetamiento* de estas grasas junto a una serie de proteínas, las apolipoproteínas, para su transporte posterior. Estas estructuras se denominan **quilomicrones**. Cuando los quilomicrones salen del enterocito por su membrana basolateral, no se dirigen a la circulación portal, sino que su transporte se realiza vía vasos linfáticos, utilizando los vasos quilíferos de las vellosidades. Sus tejidos diana son el tejido adiposo, muscular, esquelético y cardíaco.

Una vez que las sales biliares han ejercido su acción, siguen el camino del tubo digestivo hacia el íleon terminal, donde una gran parte de ellas se reabsorben a la sangre. A su paso por los sinusoides hepáticos, los hepatocitos captan las sales biliares, que vuelven a formar parte de la bilis. Este fenómeno se denomina **circulación enterohepática** de sales biliares. No son las únicas moléculas que recirculan de esta forma. La bilirrubina conjugada que se excreta y forma parte de la bilis es transformada por bacterias del intestino en dos tipos de compuestos. Por un lado, en **urobilinógeno**, que se reabsorbe por la circulación enterohepática. Antes de volver al hígado, cuando este compuesto circula por la sangre, una parte se filtra a nivel renal, tejido en el que se oxida formando **urobilina**, que es la molécula que da el color amarillo de la orina. Por otra parte, la bilirrubina conjugada que no se reabsorbe por el íleon se transforma por la microbiota del colon formando **estercobilinógeno**, que es el compuesto que da el color marrón a las heces.

El intestino grueso

Tenemos un billón de amigas, nunca estamos solos

El viaje por el intestino grueso es cuanto menos sorprendente. Podríamos esperar que los restos no absorbidos se dirigieran directamente hacia el esfínter anal. Pero una vez que el bolo alimenticio entra al intestino grueso por la válvula ileocecal, se dirige en sentido ascendente por nuestro flanco derecho hacia la parte superior de nuestro abdomen (colon ascendente), momento en que se topa con el diafragma y gira a la izquierda en sentido horizontal (colon transverso) hasta que llega hasta al lado izquierdo del abdomen, de donde allí se dirige en sentido inferior (colon descendente). En ese punto gira hacia el centro de nuevo (colon sigmoideo), y desemboca en el recto, que llevará las heces al exterior a través del esfínter anal (figura 6.17).

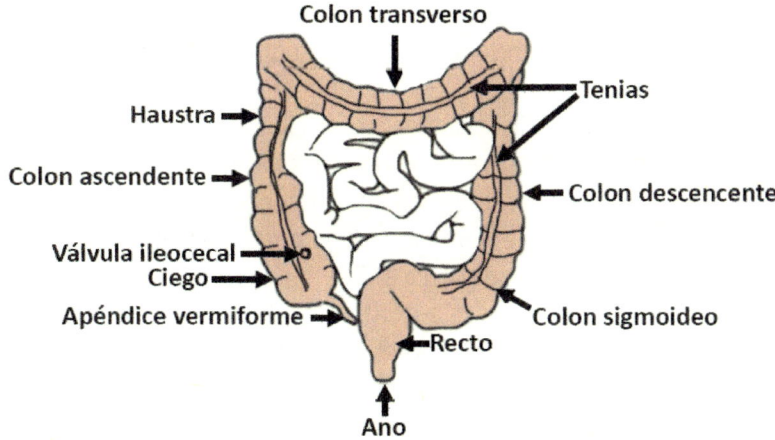

Figura 6.17. **Intestino grueso.** Los restos no absorbidos pasan a través de la válvula ileocecal hasta el ciego, que es la primera parte del colon ascendente. En sentido inferior queda el apéndice (apéndice vermiforme). Al giro entre el colon ascendente y el transverso se le denomina ángulo cólico hepático o derecho, y al giro entre el colon transverso y el descendente se le denomina ángulo cólico esplénico o izquierdo. Las haustras tienen forma de *sacos*, mientras que las tenias forman un músculo longitudinal continuo que cubre parcialmente el colon. A partir del recto, el tubo digestivo está cubierto de nuevo por entero por músculo liso. Aunque hasta hace poco se pensaba que el apéndice vermiforme o simplemente apéndice era una estructura vestigial, en la actualidad se piensa que ejerce funciones inmunes o de reserva de microbiota.

El paso de sustancias desde el íleon hasta el ciego, que es la primera parte del intestino grueso, está muy bien regulado. Entre los dos intestinos contamos con la válvula ileocecal, que se encuentra normalmente cerrada. Su apertura se puede producir por dos razones:

- La llegada del bolo hasta el íleon terminal provoca la **distensión** de esta parte del intestino delgado. Esta distensión es un estímulo que abre la válvula ileocecal.

- **La presencia de comida en el estómago** provoca el **aumento del peristaltismo en la zona del íleon terminal** cercana a la válvula ileocecal, lo que se denomina **reflejo gastroileal**. Este aumento de la motilidad lleva a la apertura de la válvula, incrementando el vaciado de esta zona durante la digestión. Le indicamos al intestino delgado: *¡ahueca, que necesitamos sitio para lo que viene!*

En el intestino grueso se producen los cuatro procesos digestivos. En relación a la motilidad, el complejo motor migratorio *barre* los restos no absorbidos para impedir el sobrecrecimiento de la microbiota. Por su parte, el peristaltismo es algo diferente al resto del tubo digestivo, y funciona afectando a grandes tramos del intestino grueso, especialmente desde el final del colon ascendente. Se denomina **movimiento en masa**, en el que segmentos de hasta 30 cm desplazan el contenido hacia delante, moviendo las heces hacia el recto y provocando una distensión súbita que dispara la sensación de necesidad de defecar. Los movimientos en masa se producen ante la presencia de alimento en el estómago (reflejo **gastrocólico**) o en el duodeno (reflejo **duodenocólico**). Además, se produce otro tipo de motilidad única del intestino grueso denominado **haustración**. Este nombre se debe a las estructuras en forma de saco en los que parece estar dividido el intestino grueso, denominadas **haustras** (figura 6.17). Desde el ciego hasta el colon sigmoideo, el músculo longitudinal no cubre todo el tubo digestivo, sino que sólo lo hace en su parte medial, formando unas estructuras que se denominan **tenias**, importantes para este proceso de motilidad. **La haustración es un proceso similar a la segmentación** (figura 6.11), de manera que se bate y se mezcla adecuadamente el bolo para facilitar una de las funciones importante del intestino grueso: **absorber el agua y las sales que contienen los restos no absorbidos**.

Para realizar sus funciones absortivas, el epitelio del colon está adaptado a sus necesidades. La mucosa se compone de unas invaginaciones similares a las gástricas (figura 6.9), que se denominan **glándulas colónicas**. En ellas se localizan las células que absorben y secretan diferentes sustancias denominadas **colonocitos**. Son células que secretan una solución mucosa alcalina con algunos iones como K^+ y HCO_3^- que protege las paredes del intestino frente al daño mecánico debido al paso de las heces y al ácido producido por la **microbiota intestinal**. El término microbiota representa el conjunto de la enormidad de los microorganismos, principalmente bacterias, que *conviven con nosotros*. Más de 10.000 especies diferentes, que se encuentran en todos lugares, desde la boca, las estructuras respiratorias, la piel, o los órganos sexuales. En general, la microbiota forma una barrera que nos protege de otros microorganismos potencialmente perjudiciales. Nos damos cuenta cuando hemos de tomar antibióticos para combatir una infección (que matan indiscriminadamente todo tipo de bacterias), y podemos sufrir desde molestias gastrointestinales hasta infecciones secundarias al debilitarnos.

Muchos autores definen la microbiota como un nuevo órgano con gran actividad metabólica, y las relaciones de simbiosis, de mutuo beneficio, la hacen **imprescindible para nuestras vidas**. Influye en la digestión y absorción de nutrientes, degradando proteínas que nuestras proteasas no pudieron hidrolizar, fermentando polisacáridos indigeribles, y formando ácidos grasos de cadena corta que pueden ser usados por los colonocitos como fuente de energía. Además, estas bacterias sintetizan algunas vitaminas como algunas de tipo B y la K, que son absorbidas por los colonocitos y llegan a la sangre. También se han descrito otras funciones fisiológicas, entre las que podemos mencionar la importancia de la microbiota para un correcto funcionamiento del sistema nervioso. Además de la comunicación entre el sistema nervioso central y el intestino a través del nervio vago que hemos estudiado, también contamos con relaciones nerviosas, endocrinas e inmunes con la microbiota intestinal. Es una comunicación bidireccional denominada **eje intestino-cerebro**.

Por nuestra parte, hemos de cuidar nuestra microbiota, especialmente mediante una dieta adecuada rica en fibra. Si no es así, las bacterias *se pueden enfadar*, y aunque suelen ser nuestras aliadas, podemos tener problemas de convivencia con ellas. Obviamente esto es una simplificación, ya que la complejidad de la microbiota es tremenda, y se compone por muchas especies que son simbióticas con las que establecemos *relaciones de amistad*, mientras que algunas otras están esperando su oportunidad como especies oportunistas. Podemos desarrollar **disbiosis**, que es la alteración del número y el tipo de los microorganismos de nuestra microbiota. La disbiosis puede conllevar problemas como ansiedad, dolor o déficits cognitivos, o incluso aumentar la posibilidad de desarrollar otras patologías como algunos tipos de cáncer. Pero también puede suceder lo contrario, y cuando el sistema nervioso desarrolla ciertos tipos de patologías, como consecuencia la microbiota se puede ver afectada y desarrollar disbiosis. La ciencia ha abierto una nueva puerta a estudios que seguro que estarán en los libros de texto en un futuro no muy lejano.

Finalmente, la importancia de la microbiota ha quedado patente ya que contamos actualmente con un tratamiento aprobado (en Estados Unidos) para determinadas enfermedades: el trasplante fecal. Si, tal cual suena, la microbiota de una persona sana tiene efectos terapéuticos demostrados sobre pacientes de patologías muy concretas, como una infección resistente a antibióticos por la bacteria Clostridium difficile. Probablemente no tardemos mucho en ver más casos de tratamientos con microbiota de voluntarios sanos.

En resumen, los colonocitos necesitan a la microbiota para la absorción de ciertos nutrientes. Una de las **funciones principales del intestino grueso es absorber el agua y las sales que necesitemos.** Al intestino grueso llega diariamente un litro y medio de líquido con una consistencia semilíquida, de los que expulsamos 0,1 litros con una consistencia semisólida. Es un proceso muy regulado. Si no podemos absorber el agua, podemos sufrir diarrea, y si absorbemos demasiada, podemos sufrir estreñimiento.

Una última función importante que puede pasar inadvertida del intestino grueso es que **almacena la materia fecal hasta el momento de su expulsión.** Pensemos en ello la próxima vez que vayamos al baño, y en las consecuencias de que no se pudiera retener hasta el momento adecuado. Este almacenamiento se realiza principalmente a partir del colon descendente. De hecho, la materia fecal puede llegar a estar varios días en final del intestino grueso hasta su expulsión. En ese momento, se produce la defecación, un **reflejo espinal** desencadenado por la distensión de la pared del recto. Anatómicamente, el esfínter anal se divide en una parte interna formada por músculo liso, por tanto involuntaria; y por una parte externa de músculo esquelético, por tanto voluntaria. Sentimos la necesidad de defecar cuando los movimientos en masa llenan el recto, lo que produce la relajación del esfínter anal interno, mediada por el sistema parasimpático. Nuestro control sobre el esfínter anal externo nos permite decidir el tiempo de buscar un baño, aunque como todos sabemos es un proceso en el que factores conductuales y emocionales tienen gran influencia.

Para finalizar este capítulo, hemos de conocer que contamos con un reflejo protector que atañe a todo el tubo digestivo: el **vómito.** Es un proceso que lleva a una expulsión forzada del contenido gastroentérico hacia la boca mediante contracción retrógrada de nuestros músculos abdominales, por el que se eliminan materiales tóxicos del tubo digestivo antes que puedan ser absorbidos. Este reflejo se dispara cuando se activa el **centro del vómito** en el bulbo raquídeo, lo que puede ocurrir por una irritación de la mucosa, la acción de fármacos citotóxicos, cinetosis (sensación de mareo), o por algunos estímulos inesperados con alta carga emocional.

7. FISIOLOGÍA ENDOCRINA

Sistema hipotálamo-hipofisario

Nuestra sangre nos controla

La homeostasis de los sistemas que hemos estudiado hasta el momento necesita la participación de los mecanismos de control extrínsecos, de la **integración neurohormonal**. Aunque tanto el sistema endocrino como el nervioso controlan a otros sistemas, existen grandes diferencias entre ambos más allá de las anatómicas. El **sistema endocrino** está formado por **glándulas y otras células, sin conexión entre ellas, con una característica principal:** liberan a la sangre las **hormonas para ejercer su acción sobre distintos tipos celulares**. Sin embargo, el sistema nervioso forma una gran unidad.

El sistema nervioso central está interconectado con el sistema nervioso periférico, y está formado por los mismos tipos de células. Las neuronas, portadoras de las señales eléctricas, se comunican consigo mismas o con otros tejidos (músculos y glándulas) por medio de la liberación de neurotransmisores en las sinapsis. Observamos por tanto grandes diferencias en las respuestas celulares a cada sistema de control extrínseco, siendo muy rápidas las mediadas por el sistema nervioso, y más sostenidas las del sistema endocrino. Y existe un lugar que *hace de puente* entre ambos mundos, que integra muchos aspectos de nuestros sistema nervioso y endocrino: es el **eje hipotálamo-hipofisario, situado en la base del cerebro** (figura 7.1).

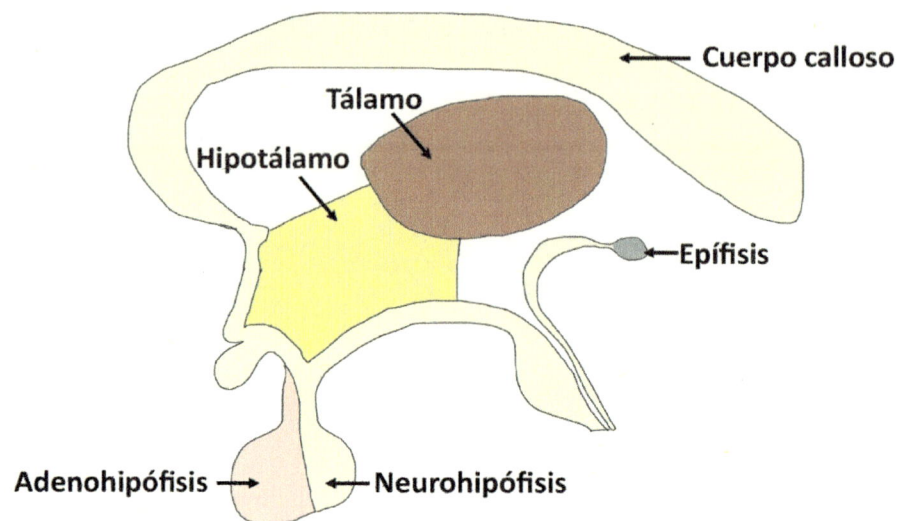

Figura 7.1. Localización anatómica del eje hipotálamo-hipofisario. Vista sagital que muestra la localización del hipotálamo y las dos partes que componen la hipófisis. Este eje se sitúa en el diencéfalo, que forma el cerebro junto al telencéfalo (los hemisferios cerebrales). Se encuentran inferiores al tálamo, al que rodea el cuerpo calloso, un grupo de axones neuronales que conectan los hemisferios. También podemos observar la posición de la glándula pineal o epífisis, que regula los ciclos circadianos mediante la liberación de melatonina. Mientras que el hipotálamo se compone de tejido nervioso, la hipófisis está formada tanto por tejido nervioso como por endocrino.

El **hipotálamo es un lugar donde se encuentran gran cantidad de núcleos neuronales que regulan muchas de nuestras funciones involuntarias** (figura 1.37), y es imprescindible para un correcto funcionamiento de nuestra homeostasis. Es un centro integrador como el que estudiamos en la figura 1.2, al que llegan señales aferentes, donde se integra la información, y que como respuesta produce una señal eferente. En el hipotálamo encontramos núcleos especializados del sistema nervioso autónomo para el control de la presión sanguínea, el hambre y la saciedad, la temperatura, la sudoración o el esfínter de la vejiga; pero también contiene núcleos que regulan respuestas emocionales como la ira, o funciones cognitivas como la memoria. Al hipotálamo llegan conexiones de centros de la corteza cerebral que regulan estas funciones. Muchas de ellas como la temperatura o la presión sanguínea cambian de forma circadiana (a lo largo del día), por lo que está muy influido por la regulación de los ciclos sueño-vigilia, a través de las conexiones con la **epífisis** o glándula pineal. La liberación de melatonina en esta glándula provoca una acción sobre el hipotálamo que regula estas variables, disminuyendo la temperatura o la presión arterial, entre otras.

El hipotálamo está interconectado estrechamente con la **hipófisis,** un **centro integrador hormonal** clave que regula gran cantidad de funciones fisiológicas. Lo hace mediante la liberación de neurohormonas (hormonas liberadas por neuronas) a la sangre, que regulan de manera diferente dos partes muy diferentes de la hipófisis. Por un lado, del hipotálamo parten axones que se dirigen a la **neurohipófisis,** donde se liberan dos neurohormonas a la circulación sistémica (figura 7.2):

- La **vasopresina,** que hemos estudiado en la fisiología renal. Su liberación provoca un **aumento de la reabsorción de agua** en el epitelio del túbulo distal y colector de la nefrona.

- La **oxitocina**, que estudiamos como ejemplo de **retroalimentación positiva** en el proceso del parto. Induce contracciones del músculo liso uterino importantes durante el parto y en el postparto para disminuir la hemorragia. Además, participa en el **reflejo de succión del bebé,** induciendo la contracción de células musculares que revisten los conductos galactóforos para la eyección de la leche.

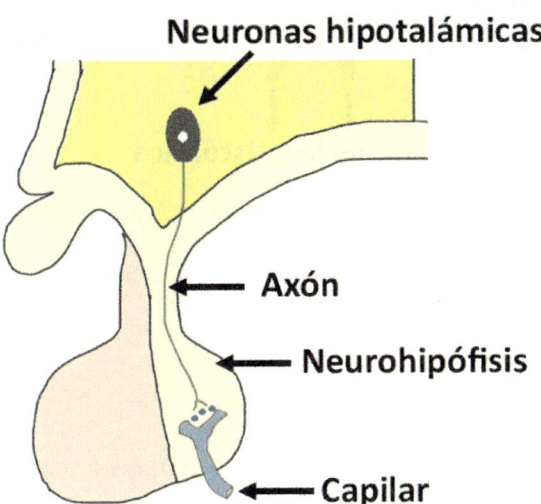

Figura 7.2. Conexión entre el hipotálamo y la neurohipófisis. En los núcleos supraóptico y paraventricular del hipotálamo se producen las neurohormonas oxitocina y vasopresina, que se dirigen por los axones de las neuronas hipotalámicas hasta la neurohipófisis. Allí se produce la exocitosis de los neurotransmisores hacia los capilares sanguíneos, que se dirigen por la circulación sistémica hasta sus tejidos diana, principalmente el tejido renal y el útero.

Por otro lado, el hipotálamo libera a unos capilares del propio tejido una serie de neurohormonas que tienen como tejido diana, de manera exclusiva, a otra zona de la hipófisis denominada **adenohipófisis**, en la que ejerce un *control hormonal local* de sus acciones. Los capilares a los que llegan las neurohormonas hipotalámicas forman venas, que capilarizan de nuevo a su llegada a la adenohipófisis, formando por tanto un sistema porta. Allí, estas neurohormonas ejercen su acción sobre las células endocrinas que componen la adenohipófisisis (figura 7.3).

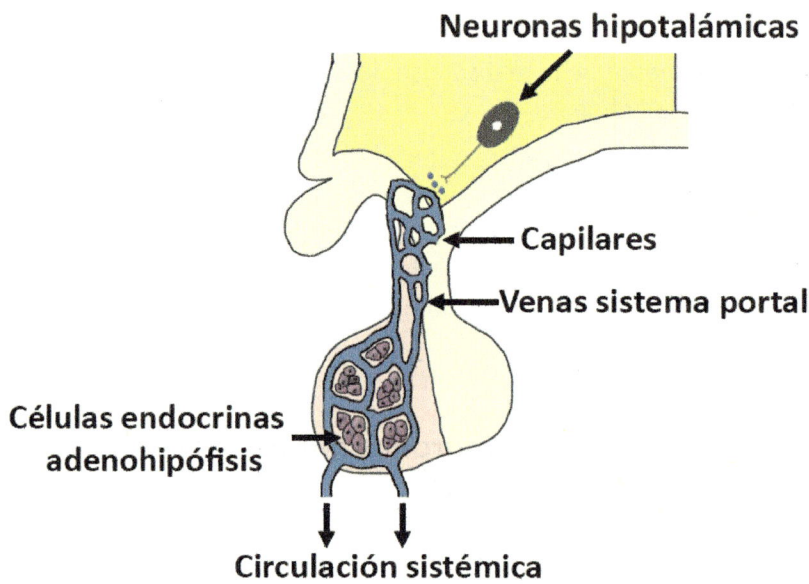

Figura 7.3. **Conexión entre el hipotálamo y la adenohipófisis.** En el hipotálamo se producen y liberan neurohormonas hipotalámicas que se liberan a los capilares del propio tejido. Estos capilares se transforman en venas por el tallo hipofisario, que vuelven a capilarizar a su llegada a la adenohipófisis. Allí, las neurohormonas hipotalámicas activan o inhiben la liberación a la circulación sistémica de las hormonas adenohipofisarias, que tienen múltiples tejidos diana.

La **adenohipófisis** es la **glándula maestra endocrina**. Desde esta pequeña estructura se liberan a la sangre una serie de **hormonas imprescindibles para la homeostasis a medio y largo plazo** (figura 7.4), cuya liberación está controlada por neurohormonas hipotalámicas. Las **hormonas adenohipofisarias se dirigen a diferentes tejidos donde bien ejercen una función directa, o bien inducen la liberación de otras hormonas que regulan el metabolismo, el crecimiento, la nutrición, o la reproducción.

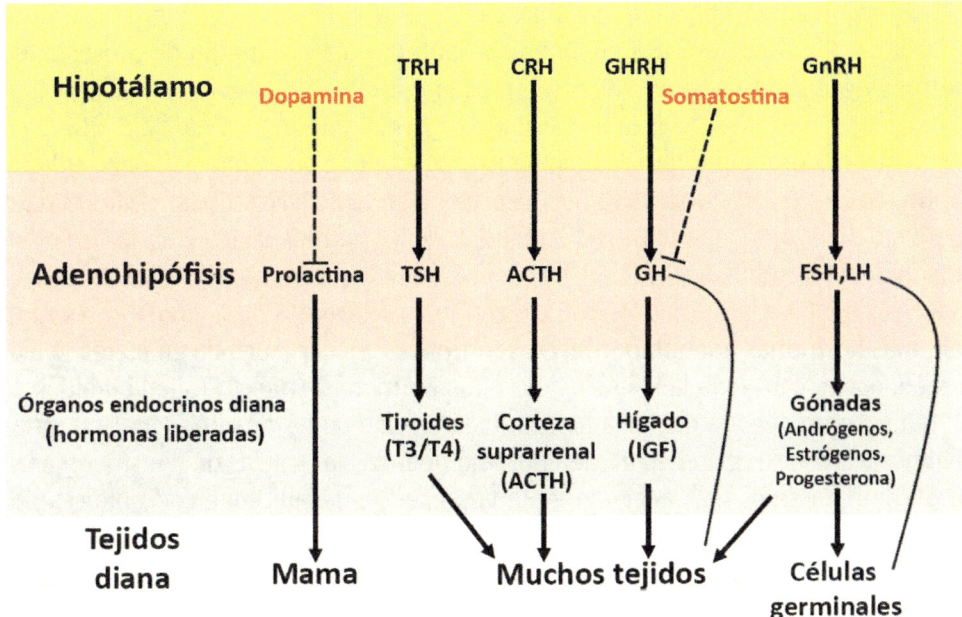

Figura 7.4. Hormonas hipotalámicas, adenohipofisarias, y tejidos sobre los que actúan. Las neurohormonas hipotalámicas pueden ser tanto liberadoras como inhibidoras sobre la adenohipófisis. Desde la adenohipófisis se liberan tanto hormonas que se dirigen directamente a los tejidos diana, como a tejidos endocrinos, en los que actúan incrementando la liberación de otras hormonas. Estudiaremos su función una a una en este capítulo y en los dos siguientes. **TRH**, *Thyrotropin releasing hormone*; **TSH**, *Thyroid-stimulating hormone*; **T3/T4**, triyodo/tetrayodotironina; **CRH**, *Corticotropin-releasing hormone*; **ACTH**, *Adrenocorticotropic hormone*; **GHRH**, *Growth hormone–releasing hormone*; **GH**, *Growth hormone*; **IGF**, *Insulin-Like Growth Factor*; **FHS**, *Follicle-stimulating hormone*; **LH**, *Luteinizing hormone*. La explicación sobre los aspectos regulatorios de la liberación de andrógenos y estrógenos en las gónadas (órganos formadores de gametos) y su regulación por la FSH y la LH (y la GnRH hipofisaria) se pueden encontrar en una entrada del blog dedicado a este libro.

La liberación de las hormonas adenohipofisarias se regula mediante la **acción de neurohormonas provenientes del hipotálamo**. Las neuronas hipotalámicas liberan **neurohormonas tróficas**, que son hormonas cuya acción en el tejido diana es inducir la secreción de otras hormonas. Estas neurohormonas se secretan en muy baja concentración, ya que **no se dirigen a la circulación general, sino que se transportan por el sistema porta hacia la adenohipófisis** (figura 7.3). Las neurohormonas hipotalámicas activan la liberación de hormonas adenohipofisarias, pero también pueden inhibirla.

Si las neurohormonas hipotalámicas regulan a la hipófisis, ¿quién regula al hipotálamo? **El propio sistema endocrino se autorregula por medio de procesos de retroalimentación negativa** (figura 7.5). La liberación de las hormonas adenohipofisarias es capaz de inhibir la liberación de las neurohormonas hipotalámicas que las regulan, de manera que cuando contamos con una concentración adecuada de hormonas en la circulación sistémica, se bloquea su activación para evitar efectos perjudiciales. Como ejemplo, en la regulación de las hormonas tiroideas, la TRH hipotalámica actúa sobre la TSH adenohipofisaria. Ante la presencia de suficiente TSH en sangre, se inhibe la formación de TRH, con lo cual dejamos de liberar TSH. Es más, **algunas hormonas adenohipofisarias son tróficas**, es decir, actúan en un tejido diana endocrino causando la liberación de otras hormonas. En el caso de la tiroides, la TSH induce en nuestra glándula tiroidea la liberación de las tiroxinas (T3 y T4). Estas últimas ejercen su acción en el metabolismo de todas las células de nuestro organismo, como veremos más adelante. Ante la presencia de suficiente concentración de tiroxinas en sangre, se inhibe tanto la liberación de TRH por el hipotálamo como la de TSH por la adenohipófisis.

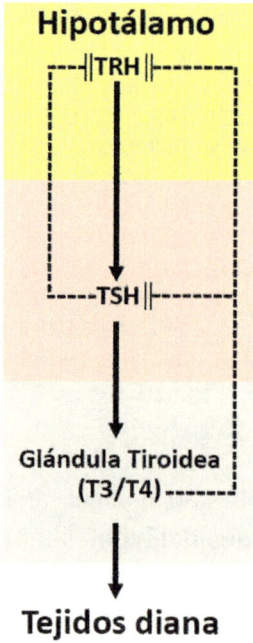

Figura 7.5. Ejemplo de retroalimentación negativa en el eje hipotálamo-hipofisario. Ante suficiente concentración en sangre de hormonas tiroideas, la TSH adenohipofisaria disminuye la liberación de TRH hipotalámica. Además, las tiroxinas T3 y T4 disminuyen tanto la liberación de TSH como la de TRH.

Estudiemos otro ejemplo de hormona adenohipofisaria: la **prolactina** (figura 7.4). Es una hormona que se libera durante el embarazo para fomentar el desarrollo de la mama, además de estimular a las glándulas mamarias para la producción de leche. La prolactina se forma en la adenohipófisis, y en este caso contamos con un control hipotalámico negativo. La dopamina, una hormona (que también es conocido por ser un neurotransmisor en el sistema nervioso implicado en las vías del placer y la recompensa), inhibe la producción de la prolactina. En la mujer embarazada y en la lactancia, esta inhibición se pierde, de forma que la prolactina se libera hacia la sangre e induce sus efectos. El resto de la regulación hormonal por parte del eje hipotálamo-hipofisario se irá analizando a medida que estudiemos cada hormona.

Además de la propia regulación endocrina sobre la hipófisis, el sistema nervioso central ejerce acciones sobre el hipotálamo que afectan a la liberación de hormonas adenohipofisarias. Las señales de la corteza cerebral que llegan al hipotálamo relacionados con el sueño y vigilia, el dolor, el estrés, el hambre y la saciedad, la temperatura, osmolaridad de la sangre, la volemia o la presión arterial influyen en la salida de neurohormonas hipotalámicas. Por ejemplo, ante una bajada de presión arterial podemos aumentar la liberación de vasopresina desde la neurohipófisis, incrementando finalmente la volemia. O ante una sensación estresante, se libera mayor cantidad de la neurohormona CRH (liberadora de corticotropina) que induce en la adenohipófisis la liberación de corticotropina. Como estudiaremos más adelante, esto provoca la liberación de cortisol, *la hormona del estrés*. Además de la corteza cerebral, el eje hipotálamo-hipofisario está enormemente influido por nuestras emociones, y emociones intensas como la ira inducen la secreción de hormonas que influyen en nuestro comportamiento.

Regulación endocrina del balance energético

Oiga, ¿y esto engorda?

Para estudiar las hormonas que intervienen en el balance energético, en primer lugar hemos de conocer las variables que influyen en **nuestra alimentación** y en **nuestro metabolismo energético**. En primer lugar, relativo la alimentación, **todo nuestro ingreso de energía proviene de la dieta**. La ingesta de comida depende de dos parámetros conductuales, el **apetito** y la **saciedad**. Estas variables están muy interconectadas, y dependen tanto de su **regulación por el sistema nervioso central** como de su regulación periférica por medio de liberación de **determinadas hormonas**. Contamos con hormonas que informan desde diferentes tejidos al sistema nervioso central. Relativo al **apetito**, la **ghrelina, hormona del hambre**, se libera por células endocrinas presentes en el estómago durante el ayuno.Por otro lado, la **leptina, hormona de la saciedad**, se libera desde el tejido adiposo en el momento en que comemos. La ghrelina y la leptina son **antagónicas,** y realizan sus acciones en su **centro regulador del sistema nervioso central: el hipotálamo**. Como podemos observar en la figura 7.6, contamos con núcleos hipotalámicos encargados de recibir las señales para interpretarlas, denominados los **centros del apetito** y de la **saciedad**. La estimulación de cada uno de ellos inhibe al otro centro. La respuesta final se interpreta como una sensación de hambre o de saciedad.

Una vez ingeridos los nutrientes, **sus componentes** se han de **absorber de manera efectiva por las microvellosidades intestinales**. Esto parece una obviedad, pero no lo es a nivel fisiológico. La absorción intestinal necesita la activación del sistema parasimpático, el de *rest and digest*. Necesita calma, paz y sosiego, para que todo que los procesos digestivos de motilidad, secreción, digestión y absorción funcionen correctamente. En muchas ocasiones comemos estresados, activando el sistema simpático, lo que bloquea las funciones digestivas parasimpáticas, conllevando una menor absorción de los nutrientes.

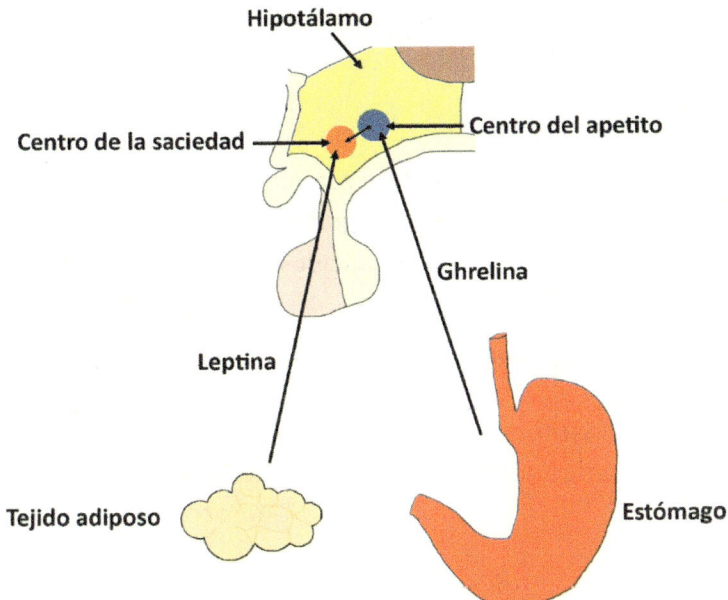

Figura 7.6. Regulación de los núcleos hipotalámicos del apetito y de la saciedad. Las hormonas ghrelina (liberada por el estómago) y leptina (liberada por el tejido adiposo) tienen efecto en los centros hipotalámicos del apetito y de la saciedad, respectivamente. Otras hormonas como colecistoquinina, insulina o GLP-1 (*Glucagon-Like Peptide 1*) ejercen un efecto de disminución del apetito. Algunas personas obesas desarrollan resistencia a la leptina: los receptores para esta hormona se insensibilizan, de manera que estos individuos no tienen sensación de saciedad. Ante una desensibilización de los receptores, el tejido adiposo libera más leptina a la sangre, provocando hiperleptinemia, lo que está asociado a patologías cardiovasculares, entre otras.

Continuemos con el **metabolismo energético**. Podemos dividirlo en dos partes que necesitan un equilibrio dinámico entre ellas (figura 7.7):

- En el **catabolismo utilizamos nutrientes** orgánicos para degradarlos en sus partes más básicas **con el fin de obtener energía**, como aminoácidos desde proteínas, ácidos grasos desde triglicéridos, o glucosa desde glucógeno.

- En el **anabolismo** sucede todo lo contrario: **sintetizamos compuestos complejos** para que **formen parte de nuestras células**, o para **reserva de energía**.

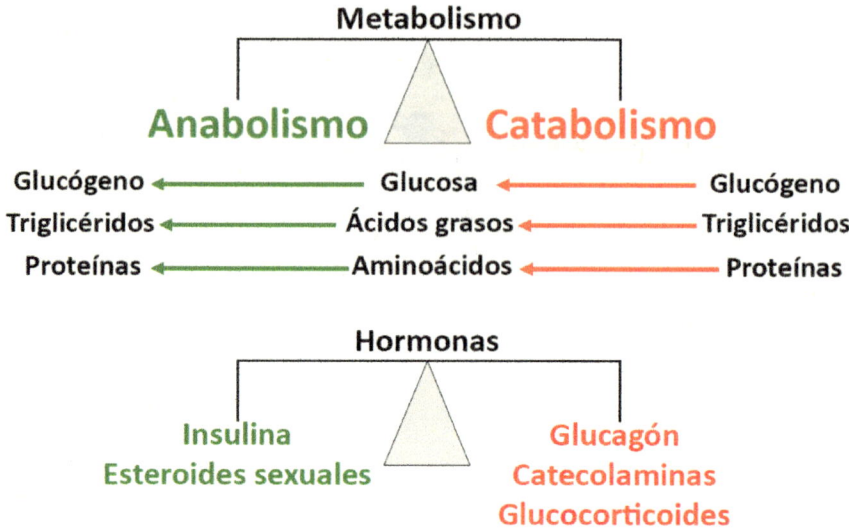

Figura 7.7. Equilibrio entre el catabolismo y anabolismo energético, y principales hormonas que regulan cada proceso metabólico. Los procesos anabólicos forman glucógeno, triglicéridos o proteínas, desde glucosa, ácidos grasos y aminoácidos para su almacenaje o para formar parte de las estructuras celulares. Los procesos catabólicos utilizan glucógeno, triglicéridos o proteínas para obtener energía de glucosa, ácidos grasos y aminoácidos. La insulina y los esteroides sexuales son hormonas anabólicas, mientras que el glucagón, las catecolaminas y el cortisol son catabólicas. Dos hormonas pueden ser tanto anabólicas como catabólicas, las hormonas tiroideas y la hormona del crecimiento, que estudiaremos en el siguiente capítulo.

En cada una de nuestras células contamos con reservas de energía en forma de enlaces fosfato de alta energía, principalmente ATP. Esta energía es de disponibilidad muy rápida, pero escasa en cuanto a su cantidad. Para mantener reservas de energía a medio y largo plazo, contamos con tejidos que almacenan dos tipos de moléculas:

- Glucosa en forma de **glucógeno**, un polímero que se almacena principalmente tanto en el hígado (unos 100 g) como en el músculo (300 g). Supone una reserva para dos-tres días de ayuno. De la oxidación de cada una de las moléculas de glucosa almacenadas se obtiene unas 4 kcal/g de energía.

- Lípidos en forma de **triacilglicéridos**, en el tejido adiposo. Se moviliza más lentamente que el glucógeno, por lo que supone una reserva que dura más en el tiempo. De la oxidación de los triglicéridos se obtienen unas 9 kcal/g de energía.

Sólo en casos de ayuno extremo se utilizan las proteínas como fuente de energía, ya que son los elementos básicos que forman la estructura celular y las moléculas funcionales como los enzimas. Al igual que en el caso de la glucosa, su oxidación da un rendimiento de 4 kcal/g.

Existen multitud de factores que afectan al metabolismo energético, tanto para el catabolismo como para el anabolismo. Entre ellos, podemos mencionar:

- **Sexo**: Los hombres gastan un poco más en el metabolismo basal, debido a su mayor masa muscular.

- **Edad**, que disminuye el metabolismo.

- **Nivel de actividad física**, muy dependiente del tipo y duración.

- **Termogénesis**, que depende del tipo de dieta. Es un gasto mayor en una dieta proteica, y menor en una dieta grasa.

- Cantidad de **masa muscular**, ya que el tejido adiposo consume poco O_2. Cuanta mayor masa muscular, se queman más calorías en reposo por el incremento que produce este tejido del metabolismo basal.

- Nivel de **hormonas tiroideas** y catecolaminas, ya que a mayor concentración de estas moléculas se incrementa el metabolismo basal.

- **Genética**, que marca una tendencia a la delgadez o a la obesidad. Como ves, no es el único factor importante que determina el metabolismo energético. Si alguien te dice que no le cabe el bañador y es culpa de sus genes, ¡ya tienes argumentos para rebatirlo!

Podemos hacer una analogía del equilibrio de masas en el metabolismo: *las gallinas energéticas que entran por la que salen*. Una vez en nuestro cuerpo, podemos *almacenar* la energía en forma de moléculas que podemos usar como fuente de energía cuando lo necesitemos. A nivel fisiológico, nuestros **ingresos de energía** dependen de nuestra dieta, de la absorción de los nutrientes por las microvellosidades, y **del momento en el que ingerimos los alimentos**. De hecho, es cada vez más conocida la influencia de la ingestión temprana o tardía en el día de cada tipo de alimento. Estamos asistiendo en la actualidad al crecimiento de una rama de la nutrición denominada crononutrición. Por otro lado, es importante destacar que nuestro metabolismo está preparado fisiológica- y bioquímicamente para un mundo escaso en nutrientes, de manera que tendemos a ingerir todo lo que esté a nuestro alcance, con el objetivo de guardarlo para el futuro, como describió José Enrique Campillo en el maravilloso libro *El Mono Obeso*. Comer cantidades ingentes de comida hipercalórica, junto con falta de ejercicio físico, en un mundo dominado por el sistema nervioso simpático, no es lo más conveniente a nivel metabólico.

Estudiemos los **egresos de energía**. En primer lugar, la energía que almacenamos se utiliza para realizar **trabajo fisiológico.** Aquí debemos diferenciar dos niveles.

- Por un lado, gastamos una gran cantidad de energía en diversos procesos necesarios de la **fisiología celular:**

    o El **transporte activo por las membranas** (por la bomba Na$^+$/K$^+$, entre otras).

    o En el **anabolismo**, para la formación de las moléculas que necesitamos.

    o En mantener la **temperatura**, ya que *funcionamos* de manera más eficiente a 37°C, que es la temperatura a la que nuestros enzimas muestran su máxima actividad. Gastamos entre un 5 y un 15% de la energía que consumimos en mantener la temperatura, y lo hacemos en mayor medida cuanto más frío hace en el exterior.

- Por otro lado, a nivel de **fisiología sistémica**, los **músculos** son **demandantes continuos de energía.** La necesitan tanto para realizar los movimientos involuntarios (corazón y músculos lisos) como para los voluntarios (para movernos, o para mantener una postura determinada). Si realizamos un ejercicio intenso en el día, estos gastos se incrementan enormemente. Un adulto sano promedio puede gastar 2300 Kcal/día, pero mediante el ejercicio puede llegar fácilmente hasta 4000 Kcal diarias. Por tanto, la diferencia entre el ingreso de energía que necesita una persona sedentaria y una persona que practica regularmente ejercicio es enorme. De hecho, el ejercicio es tan importante que debemos establecer un concepto clave en relación con el balance energético: **sólo podemos controlar dos factores de forma voluntaria, la dieta y el ejercicio.**

Todo lo explicado en el párrafo anterior no tiene en cuenta condiciones como el crecimiento o el embarazo, donde obviamente necesitamos más ingresos de energía.

Un aspecto muy importante que tenemos que destacar del metabolismo energético es que el **ingreso de energía es intermitente**, al contrario que la mayoría de variables, que controlamos de forma continua. Simplificando, podemos distinguir dos grandes fases completamente diferentes a nivel fisiológico debidas a esta discontinuidad de la llegada del alimento:

- Una fase digestiva/absortiva, de dos a tres horas de duración tras una comida, en la que vamos a absorber, usar y almacenar los productos de la digestión, por tanto anabólica, que denominamos **fase postprandial**. En ella **obtendremos energía que almacenaremos** en forma de:

    o **Glucógeno** en el **hígado** y en el **músculo esquelético** (glucogenogénesis).

    o **Triglicéridos** en el **tejido adiposo** (lipogénesis).

o **Proteínas desde aminoácidos**. Si están en exceso, los aminoácidos se pueden transformar en glucosa para almacenar energía.

- Una **fase postabsortiva**, donde el organismo recurre a las reservas almacenadas para la obtención de energía, por tanto catabólica, que denominamos **fase de ayuno**. Para mantener la homeostasis de todas las células necesitamos el catabolismo de:

o **Glucosa desde glucógeno** (glucogenolisis).

o **Ácidos grasos y glicerol desde triglicéridos** (lipolisis). De los ácidos grasos se obtendrá energía por el proceso de β-oxidación.

o **Aminoácidos desde proteínas** (proteolisis). Una vez obtenidos los aminoácidos, podemos formar moléculas de glucosa a partir de ellos (gluconeogénesis).

Las relaciones entre los procesos que se pueden producir en las fases posprandial y de ayuno y las relaciones entre los diferentes nutrientes se pueden observar en la figura 7.9

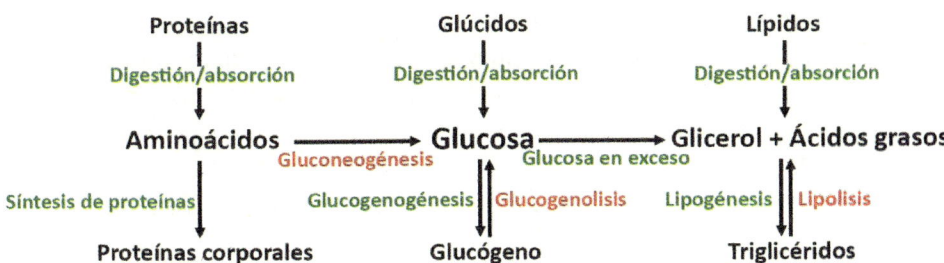

Figura 7.9. Relaciones metabólicas entre los principales componentes de la dieta. La glucosa que ingerimos en la dieta se puede almacenar en forma de glucógeno (glucogenogénesis). En exceso, se transforma en glicerol en los adipocitos para formar parte de los triglicéridos (lipogénesis). Por su parte, los aminoácidos pueden incorporarse en las proteínas, o formar glucosa (gluconeogénesis). En el ayuno, podemos hidrolizar el glucógeno para formar glucosa (glucogenolisis), o formar ácidos grasos desde los triglicéridos que pueden usar muchos tejidos (lipolisis). En rojo se muestran los procesos que ocurren en fase de ayuno, mientras que en verde se muestran los procesos que ocurren en fase posprandial.

¿Cómo se regula el metabolismo de los diferentes tipos de moléculas, teniendo en cuenta la intermitencia de la ingesta diaria? Principalmente, mediante el balance entre dos hormonas que muestran efectos antagónicos: la **insulina** y el **glucagón**. Ambas hormonas se liberan desde los islotes de Langerhans del páncreas endocrino (figura 6.14), glándula que ya hemos estudiado por su función exocrina digestiva. Las células β-pancreáticas producen y liberan insulina, y las α-pancreáticas producen y liberan glucagón. Mientras que **la insulina regula los aportes calóricos discontinuos,** el **glucagón regula el uso de glucosa y otras macromoléculas de manera continua por parte de los tejidos.** El aumento de una de las dos hormonas en sangre implica la inhibición de su antagonista. **En estado postprandial domina la insulina,** que aumenta la captación de glucosa por algunos tejidos y la glucogenogénesis, la lipogénesis y la síntesis proteica; mientras que **el glucagón domina en el ayuno,** que tiene el efecto contrario, protegiendo al cuerpo de una *bajada de azúcar* en sangre. Pero, ¿por qué es importante el nivel de glucosa en sangre o glucemia?

Nuestro cerebro utiliza principalmente la glucosa como sustrato energético, llegando a consumir el 20% de nuestra energía. La glucemia es una **variable que se ha de mantener en un rango entre 60 y 100 mg/dl (en ayunas) para mantener nuestra homeostasis.** Podemos definir dos estados extremos:

- Si la glucemia es **menor de 50 mg/dl**, nos encontramos en situación de **hipoglucemia**, que puede llevar a la alteración de la función del sistema nervioso central, ocasionando problemas de visión, coordinación muscular, cognición o debilidad, con potencial de llegar al coma y la muerte.

- Si la **glucemia es mayor a 100 mg/dl de forma continuada**, nos encontramos en situación de **hiperglucemia**, que puede llevar a una hiperosmolaridad plasmática, estrés oxidativo y daño renal. Además, como las células β-pancreáticas deben liberar insulina continuamente para introducir el exceso de glucosa en el tejido adiposo y el esquelético, los adipocitos y los miocitos **se pueden desensibilizar a la hormona**, y provocar **resistencia a la insulina**. De hecho, la hiperglucemia se acompaña frecuentemente de hiperinsulinemia. La glucosa en exceso lleva al incremento de formación de triglicéridos e **hiperlipidemia**. Estas alteraciones se encuentran de manera habitual en personas obesas que pueden desarrollar diabetes de tipo II.

Estudiemos en detalle la **insulina**. En estados fisiológicos, es una hormona **liberada por las células β-pancreáticas en estado prandial y posprandial** ante incrementos de glucosa plasmática. Estos aumentos ocurren tras la absorción de la glucosa de la dieta y su llegada a la sangre, lo que induce un **aumento de la glucemia por encima de los 100 mg/dl.** También se libera insulina tras una **comida rica en proteínas, que incrementa la concentración de aminoácidos en sangre.** Otro estímulo que induce su liberación es el **aumento de la actividad parasimpática.** El paso de la comida por el tubo digestivo activa a receptores que informan vía nervio vago (aferente) al sistema nervioso central. Desde allí se produce una respuesta que se dirige por el nervio vago (eferente), induciendo la liberación de acetilcolina en los islotes de Langerhans, lo que provoca la liberación de insulina desde las células β-pancreáticas.

En los últimos años, se ha hecho patente la importancia de unas **hormonas** denominadas **incretinas, liberadas por células enteroendocrinas** del epitelio del tubo digestivo en el momento de la llegada de los nutrientes al duodeno. Las incretinas son **hormonas que estimulan la liberación de insulina** desde las células β-pancreáticas, antes de que aumente la glucemia en sangre. Incluso existen estudios que plantean que hasta el 50% de la insulina liberada se debe al efecto de estas hormonas. De hecho, este descubrimiento explica un curioso efecto cuyo mecanismo no estaba completamente elucidado: la ingestión de glucosa oral incrementa la insulinemia en mayor medida que la glucosa intravenosa. Este efecto ocurre porque las incretinas sólo se liberan si el alimento llega al tubo digestivo. Las incretinas **GLP-1** y **GIP** se han revelado como una diana terapéutica para pacientes de diabetes tipo II. El principio activo semaglutida (fármaco *Ozempic*), un agonista de GLP-1, disminuye de manera efectiva los niveles de glucemia de estos pacientes, aunque es más conocido por sus efectos adelgazantes.

Una vez que hemos estudiado los estímulos que inducen la liberación de insulina, conozcamos el efecto de la insulina sobre las células de los diferentes tejidos. Existen tejidos dependientes de insulina, en los cuales la hormona ejerce **acciones anabólicas** (músculo esquelético, tejido adiposo e hígado) e independientes de insulina (cerebro, tubo digestivo o riñón). Sus principales efectos son (figura 7.10):

- **Inducir la captación de glucosa presente en sangre en estado postprandial para su almacenaje, principalmente en dos tejidos: el adiposo y el músculo esquelético**. La unión de la insulina a sus receptores en las células de estos tejidos induce un aumento de transportadores de glucosa facilitativos en la membrana celular. La glucosa se transporta al interior celular a favor de su gradiente de concentración, donde podrá almacenarse en forma de glucógeno (glucogenogénesis en músculo esquelético) o formará glicerol para la formación de los triglicéridos (tejido adiposo).

- **Aumentar la actividad de enzimas de las vías glucolíticas en el hígado.** El hígado no reacciona como el músculo y el tejido adiposo aumentando el número de transportadores de glucosa en la membrana, sino que su reacción ante la insulina es la de aumentar la velocidad de fosforilación de la glucosa que se transporta al interior celular, formando Glucosa-6-fosfato. Este efecto provoca un gradiente de concentración de glucosa, incrementando su entrada al hepatocito para formar glucógeno (glucogenogénesis hepática).

- **Aumentar la síntesis de proteínas desde aminoácidos** en el hígado y en el músculo esquelético.

- Aumentar la síntesis de grasas (lipogénesis), utilizando el exceso de glucosa (y aminoácidos) para formar triglicéridos. Además, promueve la captación de ácigos grasos por parte de los adipocitos.

- Disminuir el catabolismo: inhibe los procesos de formación de glucosa desde glucógeno (glucogenolisis) y aminoácidos (gluconeogénesis), y de ácidos grasos desde triacilgliceroles (lipolisis).

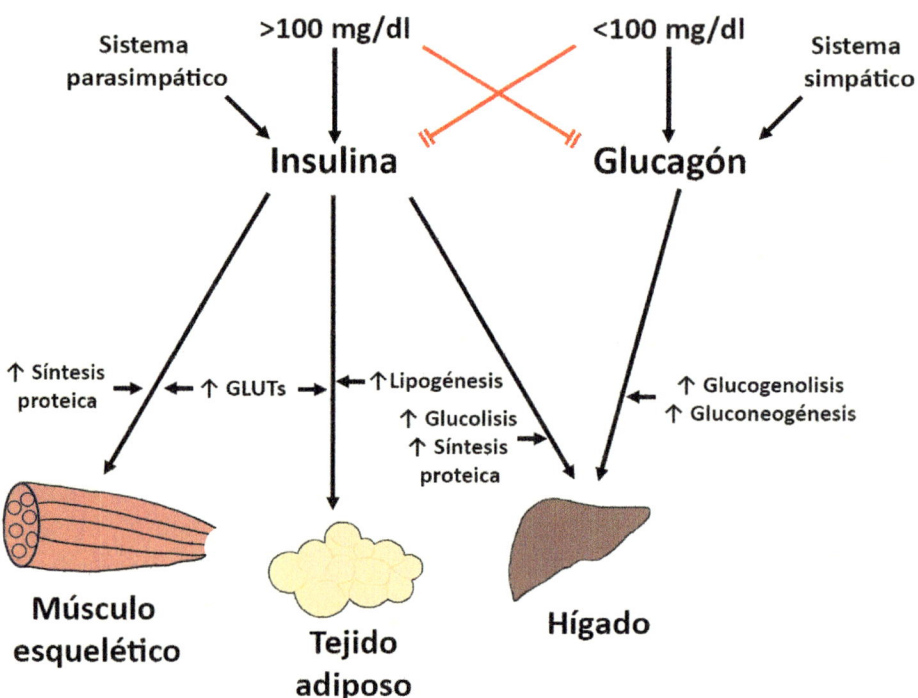

Figura 7.10. Estímulos que inducen la liberación de insulina y de glucagón, y principales efectos en los tejidos. Ante aumentos de la glucemia por encima de 100 mg/dl, se libera **insulina**. Además, puede liberarse por el aumento de aminoácidos en plasma, la activación del sistema parasimpático y la acción de las incretinas. Su acción es anabólica, incrementando la presencia de los transportadores de glucosa GLUT4 en la membrana de los miocitos esqueléticos y adipocitos para su transporte y almacenaje en forma de glucógeno y triglicéridos. Incrementa asimismo la síntesis de proteínas en músculo e hígado. La liberación de insulina se inhibe en condiciones de glucemia por debajo de 100 mg/dl, en las que se libera glucagón. El **glucagón** aumenta la formación de glucosa desde glucógeno y aminoácidos, incrementando su liberación a la sangre para el uso de los tejidos. Un estímulo aumenta tanto la liberación de insulina como glucagón: la presencia de aminoácidos en sangre. En el caso de que una comida contenga exclusivamente proteínas, se estimula la liberación de insulina; pero al no aumentar la glucemia postprandial, puede resultar en una hipoglucemia. La liberación de glucagón previene este efecto.

La insulina es la responsable por tanto de la retroalimentación negativa que compensa el aumento de la glucemia postprandial. En cada una de las comidas diarias, **los aumentos intermitentes de glucemia se acompañan de aumentos intermitentes inmediatos en la insulinemia** (figura 7.11). Si no fuera así, los picos de glucemia serían mucho mayores, lo que conllevaría riesgos para la salud.

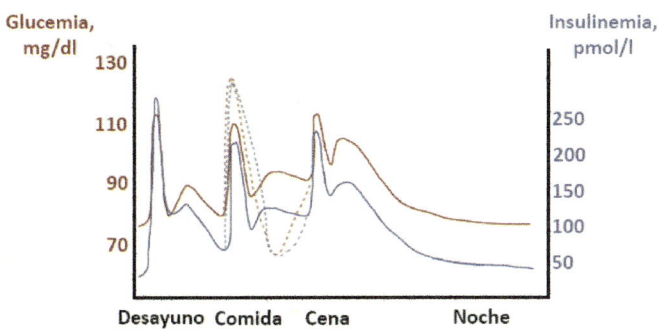

Figura 7.11. Elevaciones y disminuciones de glucemia e insulinemia a lo largo del día. Los aumentos y disminuciones de la glucemia e insulinemia se producen en paralelo a lo largo del día. Los picos de glucemia dependen mucho de la dieta. Cuando ingerimos monosacáridos de absorción rápida (sacarosa o bebidas azucaradas, por ejemplo), tanto los aumentos como las disminuciones son más pronunciados (curvas discontinuas). Este efecto favorece un mayor apetito del que se produce en una dieta que contenga sacáridos de absorción lenta, por tanto favoreciendo la obesidad y la diabetes tipo 2, además de provocar patologías en la microvasculatura como en los capilares de la retina.

Los aumentos de glucemia tienen un efecto adicional: disminuir la liberación de **glucagón**, la hormona que contrarresta los efectos de la insulina. El glucagón es la hormona que *domina en el ayuno*. Prevenir la hipoglucemia en el ayuno es un aspecto clave para nuestra homeostasis, ya que los tejidos van captando de forma continua la glucosa presente en sangre para sus necesidades energéticas, por lo que hemos de restaurar su concentración plasmática. La liberación de glucagón a la sangre se produce desde las células α-pancreáticas cuando la **glucemia es menor a 100 mg/dl**, cuando aumenta la concentración plasmática de aminoácidos, y cuando está **activado el sistema simpático**.

El tejido diana del glucagón es el hígado, donde induce los efectos contrarios de la insulina. Es una hormona **catabólica**: en estado basal, la secreción constante de glucagón estimula la **glucogenolisis** y la **gluconeogénesis** para obtener glucosa que se libera a la sangre, y que por tanto estará disponible para el resto de los tejidos (figura 7.10). Especialmente, para que nunca le falte glucosa a nuestro cerebro. Estos efectos se complementan con el hecho de que con glucemias superiores a 100 mg/dl la liberación de insulina está inhibida, de manera que disminuyen los procesos anabólicos. Por tanto, en condiciones de ayuno, la lipolisis del tejido adiposo aumenta la concentración plasmática de ácidos grasos, que serán captados por el hígado y se degradarán por β-oxidación para obtener energía. Si hay ácidos grasos en exceso, el hígado forma desde ellos cuerpos cetónicos, que pueden usarse por otros tejidos. Sin embargo, el exceso de cuerpos cetónicos, que son ácidos, puede llevar a una mayor cantidad de protones en sangre que llamamos cetoacidosis. En patologías metabólicas como la diabetes, la cetoacidosis diabética supone un factor a vigilar muy importante. ¡Cuidado con las dietas Keto!

En situaciones de ayuno prolongado debemos mantener la homeostasis con los materiales de los que disponemos. En primer lugar, utilizamos nuestras reservas energéticas de carbohidratos, y en unos pocos días gastaremos todo nuestro glucógeno almacenado. A continuación, emplearemos las reservas de lípidos durante las siguientes semanas, a un ritmo superior al uso energético de nuestras moléculas *funcionales*, las proteínas, que dejaremos como último recurso. Si faltan proteínas esenciales, se precipita la muerte aunque queden reservas energéticas en nuestro tejido adiposo.

Control hormonal en el crecimiento y metabolismo a largo plazo

¿Destruir o formar?

Vivimos en un mundo *rápido,* con necesidad de contestar en milisegundos o segundos a muchos de los cambios que amenazan nuestra homeostasis. Sin embargo, para controlar adecuadamente multitud de variables usamos procesos lentos, y que por tanto son controlados a medio y largo plazo por nuestro sistema endocrino. Para una adecuada homeostasis, una serie de hormonas ejercen su acción sobre tejidos muy distintos, y muchas de ellas se regulan por el eje hipotálamo-hipofisario.

Comencemos por el estudio de las hormonas que se liberan a la sangre desde un tejido endocrino muy *polifacético* a nivel fisiológico: la **glándula suprarrenal**. Estructuralmente, está formada por dos tejidos completamente diferentes: uno propiamente endocrino, **la corteza suprarrenal**, y uno nervioso, la **médula suprarrenal** (figura 7.12).

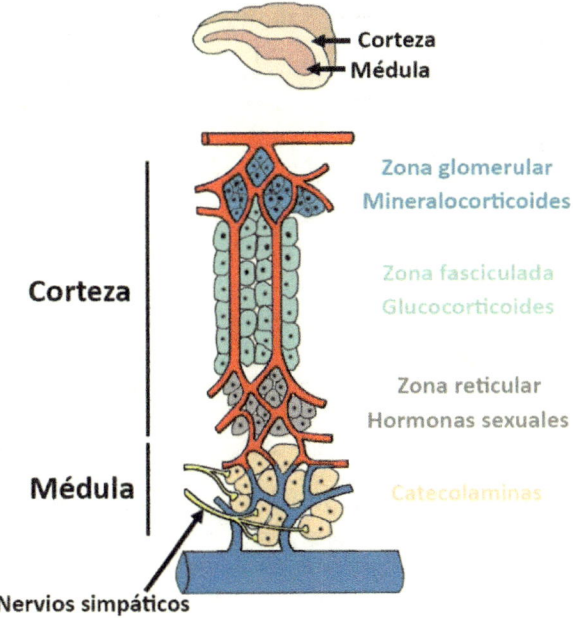

Figura 7.12. **Glándulas suprarrenales.** La corteza y la médula suprarrenal son tejidos completamente diferentes. En la corteza, la sangre llega por unas arteriolas que van recogiendo la sangre de las diferentes capas, de la más externa a la más interna (glomerular, fasciculada y reticular), hasta que llega a la médula, que recoge las catecolaminas (adrenalina y noradrenalina) liberadas por la acción del sistema simpático sobre las células cromafines.

Estudiemos las funciones de la corteza suprarrenal, desde las zonas más super-ficiales a las más profundas. Se divide a su vez en diferentes zonas, en las que se liberan distintas **hormonas esteroideas** a la sangre. Todas estas hormonas tienen una característica en común: provienen del **colesterol** (figura 7.13). Aunque tengamos asumido que el colesterol es un compuesto perjudicial, en realidad es una molécula **esencial para la vida**. Ya estudiamos en los primeros temas que es un componente importante de todas las membranas celulares. Además, es el precursor de hormonas que tienen funciones muy diferentes. Es el exceso de colesterol el que se puede acumular en nuestras arterias ocluyendo el paso de sangre, pero eso, lo dejo para *fisiopato. Yo he venido aquí para hablar de mi libro.*

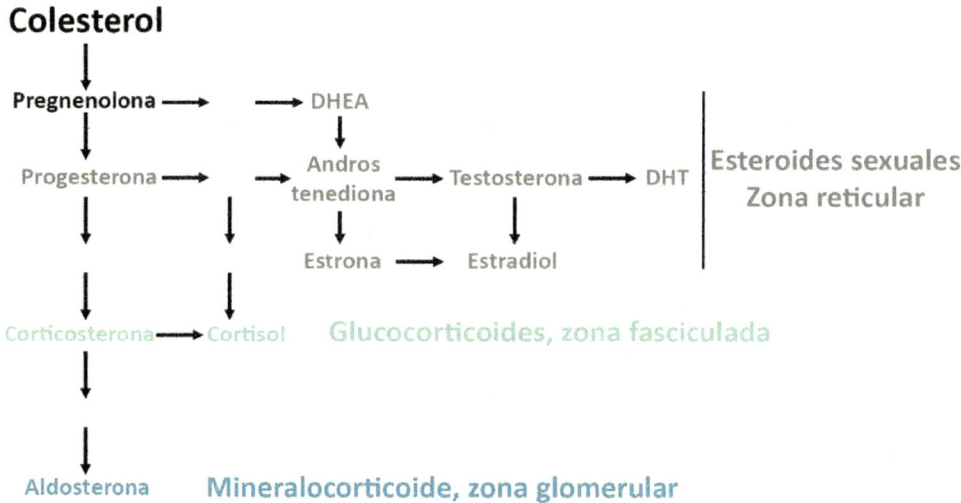

Figura 7.13. Ruta de formación de hormonas esteroideas desde el colesterol. DHEA, Dehidroepiandrosterona. DHT, dihidrotestosterona. Para formar los diferentes derivados del colesterol, son claves los diferentes enzimas. Cada tipo de tejido cuenta con células especializadas en una función, para lo cual expresan unos tipos de enzimas u otros, por lo que formarán diferentes derivados del colesterol. La aromatasa forma estrona y estradiol a partir de androstenediona y testosterona, y la 5-α-hidroxilasa forma DHT desde testos-terona. Algunos enzimas tienen importancia terapéutica. Por ejemplo, se usan inhibidores de la aromatasa para el cáncer de mama hormonodependiente. Los compuestos interme-dios se han omitido para facilidad de visualización de la imagen.

Comencemos por un compuesto esteroideo que conocemos, y que se produce en la parte más externa de la corteza glomerular suprarrenal, denominada **zona glo-merular**: la **aldosterona**. Es un **mineralocorticoide**, ya que tiene un rol importante en la absorción y secreción de sales (por esto lo de mineralo-) a nivel de los túbulos distal y colector de la nefrona. En las células de la zona glomerular, la angiotensina produce la liberación de aldosterona, que induce la reabsorción de Na^+ y secreción de K^+ a nivel renal.

Si seguimos la corteza suprarrenal hacia la parte más interna nos encontramos con la **zona fasciculada**, que es la encargada de formar una hormona que nos suena mucho: el **cortisol**. Probablemente hayas pensado: *ah, la hormona del estrés*; pero el tema del estrés es fisiológicamente complejo. En primer lugar, el cortisol es una hormona que depende del eje hipotálamo-hipofisario (figura 7.4). La hormona adenohipofisaria que controla la liberación del cortisol desde la **zona fasciculada** de la corteza suprarrenal a la sangre es la es la **Adrenocorticotropina (ACTH)**. Pero a su vez, la liberación de ACTH depende de una neurohormona trófica que se libera desde hipotálamo, la **CRH**.

El cortisol ejerce su acción sobre todas las células (que tengan núcleo celular) de todos los tejidos, y es **esencial para la vida.** Es una hormona **con efecto permisivo** sobre el glucagón y las catecolaminas. Se define la permisividad hormonal como la propiedad de una hormona por la cual **su presencia es necesaria para el correcto funcionamiento de otras hormonas**. Al igual que el resto de hormonas de este eje hipotálamo-hipofisario, muestra un mecanismo de retroalimentación negativa: si hay suficiente cantidad de cortisol en sangre, se inhiben tanto la formación de ACTH como de CRH.

La liberación de cortisol tiene ritmos circadianos, y muestra diferentes picos a lo largo del día. Su liberación es mínima durante la noche y máxima al despertar. Además, puede **aumentar ante situaciones como hipoglucemia**, y ante **agentes que generen estrés agudo**: hemorragias, dolor, frío o calor intensos, infecciones, traumas físicos, incluso estrés emocional, o que creen ansiedad. Entre sus funciones encontramos las siguientes:

- Efectos **catabólicos** sobre el metabolismo energético:
  - o **Protege contra la hipoglucemia**, ya que es permisivo para la acción del glucagón.
  - o **Estimula la gluconeogénesis hepática** y la degradación proteica en el músculo para obtener sustratos de la **gluconeogénesis**.
  - o **Estimula la lipolisis** para que los tejidos tengan ácidos grasos y obtener energía.
  - o **Inhibe la captación de glucosa** en los **tejidos que la almacenen**.

- Efecto **inhibidor de los procesos inflamatorios**, al reducir la extravasación de los leucocitos desde la sangre hasta los tejidos activos inflamados, además de disminuir la permeabilidad capilar.

- Efecto **inhibidor del sistema inmunitario**, bloqueando la formación de anticuerpos y de citoquinas. De hecho, se utilizan fármacos corticosteroides como inmunosupresores en el momento de un trasplante de un órgano.

- Por sus efectos permisivos sobre la adrenalina, es necesario para **mantener el tono vasoconstrictor simpático** de las arterias.

- **Efecto sobre la homeostasis del Ca^{2+}**: reduce la absorción intestinal de este ion, incrementa su excreción renal, y **aumenta la resorción ósea**, por lo que los tratamientos a largo plazo con fármacos corticosteroides pueden llevar a pérdida de masa ósea, con potencial aumento de fracturas en los huesos.

- Influye en el estado de ánimo y en la memoria y el aprendizaje, siendo necesario una concentración determinada de la hormona para que estos procesos funcionen correctamente.

Entonces, ¿por qué tiene *mala fama* de cortisol? El problema sobreviene si vivimos muy *estresados de forma continuada* durante semanas o meses. En ese caso, la inhibición negativa sobre la ACTH y la CRH se pierde, de manera que las concentraciones plasmáticas de cortisol aumentan continuamente. Este proceso puede bloquear nuestro sistema inmune e inflamatorio, además de producir hipertensión arterial y problemas en el estado de ánimo o en la memoria y aprendizaje. **Es el estrés crónico el que nos lleva a un exceso de cortisol, provocando un estado patológico.**

Continuemos por el estudio de las hormonas esteroideas de la capa más interna de la corteza suprarrenal, la **zona reticular**. En ella se encuentran las células encargadas de formar **esteroides sexuales** (figura 7.4). Ya que estas células apenas expresan los enzimas necesarios para la transformación de los últimos pasos, forman mayoritariamente androstenediona y dehidroepiandrosterona, que se liberan a la sangre. En otros órganos como las gónadas (ovarios y testículos) o la próstata, estos compuestos se pueden transformar en los **andrógenos** (testosterona y dihidrotestoterona), **progesterona** y **estrógenos** (estrona y estradiol). Se piensa que los esteroides sexuales suprarrenales contribuyen al desarrollo de caracteres sexuales secundarios como el vello axilar y púbico, y pueden ser importantes en el momento del desarrollo inicial de los órganos sexuales masculinos en la pubertad, pero la liberación de estos compuestos desde la corteza suprarrenal es muy pequeña en comparación con la que se produce en las gónadas.

Una vez conocidas las funciones de la corteza, estudiemos la **médula suprarrenal**, formada por un tejido completamente diferente. De hecho, muchos autores la consideran un ganglio modificado del sistema nervioso. Está inervada por neuronas del sistema nervioso simpático, ante la cual las denominadas **células cromafines** de la médula suprarrenal **liberan adrenalina a la sangre como neurohormona**. Esta liberación aumentará con la actividad simpática, y sus efectos por tanto serán similares a los del sistema simpático, como relajación bronquiolar, aumento del gasto cardiaco o vasodilatación de las arteriolas del músculo esquelético. La diferencia con la vía simpática que hemos estudiado es que no llegan vía sináptica a sus tejidos diana sino a través de la circulación sanguínea, como hormona. Esto provoca efectos menos rápidos, pero más sostenidos, multiplicando casi 10 veces su efecto temporal.

Además, la adrenalina liberada por esta vía va a provocar una serie de **efectos catabólicos sobre el metabolismo energético** relacionados con el aumento del estado de alerta para prepararnos para el *fight or flight*:

- Aumenta la glucogenolisis y gluconeogénesis para producir glucosa.

- Disminuye la liberación de insulina y aumenta la de glucagón.

- Disminuye la captación de glucosa para su almacenamiento en músculo y tejido adiposo.

- Estimula la lipolisis para liberar ácidos grasos desde el tejido adiposo.

- Estimula el consumo de ácidos grasos por el tejido cardiaco, *ahorrando* glucosa para el encéfalo.

Continuemos con el estudio las **hormonas tiroideas**, que son clave en el desarrollo, crecimiento y metabolismo. Hormonas en plural, ya que su regulación se produce desde el eje hipotálamo-hipofisario (figura 7.4), y dependemos de las relaciones entre ellas para su correcta función.

La hormona adenohipofisaria que controla la liberación de las hormonas tiroideas desde la glándula tiroidea a la sangre se denomina **tirotropina (TSH)**. A su vez, la liberación de TSH depende de una neurohormona trófica que se libera desde el hipotálamo (**TRH**). La TSH ejerce su acción sobre la glándula tiroidea, en la que induce la liberación de las **tiroxinas**, que son dos: la **T3** (triyodotironina) y la **T4** (tetrayodotironina). Su nombre se debe a que contienen yodo en su estructura química, un elemento que tenemos que obtener en la dieta. Este yodo formará las tiroxinas en una serie de reacciones a partir del aminoácido tirosina. Las tiroxinas se pueden almacenar en la glándula tiroidea en unas estructuras denominadas **folículos tiroideos** en el **coloide**, un depósito interno en el que las tiroxinas se almacenan hasta 3 meses (Figura 7.14).

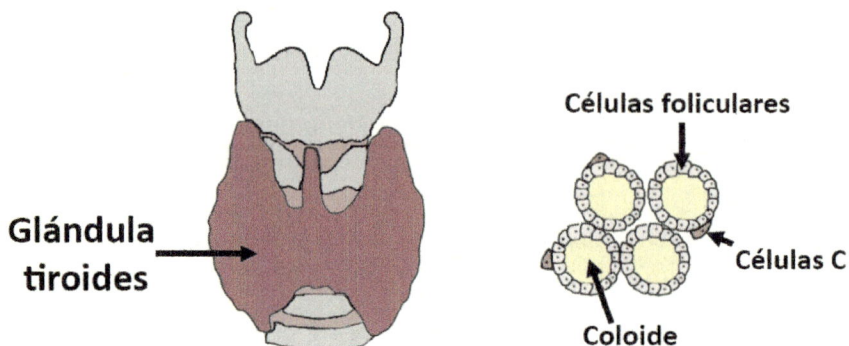

Figura 7.14. Glándula tiroidea (izquierda) y detalle del coloide (derecha). La glándula tiroidea tiene forma de mariposa, y se sitúa en la parte frontal del cuello, a nivel inferior del cartílago tiroides (*nuez de Adán*), sobre la tráquea, cubierta por musculatura, tejido subcutáneo y piel. En su interior contamos con unas estructuras rodeadas por células foliculares, denominadas folículos tiroideos, que forman y secretan las tiroxinas al coloide, el lugar donde se almacena hasta su liberación a la sangre. Las células C son las encargadas de la liberación de calcitonina.

Las **tiroxinas actúan sobre todos los tejidos de nuestro cuerpo**, regulando la **tasa de metabolismo basal**, es decir, la velocidad a la que se producen las reacciones bioquímicas celulares. Tanto la T3 como la T4 se transportan en el plasma unidas a globulinas, y cuando se unen a los receptores de membrana de las células, provocan **un aumento de la síntesis de proteínas, de la actividad mitocondrial y de la bomba Na⁺/K⁺**. Son imprescindibles para las siguientes funciones:

- En el **metabolismo**:
  - o Aumentan la actividad mitocondrial, incrementando la formación de ATP y por tanto el consumo de O_2.
  - o Aumentan la termogénesis (producción de calor).
  - o Aumentan la sudoración.
  - o Aumentan la absorción de glucosa por el tubo digestivo, y potencian el efecto de otras hormonas como el glucagón, las catecolaminas o la hormona del crecimiento. Pueden ser tanto anabólicas como catabólicas respecto a las proteínas, dominando el catabolismo.
- En el **sistema cardiovascular**: aumentan el gasto cardiaco (tanto la frecuencia cardiaca como el volumen sistólico).
- En el **sistema respiratorio**: aumentan la generación de CO_2 y consecuentemente de la ventilación.

- En el **crecimiento** y **desarrollo**: son imprescindibles para el desarrollo neurológico normal y la formación adecuada del tejido óseo en el feto. En los niños son necesarias para el crecimiento celular, óseo y del desarrollo del sistema nervioso, ejerciendo una acción permisiva sobre **la hormona del crecimiento**.

- En el **sistema nervioso central**: aumentan la vigilia, la alerta, los reflejos, la respuesta a estímulos, la sensación de hambre, la memoria y el aprendizaje, además de ser necesarias para la generación de emociones.

La hormona del crecimiento (**GH**, de *Growth hormone*), o **somatotropina** es otra hormona dependiente del eje hipotálamo-hipofisario (figura 7.4). En este caso se trata de una hormona regulada por dos hormonas hipotalámicas: una que induce su liberación a la sangre (**GHRH**), y otra que produce su inhibición (**somatostatina**). Además, **la hormona del crecimiento depende en gran medida del cortisol**, y la presencia de este último en la sangre lleva a un aumento de la liberación de **GH**. Sin embargo, el **aumento excesivo del cortisol** (estrés crónico), provoca una **disminución de la liberación de GH**. La hormona del crecimiento tiene como diana al hígado, donde induce la liberación de los denominados **factores de crecimiento de tipo insulina (IGF)**. Además, la propia hormona del crecimiento tiene efectos en diferentes tejidos. Sus principales acciones son:

- Efectos sobre el **crecimiento**:
  - En niños y adolescentes, **promueve el crecimiento durante el desarrollo**, y es necesaria para realizar las mitosis de las placas epifisarias de los huesos. Para el crecimiento, es necesaria no sólo la presencia de la GH, sino además de hormonas tiroideas, de insulina y de hormonas sexuales (andrógenos y estrógenos, en la pubertad). Además, es importante una dieta apropiada para poder alcanzar el máximo crecimiento, que está determinado genéticamente.
  - En los adultos, la GH promueve la reparación de tejidos (no el crecimiento en sí mismo).

- Efectos **duales** sobre el **metabolismo**:
  - En ayuno, tiene efectos antiinsulínicos, potenciados por el cortisol, la adrenalina y el glucagón: estimula la **lipolisis**, aumentando la liberación de ácidos grasos a partir del tejido adiposo, y por tanto disminuyendo el uso de glucosa por los tejidos, para que se use preferentemente por parte del cerebro. Tiene por tanto una **función catabólica**.
  - Tras una comida rica en proteínas, la GH aumenta la captación de aminoácidos y la síntesis de proteínas en muchos de los tejidos del cuerpo. Tiene por tanto también una **función anabólica**.

Para finalizar este capítulo, estudiemos un grupo de hormonas que regulan el Ca^{2+}, un ion imprescindible para nuestra homeostasis. De hecho, la presencia de Ca^{2+} en el plasma a una concentración adecuada es indispensable para la coagulación y para la excitabilidad neuronal. Además, a nivel intracelular es un segundo mensajero clave para la señalización celular. Podemos regular esta concentración de tres maneras diferentes (figura 7.15):

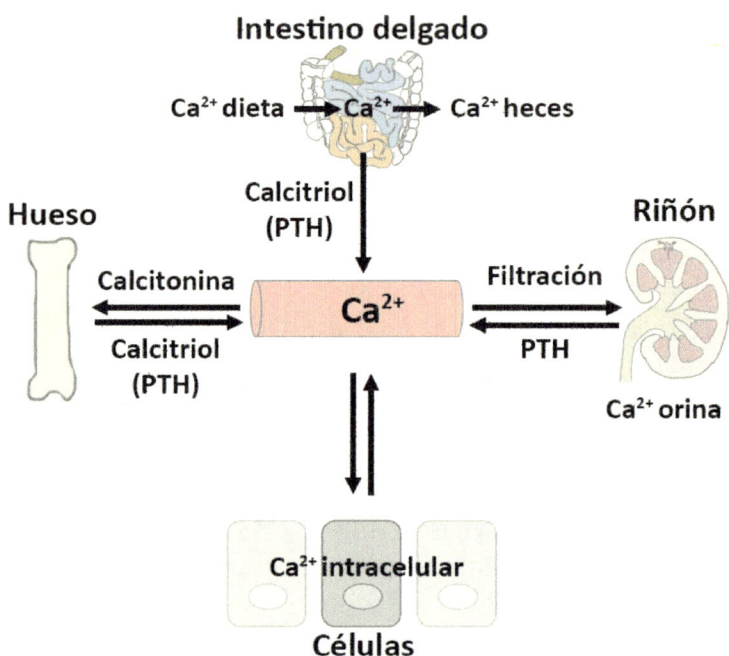

Figura 7.15. Regulación hormonal de la concentración de Ca^{2+}. El Ca^{2+} plasmático, y por tanto el intersticial, depende de diversos factores. Podemos absorber en mayor o menor medida el ion por las microvellosidades intestinales en la dieta, podemos reabsorber en mayor o menor medida el ion en la nefrona, y podemos formar o disolver hueso, disminuyendo o aumentando el Ca^2 plasmático. La concentración en el líquido extracelular es de alrededor de 2 mM, mientras que en las células es de 100 nM, 20.000 veces menos concentrado. Las hormonas implicadas en esta regulación son las hipercalcemiantes paratohormona (PTH) y calcitriol (Vitamina D_3), mientras que la calcitonina es hipocalcemiante.

- En primer lugar, el 99% del Ca^{2+} de nuestro cuerpo se encuentra formando parte de los huesos, en forma de cristales junto al ion fosfato. Existen células que forman estos cristales llamadas **osteoblastos**, que usan las sales procedentes del plasma, encargándose del **depósito óseo**. Por otro lado, contamos con otras células denominadas **osteoclastos**, que disuelven estos cristales, liberando las sales al plasma en la denominada **resorción ósea**. Entre las hormonas que ya hemos estudiado, el cortisol aumenta la resorción ósea, mientras que los estrógenos la disminuyen. En la menopausia, la falta de estrógenos puede llevar a un incremento de la resorción ósea, causando fracturas en el hueso.

- En segundo lugar, la concentración de Ca^{2+} plasmático se regula por el **sistema renal** mediante una mayor o menor **reabsorción**.

- En tercer lugar, cuando ingerimos los alimentos podemos aumentar o disminuir su **absorción intestinal**.

Contamos con unas pequeñas glándulas en la parte posterior de la tiroides, que forman las **glándulas paratiroideas**. Ante disminuciones de la concentración de Ca^{2+}, las células que forman esta glándula liberan la **paratohormona (PTH)** a la sangre, que es fundamental en la homeostasis del Ca^{2+}. La PTH tiene un efecto hipercalcemiante, aumentando la resorción ósea, la reabsorción renal, y la absorción intestinal. A nivel del tubo digestivo, sus efectos son indirectos, ya que en realidad estimula la síntesis del **calcitriol,** otra hormona hipercalcemiante que incrementa la absorción por las microvellosidades. Quizá por ese nombre no nos dice mucho, pero también se le denomina 1,25 dihidroxicolecalficerol o **Vitamina D.** Se trata de una vitamina, un compuesto que podemos obtener de la dieta, pero que en este caso también podemos sintetizar en un proceso en el que están involucrados diferentes tejidos como el hígado y el riñón. En uno de los pasos necesarios, los precursores del calcitriol necesitan la acción de la luz solar para su activación. Esta activación ocurre cuando la sangre pasa por los capilares cercanos a la piel, y su exposición a la luz solar induce la reacción que forma la **Vitamina D₃** (con 20 minutos diarios de exposición de nuestra piel al sol es suficiente). Su efecto principal es el de aumentar la captación del Ca^{2+} en el intestino, aunque también facilita la reabsorción renal y la resorción ósea.

Además de las hormonas que aumentan la concentración de Ca^{2+}, contamos con una hormona hipocalcemiante: la **calcitonina**. Se libera a la sangre desde las células C de la glándula tiroides, y **disminuye tanto la reabsorción renal como la resorción ósea**. Es una hormona que se libera durante el embarazo, la lactancia y el crecimiento hasta la edad adulta, en la que apenas tiene efecto.

Hemos terminado el estudio de la base del sistema endocrino, importante para la regulación de los procesos a medio y largo plazo. Pero para nuestro correcto funcionamiento fisiológico, hemos de responder en milisegundos a los cambios que amenazan nuestra homeostasis. Estudiemos el sistema nervioso.

8. FISIOLOGÍA NERVIOSA

El sistema nervioso es el más complejo de todos a nivel fisiológico, con diferencia. Todo lo que nos ocurre como organismos depende del sistema nervioso, da
igual el aspecto que pensemos. La actividad cerebral, incluso en aquellas situaciones en las que podríamos pensar que estamos descansando mentalmente, dejando
voluntariamente nuestro cerebro en modo *encefalograma plano*, es impresionante.
Monitorizamos incesantemente una cantidad ingente de variables en estado basal.
En el momento en el que realizamos alguna tarea mental, la actividad cerebral se
dispara, ya que cada proceso percibido, pensado o imaginado se ha de integrar con
el resto de la actividad cerebral y corporal. De hecho, todo nuestro cerebro está interconectado, y la neurofisiología se ha de entender *como un todo*. Para facilitar la
de la base fisiológica de las funciones cerebrales, podemos dividir nuestro sistema
nervioso central en tres partes. En la primera, procesamos la información sensorial,
y se localiza en la mitad posterior del cerebro (lóbulos occipital, parietal y temporal
de la figura 1.26). En la segunda, regulamos las funciones vitales básicas, instintivas
y autónomas, enormemente influidas por nuestras emociones, que se localiza en el
tallo encefálico y parte del cerebro que lo rodea, como el diencéfalo, el hipocampo,
o la amígdala, aunque también participan estructuras como la corteza cingulada y la
corteza prefrontal. Y en la tercera, procesamos la parte más racional, especializada
en nuestros procesos cognitivos, funciones ejecutivas, razonamiento, resolución de
problemas, análisis crítico, creatividad e imaginación, además de los movimientos
voluntarios, que se localiza en la parte anterior de nuestro córtex cerebral. Insisto,
se trata de partes diferenciadas para nuestra comprensión, pero interconectadas las
unas con las otras de manera constante.

Fisiología sensorial

Siento, luego existo

Como ya conocemos, el sistema nervioso es el centro que reacciona mediante una respuesta adecuada tras integrar la información de todas las señales que le llegan. Nos podemos preguntar, ¿cuántas señales le llegan? ¿qué tipo de señales? Es imposible cuantificar la enorme cantidad de información que recibimos en cada milisegundo de nuestras vidas. Tanto del exterior, como de variaciones internas. De algunas nos damos cuenta, son conscientes, ya que tienen una sensación asociada al estímulo; pero una gran mayoría son inconscientes.

Estudiemos en primer lugar las bases fisiológicas del procesamiento de las señales que llegan al encéfalo. Anatómicamente, las sensaciones se procesan en diferentes lugares del cerebro antes de integrarse con el resto del encéfalo, que necesita conocer una imagen global de nuestro cuerpo y nuestro entorno en cada momento de nuestra vida. Entre los **sentidos exteroceptivos**, encontramos aquellos por los que tenemos capacidad de recibir sensaciones provenientes de fotones de luz, de ondas de sonido, y de moléculas que se disuelven en nuestra saliva o en el epitelio olfatorio, que se denominan sentidos especiales. Las señales provenientes del exterior nos informan del entorno cercano, y para su recepción contamos con receptores específicos en lugares localizados y especializados de nuestro cuerpo. Una vez se transducen las señales y son dirigidas al sistema nervioso central, las transformamos en las percepciones de visión, sonido, gusto y olor. Por otro lado, contamos con nuestros **sentidos somáticos**. Pueden ser tanto conscientes como inconscientes, y comprenden aquellas sensaciones que se localizan por todo el cuerpo, bien de nuestra superficie externa, que nos informan de los objetos con los que estamos en contacto, como el tacto, el dolor superficial o la temperatura; bien de nuestro interior, como las sensaciones de vibración, de dolor interno, o aquellas que nos informan inconscientemente del estado de los músculos y las articulaciones, denominadas en su conjunto como **propiocepción**.

Además de la propiocepción, también son inconscientes nuestros **sentidos viscerales**, encargados de mantener nuestra homeostasis sin que nos demos cuenta. Llevan al sistema nervioso central las sensaciones de la presión arterial, la osmolaridad sanguínea o el pH, muchos de los cuales tienen asociados reflejos que nos devuelven a la homeostasis en caso de cambios en las variables. El conjunto de los sentidos viscerales contribuye a un sentido que denominamos **interocepción**. Es el sentido por el cual el sistema nervioso detecta, interpreta e integra en cada momento las aferencias procedentes de nuestros órganos internos, tanto de manera consciente como inconsciente. Podemos decir que **la interocepción** es **nuestro sentido homeostático**. Contribuye a nuestra **percepción de bienestar corporal**, donde influyen tanto los sentidos viscerales como el cansancio, la presencia de patologías, el estrés o nuestros sentimientos. De hecho, para nuestro *correcto funcionamiento* es clave la influencia constante del cuerpo sobre el cerebro. Tal como describe la investigadora y divulgadora Nazareth Castellanos, no damos la importancia que se merecen a nuestras sensaciones corporales para nuestro bienestar, ya que el *cerebrocentrismo* que comenzó con Descartes influyó de sobremanera en nuestra forma de pensar, y nos hemos olvidado de la tremenda influencia que ejercen nuestros sentidos internos y externos sobre nuestros pensamientos. Experimentos recientes muestran que la manera que tenemos de respirar influye en la atención, la memoria y la expresión emocional. El latido cardiaco influye sobre la aparición consciente de las percepciones de nuestras sensaciones. No podemos comprender la fisiología sino como un todo, y la influencia del cuerpo sobre nuestras funciones cognitivas es mucho más importante de lo que pensamos.

Las señales provenientes de los sentidos especiales, somáticos e interoceptivos activan a **receptores sensoriales**. Estos receptores se encuentran en aquellas células que son **sensibles a ese estímulo en concreto**, y que son **capaces de transducir la señal** para **enviarla al sistema nervioso central**. Los receptores sensoriales se pueden clasificar de diferentes maneras, como por ejemplo en base a la naturaleza del estímulo:

- **Quimiorreceptores**: responden a estímulos químicos. Pueden ser externos, por ejemplo, los presentes en las células gustativas de la lengua; o internos, como los que son capaces de detectar cambios en la osmolaridad sanguínea (**osmorreceptores**) o los **quimiorreceptores periféricos** y **centrales** que detectan cambios en O_2 y CO_2 en los cuerpos carotídeos y aórticos y en el pH del líquido cefalorraquídeo.

- **Fotorreceptores**: responden a los fotones de luz visible. Son los conos y bastones de la retina.

- **Termorreceptores**: responden ante cambios de la temperatura. Contamos con termorreceptores sensibles tanto a bajas como a altas temperaturas.

- **Mecanorreceptores**: responden a energía mecánica. Son aquellos que informan de cambios de la presión arterial (**barorreceptores**), los que responden al estiramiento celular (**propioceptores**), o los que nos informan de las sensaciones táctiles, entre otros.

- **Nociceptores**: responden a estímulos dolorosos.

Una vez que la información llega a su receptor, el estímulo tiene que ser capaz en primer lugar de superar el **umbral sensitivo** de detección de la señal, es decir, de superar el mínimo necesario para activar al receptor. En ese momento el receptor **transduce** la señal: convierte el estímulo en una señal intracelular. En la señalización intracelular, todas las células sensitivas tienen algo en común: de una forma u otra, la señal depende de la **apertura o cierre de canales iónicos**. Esto produce un cambio en el potencial de membrana local, que si es suficientemente intenso, lleva a la formación de un potencial de acción que se desplaza por el axón neuronal hasta una zona concreta de nuestro sistema nervioso central (figura 8.1).

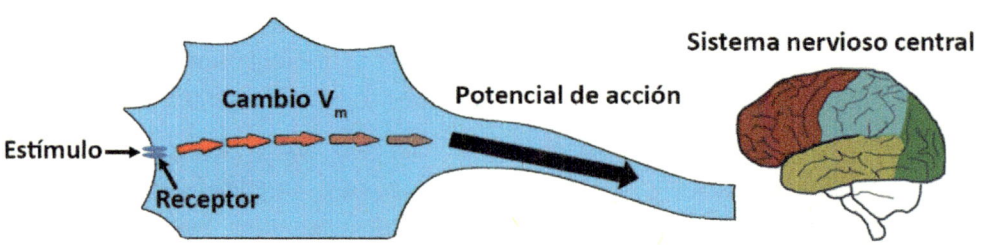

Figura 8.1: Transducción de los estímulos y traslado de la información al sistema nervioso central. Los diferentes estímulos activan sus receptores en las células sensibles a dichos estímulos. Provocan una entrada de iones positivos que generan una despolarización de la membrana. Si el cambio es lo suficientemente importante, de manera que a su llegada al cono axónico se supera el umbral de -55 mV del potencial de membrana, se dispara el potencial de acción, una pequeña descarga eléctrica con capacidad de desplazamiento por el axón. La señal eléctrica de las neuronas aferentes inducirá una liberación de neurotransmisores en las sinapsis que forman con neuronas del sistema nervioso central. El sistema central es el que se encarga de recibir, diferenciar e interpretar cada uno de los estímulos que nos llega. Para más información, consultar la entrada del blog de excitabilidad neuronal y potencial de acción.

El sistema nervioso central ha de ser capaz de diferenciar entre una serie de propiedades principales de las señales aferentes, que le llegan en forma de potenciales de acción:

- **Modalidad**: ¿qué es? ¿luz, tacto, cambios en la presión arterial?

- **Localización**: ¿de mi parte derecha o de la izquierda, de la cabeza o del pie?

- **Intensidad**: ¿es una caricia, o un golpe? ¿huele mucho, o poco?

- **Duración**: ¿ha sido instantáneo, o ha durado unos segundos?

Además, tenemos que ser capaces de diferenciar otras propiedades del estímulo en su procesamiento, como:

- **Discriminación** entre dos puntos. Veámoslo con el ejemplo del tacto. Las neuronas que informan de la sensación táctil se localizan en la piel, unas al lado de las otras. En algunas zonas contamos con gran cantidad de neuronas sensitivas, y cuyos **campos receptivos son pequeños**, de manera que diferenciamos muy bien la sensación táctil en cada punto. Nos sirve para **diferenciar o discriminar las sensaciones provenientes entre dos puntos muy cercanos**, incluso hasta de aquellos que sólo se separan 1 mm. La alta discriminación es la razón del incremento de la sensibilidad táctil en los dedos o los labios, en comparación con otras zonas de nuestro cuerpo. En otras zonas de la piel como la de la espalda, las neuronas sensitivas se encuentran en menor número y cubren campos receptivos grandes, por lo que discriminamos peor entre dos puntos cercanos, y diferenciamos entre dos puntos de la piel en estas zonas cuando están separados por un mínimo de 3 cm de distancia.

- **Adaptación** a las señales aferentes. Veámoslo con el ejemplo del olfato. En determinadas ocasiones, entramos a lugares cerrados donde detectamos un olor que nos llama la atención, en ocasiones muy molesto. Pero al continuar en este lugar durante un tiempo, dejamos de percibir esa sensación. Contamos con receptores sensoriales **que responden a un estímulo cuando entran en contacto con él**, pero que **en unos instantes responden menos o dejan de responder, aunque el estímulo persista en el tiempo**. Es el fenómeno de la **adaptación**, y lo llevan a cabo unos **receptores** que se denominan **fásicos**, que informan preferentemente de la aparición del estímulo, pero dejan de informar ante su continuidad. Un ejemplo es el de los receptores odoríferos, y otro es el de algunas sensaciones táctiles. Por ejemplo, percibimos el momento de ponernos la ropa, pero momentos más tarde no somos conscientes de que la llevamos puesta, a menos que dirijamos la atención a las zonas cubiertas de la piel y comprobemos que *hemos salido de casa con los pantalones puestos*. En contraposición a los receptores fásicos, contamos con receptores **tónicos** que informan siempre que el estímulo esté presente.

Otras propiedades importantes de los estímulos y sus mecanismos como la convergencia y divergencia o la inhibición lateral se explican en el blog del libro.

Estudiemos la llegada de las sensaciones a nuestro sistema nervioso central. **Todas las aferencias sensoriales entran a la médula espinal por los nervios periféricos, o al encéfalo por los pares de nervios craneales.** Una vez que la información se recibe en el sistema nervioso central, tiene como destino una serie de localizaciones anatómicas específicas de nuestro cerebro, que se encargan de la recepción de cada señal. Antes de llegar a estas localizaciones, la gran mayoría de vías aferentes sensoriales pasan por el **tálamo**, un área que modifica y filtra la información, decidiendo cual es importante (figura 8.2):

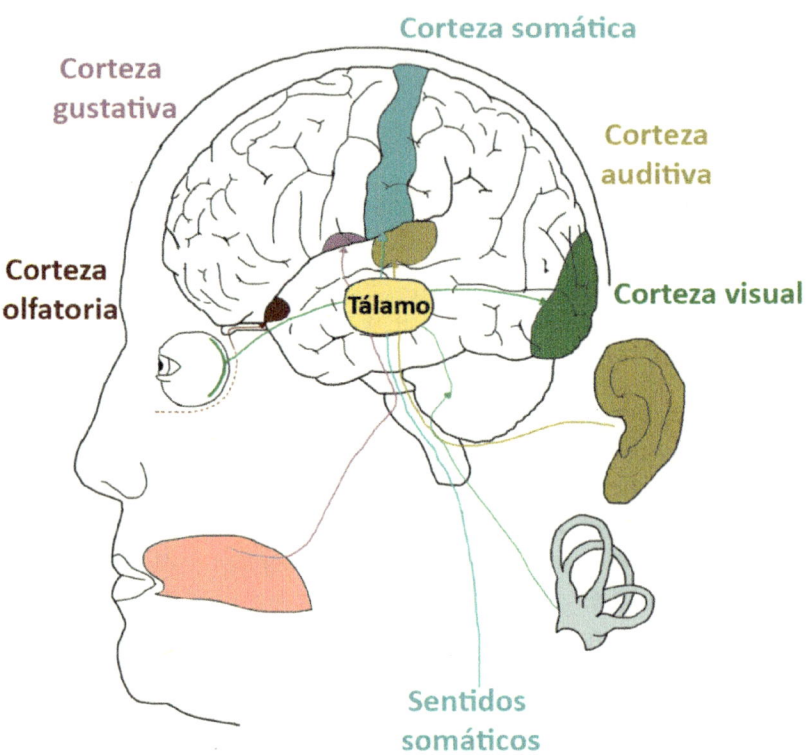

Figura 8.2. Posición central del tálamo ante la llegada de los estímulos sensoriales, y cortezas cerebrales sensitivas. Aunque en neurociencia se habla en singular, la mayoría de las estructuras tienen su imagen especular en el lado contrario del cuerpo. En este plano sagital (lateral) izquierdo podemos apreciar la situación aproximada del tálamo izquierdo, situado en el diencéfalo, en una zona inferior y más profunda que los hemisferios cerebrales, por lo que está desplazado de su localización para la visualización. Por el tálamo pasa toda la información aferente antes de llegar a su destino final, excepto la proveniente de las vías olfatorias. La información olfatoria también se muestra desplazada para su mejor visualización, ya que comienza con la activación de las neuronas olfativas de la parte superior de la cavidad nasal. Igualmente, la corteza gustativa se encuentra en la corteza insular, situada internamente a la cisura de Silvio, en la unión del lóbulo frontal y el temporal. Las cortezas sensitivas también se denominan áreas primarias o de proyección. La información proveniente de nuestros sentidos viscerales se integra entre la médula espinal y el tronco encefálico para desencadenar los reflejos viscerales, de manera que no los percibimos conscientemente.

Una vez procesadas, filtradas y clasificadas, las señales se dirigen desde el tálamo hacia sus diferentes lugares de recepción de la señal en nuestros hemisferios cerebrales. Los lugares que reciben la información son las **cortezas sensitivas** correspondientes, como la occipital (visión), parietal (sentidos somáticos), o temporal (audición), como se puede observar en la figura 8.2. Cada neurona que lleva información a la corteza contiene una sensación elemental del sentido al que pertenece, pero no se identifica a su llegada ni se hace consciente. En este punto debemos establecer la importancia de **diferenciar la sensación de la percepción en neurofisiología.** Las **sensaciones llevan la información de nuestros sentidos y son inconscientes,** mientras que las **percepciones son las interpretaciones conscientes que hacemos de esas sensaciones.**

La interpretación de las señales sensitivas que nos permiten su percepción se realiza en las **áreas de asociación sensitiva**, que se encuentran junto a sus correspondientes cortezas (figura 8.3). Son los lugares donde **se integran las distintas informaciones provenientes de las sensaciones de un mismo sentido,** donde **se unen todas las características que llegan de un mismo tipo de estímulo para poder interpretarlas en conjunto.** Se relacionan además con componentes de nuestra memoria que hacen posible reconocerlas e identificarlas. Pongamos el ejemplo de la visión de una imagen en movimiento: la luz que recibimos tiene una intensidad (número de fotones por segundo), un tipo de color (longitud de onda diferente), y los diferentes objetos de la imagen se moverán en el espacio, entre otras propiedades. Toda esta información llega a la corteza visual, pero la interpretación de sus características, además de su integración en una imagen en movimiento, se realiza desde el área de asociación visual, donde también usamos los recuerdos de nuestra memoria para el reconocimiento de lo que estamos viendo.

Por tanto, para todas las sensaciones conscientes, **la información sensitiva es transformada en percepción** en las áreas de asociación correspondientes. **La percepción es la interpretación subjetiva que hacemos de las sensaciones.** Las **sensaciones son objetivas,** cada uno de nosotros podemos recibir los mismos estímulos, y los transducimos y los llevamos al sistema nervioso central de la misma forma; pero las **percepciones son subjetivas,** ya que son las interpretaciones cerebrales que hacemos de cada una de las sensaciones. **Son subjetivas ya que dependen de la memoria, la motivación, las expectativas, las emociones implicadas o el grado de atención.** Las percepciones de las sensaciones no solo son diferentes entre distintos individuos, sino que la misma sensación puede llevar a diferentes percepciones en cada individuo dependiendo del momento.

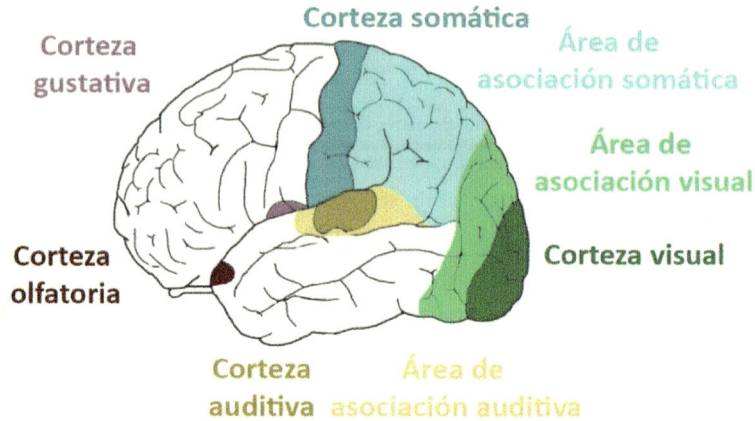

Figura 8.3. Áreas de asociación sensitiva. Las áreas de asociación se sitúan adyacentes a las cortezas correspondientes, y transforman las sensaciones en diferentes grados de percepción. Además del umbral sensitivo, existe igualmente un umbral perceptivo: el hecho de que un receptor reaccione ante un estímulo y envíe la información (sensación) por las vías sensitivas no implica siempre que la sensación induzca una percepción de la señal de manera consciente. En la parte posterior a la corteza piriforme u olfatoria se encuentra su área de asociación (no mostrado). La corteza gustativa es a la vez su área de asociación. Las áreas de asociación pueden incluso completar información faltante de algunos sentidos como el visual, completando la imagen con percepciones de lo que podemos esperar en un determinado punto.

La percepción de las sensaciones depende de nuestro pasado, de nuestra memoria de sensaciones vividas anteriormente; del presente, de la atención que prestemos al momento actual; y del futuro, de las expectativas que tengamos sobre lo que vamos a percibir próximamente. Los recuerdos almacenados en la memoria de sensaciones similares son usados para hacer una valoración de la percepción actual, y dar una respuesta ante esa sensación, que puede ser consciente (como un movimiento determinado de nuestro cuerpo para lograr un objetivo), o inconsciente (como la dilatación de la pupila para ver mejor una escena). De hecho, la mayoría de la información que recibimos sensorialmente no la percibimos conscientemente, pero reaccionamos de manera refleja, tanto a nivel muscular, como autónoma, o en actos de nuestro comportamiento guiados por nuestras emociones. Por ejemplo, cuando montamos en bicicleta no somos conscientes de las reacciones que realizamos ante las sensaciones que llegan a nuestro cuerpo, antes las cuales cambiamos nuestra postura de forma automática para equilibrarnos, incrementamos el gasto cardiaco para las necesidades energéticas, o nos echamos a un lado de la carretera *involuntariamente* ante la percepción del peligro inmediato de un coche que se acerca.

Con lo expuesto hasta el momento, podemos hacernos una pequeña idea de la ingente cantidad de información que llega al cerebro en cada momento de nuestras vidas. Con la ayuda del tálamo, las áreas de asociación **filtran la información que consideramos irrelevante**, y en la búsqueda de un procesamiento más óptimo, desecha la información innecesaria para llevar a cabo la acción que nos ocupa. Pongamos un ejemplo en el aula. En una clase de fisiología, los estudiantes *deberían* estar centrados en lo que dice el profesor y lo que escribe en la pizarra. Pero el campo visual es mucho mayor, y al estudiante le llega por ejemplo información de las cabezas de los alumnos que tienen delante o de la mesa del profesor, información que no es consciente a menos que dirijan su atención hacia ellas. Cuando fijamos nuestra atención en algo, dejamos de percibir otros hechos o datos que hay alrededor para llegar a nuestros objetivos, lo que se denomina **ceguera por falta de atención**. Como ejemplo no visual, en una conversación de bar que esté repleto de personas, somos capaces de hablar con nuestros amigos ya que tenemos la capacidad de separar del fondo del ruido la información que proviene de la persona que nos interesa escuchar.

Estudiemos la base fisiológica de los sentidos por separado·

Sentidos somáticos. Son los encargados del procesamiento de las sensaciones tanto conscientes como inconscientes cuyos estímulos **se generan en nuestro propio cuerpo**, y que **no dependen de un órgano localizado**. Así, podemos recibir **información somatosensitiva** desde:

- La **piel,** que informa de las sensaciones del tacto, temperatura y dolor externo, que forman parte de nuestra **sensibilidad externa superficial**, por tanto forma parte de la **exterocepción**.

- Los músculos, articulaciones y tendones que envían información de la **sensibilidad somatosensitiva profunda**. Podemos dividirlo en:

  o Sensaciones táctiles de **presión** y **vibración** internas, y de **dolor profundo**.

  o Sensaciones de tensión y longitud muscular y de las articulaciones, que monitorizamos continuamente de manera inconsciente y formarán la **propiocepción,** cuyos receptores estudiamos en el tema dedicado al sistema muscular. Usamos esta información para integrarla junto a la proveniente de otros sentidos como el táctil, el visual y el del equilibrio, y así obtener la percepción de nuestra posición corporal y los movimientos que realizamos voluntariamente. La **postura corporal** influye de manera importante sobre nuestro cerebro. Existen estudios que nos muestran cómo influye la sonrisa en la percepción y en nuestras valoraciones emocionales, o como la lectura encorvada sobre un portátil disminuye el aprendizaje y la memorización de conceptos por parte de los estudiantes.

Las neuronas que informan de todos los sentidos somáticos tienen como destino **la corteza somatosensorial**, en el lóbulo parietal (figura 8.2). Antes de filtrarse a su paso por el tálamo, cruzan la línea media corporal en contralateral, al igual que ocurre en las vías motoras somáticas (figura 8.4). Por ejemplo, las sensaciones de la mano izquierda son recogidas por la corteza somatosensorial derecha. Algunas de las sensaciones cruzan la línea media a su llegada a la médula espinal, como el dolor; mientras que otras lo hacen una vez que pasa la información a neuronas secundarias del bulbo raquídeo, como la propiocepción.

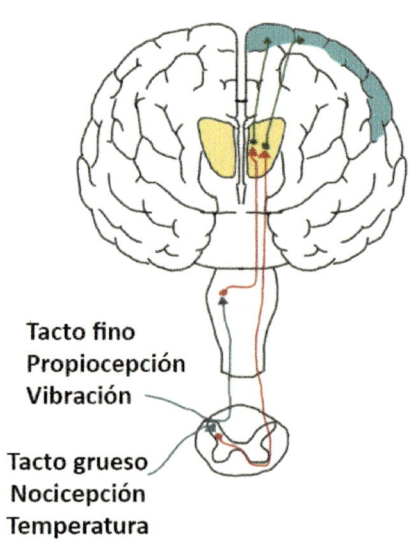

Figura 8.4. Vías somatosensoriales. Las sensaciones somáticas cruzan en contralateral, algunas de ellas a su llegada a la médula espinal, y otras por el bulbo raquídeo. Todas pasan por el tálamo, de donde parten neuronas que contactan con la corteza somatosensitiva del lado contrario al que llegaron las sensaciones. Una vez que las sensaciones llegan a la corteza somatosensorial, la información se integra e interpreta en el área de asociación somatosensitiva para su percepción integrada.

La llegada de información a nuestra corteza somatosensorial es muy ordenada, y las sensaciones provenientes de neuronas sensitivas adyacentes se dirigen por sus tractos sensitivos para colocarse unas al lado de las otras en la corteza somática. Existe una correspondencia punto por punto de la sensibilidad somática de cada área del cuerpo en la corteza somatosensorial, lo que se conoce como **somatotopía**. Como tenemos diferentes sensibilidades somáticas dependiendo de cada región corporal, **el espacio físico de la corteza somatosentitiva es proporcional a la sensibilidad de**

cada parte de nuestro cuerpo (figura 8.5). Como podemos observar, los lugares más representados en la corteza cerebral son las manos y los labios, para los cuales contamos con mayor número de neuronas sensitivas. Este fenómeno se puede representar con una forma humana proporcional a la sensibilidad de cada lugar de nuestro cuerpo en la corteza somatosensorial que se denomina el **homúnculo de Penfield**.

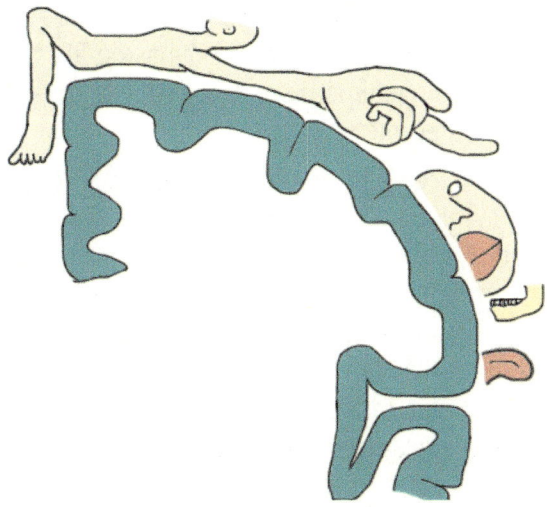

Figura 8.5. Somatotopía. Representación gráfica aproximada del córtex somatosensitivo izquierdo, en la que se muestra el espacio que ocupan las aferencias sensitivas relativas de las diferentes partes de nuestro cuerpo. Los dedos de las manos, los labios y la lengua ocupan gran parte de esta corteza, lo que implica una alta sensibilidad en estas localizaciones. Este es uno de los pocos aspectos en los que nuestro cerebro se parece a un ordenador, ya que de manera ordenada se reciben las aferencias de cada parte de nuestro cuerpo en la corteza somatosensorial.

Conozcamos en mayor detalle algunas características de las diferentes sensaciones somáticas:

El **tacto** es el sentido que nos comunica con lo cercano, con aquello que tenemos una interacción directa. En realidad, es un compendio de distintas sensaciones de la piel para las que contamos con gran cantidad de receptores diferentes, denominados por sus descubridores (células de Merkel, corpúsculos de Meissner, de Ruffini o de Pacini). Por ejemplo, el estímulo suave de un cambio de la dirección del pelo de nuestra piel lleva a una sensación por su conexión con terminaciones nerviosas que registran su movimiento, y lo podemos percibir como una caricia. Otras células son sensibles a la presión, a la vibración, al estiramiento, a cambios en la textura o al tacto más fino, que discrimina entre dos estímulos cercanos. El tacto nos permite diferenciar entre objetos lisos o rugosos, suaves o ásperos, o grandes y pequeños, y nos da la capacidad de identificar los objetos sin recurrir a otros sentidos. Algunas de las sensaciones cutáneas como la vibración se adaptan, de manera que percibimos los cambios en la sensación, pero no su continuidad, ya que sus receptores son fásicos. Los receptores de otras sensaciones son tónicos, por lo que no se adaptan, como las del tacto fino, importante para la discriminación entre dos puntos. No todas las células receptivas son neuronas, sino que algunas de ellas son células que tras ser estimuladas contactan con neuronas somatosensitivas, que llevan la información aferente al sistema nervioso central.

Otra sensación somática es la **temperatura**, para la que contamos con **termorreceptores**. Se encuentran tanto en las capas subcutáneas de la piel, como en músculos, vísceras y el propio sistema nervioso, ya que el mantenimiento de una adecuada temperatura corporal es muy importante para nuestra homeostasis y necesitamos tener sensores en diferentes lugares de nuestro cuerpo. Contamos con termorreceptores que detectan *frío*, sensibles a temperaturas menores que la corporal, y termorreceptores que detectan *calor*, sensibles en un rango que va de 37 a 45° C. Son más numerosos en las manos y en la cara, y sus receptores son fásicos, de manera que se adaptan a una temperatura determinada tras informarnos del cambio. Sin embargo, si la temperatura es muy extrema, los termorreceptores nos informan continuamente de que *hace mucho frío* o *mucho calor*. Curiosamente, estos receptores informan también de otras sensaciones. Lo sabemos bien cuando comemos pimientos picantes, que contienen capsaicina, una sustancia que estimula los receptores de calor de la lengua; o tomamos un caramelo con mentol, que estimula los receptores del frío. Los termorreceptores tienen límites: por debajo de 0 ° C o por encima de 45 ° C dejan de ser eficaces, y a esas temperaturas no sentimos frío o calor sino dolor, ya que se estimulan los nociceptores.

Estudiemos una sensación que no nos gusta nada percibir: la **nocicepción**. Nos podemos preguntar, ¿podemos vivir sin dolor? Aunque nos pueda parecer algo positivo, es fisiológicamente imposible. El **dolor es un mecanismo de alerta que evita lesiones**. Contamos con receptores nociceptivos que nos informan de estímulos que provocan daño a los tejidos, como mecánicos (golpes), térmicos o químicos. Los nociceptores se distribuyen a lo largo de todo nuestro organismo, ya que necesitamos diferenciar el dolor superficial del dolor profundo o visceral. Las articulaciones, los músculos, el hueso y muchos de nuestros órganos internos tienen receptores para el dolor, con una notable excepción: el propio sistema nervioso central. Podemos diferenciar entre el dolor que proviene de la estimulación del receptor sensorial (**dolor nociceptivo**), del dolor que se debe a un mal funcionamiento de las vías de respuesta que se dirigen a la corteza somatosensorial (**dolor neuropático**). El dolor puede ser rápido (agudo, localizado) o lento ("sordo", difuso). Seguro que en alguna ocasión has experimentado ambos al recibir un golpe fortuito, ya que se producen secuencialmente uno tras el otro.

El dolor es un sentido somático especial, ya que sus neuronas no tienen una región definida y localizada en una corteza responsable de su percepción. Ante el dolor se activan diferentes zonas, tanto de la corteza como subcorticales. Algunas de estas zonas están muy relacionadas con las emociones, ya que pueden estar detrás del dolor debido a un rechazo emocional o a la empatía que tenemos con personas que sufren. Su percepción es completamente subjetiva, y cada uno de nosotros tiene un **umbral del dolor**: ante un mismo estímulo doloroso, una persona percibirá mucho dolor, mientras que otra apenas lo notará. Además, la percepción del dolor varía con el estado emocional y atencional de cada individuo. Al revés, en sus vías ascendentes, las neuronas nociceptivas informan al sistema de las emociones y al hipotálamo, lo que puede provocar reacciones fisiológicas del sistema nervioso autónomo como nauseas o sudoración. También contamos con vías descendentes analgésicas, que bloquean el efecto de las sensaciones nociceptivas inhibiendo sus vías ascendentes. Están mediadas por unas sustancias que producimos en mayor o menor medida denominadas encefalinas y endorfinas. Algunos fármacos opioides con efectos potentes analgésicos como la morfina actúan como análogos de estos neurotransmisores. Al contrario, la sensibilidad al dolor puede aumentar (**hiperalgesia**) por un aumento de la excitabilidad de nociceptores. Por ejemplo, esto ocurre cuando la zona afectada está inflamada, lo que provoca el llamado **dolor inflamatorio**, que es la razón por la cual para paliar el dolor tomamos en muchas ocasiones un fármaco antiinflamatorio como el ibuprofeno, y no un analgésico como el paracetamol.

Al igual que lo que ocurre en los receptores de temperatura, podemos percibir sensaciones diferentes al dolor por la vía nociceptiva. El **prurito** o sensación de picor de la piel también proviene de la estimulación de los receptores del dolor. Los exantemas, que son áreas inflamadas o irritadas de la piel, pueden producir prurito, lo que nos indica que la zona está dañada.

Seguro que has escuchado que una persona que esté sufriendo un infarto de miocardio tiene dolor en el brazo izquierdo. Es el fenómeno del **dolor referido**, que es debido a que la activación de nociceptores viscerales se puede percibir como una sensación cutánea. Se produce porque los receptores de ciertas zonas de la piel y los nociceptores **convergen** en algunos tractos ascendentes de la médula espinal. Como las señales dolorosas desde la piel son muy comunes, al contrario que el dolor de los órganos internos, nuestra interpretación ante un infarto es de dolor en el brazo izquierdo, cuando lo que sufrimos es un problema cardiaco.

Una vez conocidos los sentidos somáticos, estudiemos aquellos sentidos que nos permiten conocer las características del medio que nos rodea más allá de nuestro propio cuerpo. La percepción proveniente de las sensaciones de los sentidos exteroceptivos, cuyos receptores nos informan de estímulos externos al cuerpo (exceptuando los somáticos externos), nos sirven para crear una representación del mundo que nos rodea. Y aunque nos cueste de creer, la información que pasa por ellos es tanto consciente como inconsciente. Por ejemplo, mucha de la información visual de una escena no es consciente, a menos que dirijamos la atención hacia un punto determinado de la imagen. Hemos de atender especialmente a aquello que sea imprescindible para nuestra supervivencia, pero también es necesario conocer la información de todo el entorno, para que nos llame la atención en el caso de que lo necesitemos. Comencemos por el estudio de la **quimiorrecepción**, que comprende a nuestros sentidos *más antiguos*, el olfato y el gusto.

En primer lugar, el **olfato** es un sentido al que apreciamos poco, que no estaría en la lista de los irremplazables, y que sólo echamos de menos cuando estamos resfriados. Os voy a intentar convencer de que tiene más importancia de la que pensamos a priori. No nos damos cuenta de que sin su riqueza sensorial, sin la posibilidad de distinguir entre millones de posibles olores, la vida sería menos placentera, además de más peligrosa. Con él identificamos sustancias nocivas por un lado, y por otro lado sustancias que suponen una ventaja, como la comida nutritiva y en buen estado. ¿Cómo podemos distinguir la enorme cantidad de olores diferentes? En primer lugar, contamos con un **epitelio olfatorio** que contiene alrededor de 10 millones de neuronas olfatorias, situadas en la parte superior de nuestra cavidad nasal (figura 8.6). Las moléculas volátiles se disuelven en una capa mucosa donde se encuentran las dendritas de las neuronas olfatorias, que contienen en sus membranas a los **receptores olfatorios**. Cada uno de nosotros tiene unos 400 receptores diferentes, y cada neurona tiene un tipo de receptor al que se le pueden unir diferentes moléculas odoríferas. Una vez estimulan a la neurona olfatoria, se produce un potencial de acción que se desplaza por el comienzo del **par craneal I** o **nervio olfatorio** para hacer sinapsis con neuronas secundarias del **bulbo olfatorio**, que llevan la información por el tracto olfatorio principalmente hacia la **corteza olfatoria o corteza piriforme**, situada en el lóbulo temporal.

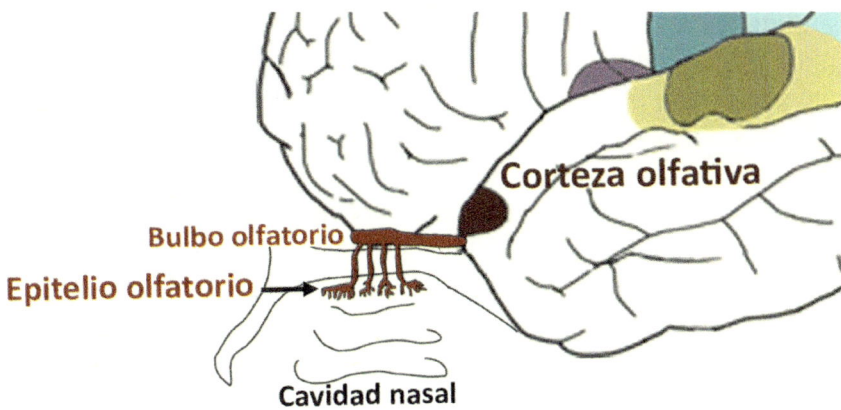

Figura 8.6. Vías olfatorias. Las neuronas olfatorias del epitelio olfatorio se regeneran cada 2 meses. En sus cilios se encuentran los receptores para las moléculas odoríferas, y cada receptor puede ser diana de diferentes moléculas. Estos receptores no sólo se estimulan por la vía nasal, sino también por la retronasal, es decir, cuando las moléculas volátiles provenientes de la comida que hemos ingerido llegan a la faringe. Además, algunos receptores somáticos informan de la sensación de picor y dolor que podemos sufrir al oler sustancias irritantes. Las proyecciones del bulbo olfatorio no sólo se dirigen hacia la corteza piriforme, sino que contactan directamente con otras estructuras como la amígdala.

Para la percepción del olor se interpretan las señales que llegan a la corteza piriforme en el área de asociación olfatoria, situada en la parte posterior de esta misma corteza. Además, se forman conexiones directas con estructuras como la ínsula, la amígdala y el hipocampo, que son parte del sistema que gestiona nuestras emociones. Gracias a estas conexiones, y al hecho de que la información olfatoria tiene la característica única de no pasar por el tálamo para su filtro, las sensaciones olfatorias pueden evocar recuerdos emocionales intensos de nuestra infancia, ya que es un sentido con gran facilidad para realizar aprendizajes asociativos tempranos. Por su parte, las respuestas emocionales asociadas al olfato nos llevan a incrementar las posibilidades de supervivencia, como la emoción de asco que tenemos ante una comida en mal estado. El olfato también está implicado en sensaciones placenteras, como la de disfrutar de una buena comida por su papel en el sabor, o en el aviso de peligros como del olor del humo proveniente de un incendio.

La información olfatoria que llega a la corteza olfatoria no es la procedente de una única molécula odorante, sino que es una mezcla compleja de cientos de ellas, que nos crearán la percepción de un olor determinado. Podemos llegar a percibir miles de olores diferentes. Olemos de manera discontinua en el tiempo, en cada inspiración, y para poder oler adecuadamente necesitamos dirigir nuestra nariz hacia los estímulos. Además, la sensación odorífera cambia rápidamente cuando nos movemos, cuando cambia de lugar la fuente del olor, o simplemente cuando gira el viento, cambiando continuamente nuestra percepción olorosa. Como hemos comentado, las experiencias previas influyen enormemente en la percepción del olor, y en las asociaciones que hicimos en el momento que olimos por primera vez una mezcla de moléculas odoríferas. Como hemos comentado, sus receptores son fásicos y se adaptan. En este sentido, el olfato muestra una característica única; nos cuesta mucho volver a sentir el olor de manera voluntaria, aun estando en su presencia. Esto no ocurre con otras sensaciones cuyos receptores se adaptan, como la táctil que relacionamos con ponernos la ropa, a la que podemos dirigir la atención consciente pensando en el lugar de la piel en contacto con ella. Tampoco podemos imaginar y recordar un olor, como si hacemos con una imagen visual o con un sonido. Además, nuestra sensibilidad olfativa no es siempre la misma. Por ejemplo, la sensibilidad del epitelio olfatorio aumenta con la liberación a la sangre de la hormona del apetito, la ghrelina, de manera que el olfato nos influirá en mayor medida para la búsqueda de comida. Una característica sorprendente es que no tenemos la percepción consciente de todas las sensaciones olorosas que llegan al sistema nervioso central, pero que sí que influyen en nuestra conducta. Se ha demostrado que los olores agradables o desagradables inconscientes nos influyen en el estado de ánimo y los juicios de valor.

El segundo sentido especial que vamos a estudiar es el del **gusto**. A este sí que le damos mucha importancia, ya que está detrás de uno de los placeres de la vida: comer aquello que nos gusta. A nivel fisiológico, el gusto nos permite reconocer el estado, valor nutritivo y el potencial efecto dañino de los alimentos que ingerimos. Es un sentido que está íntimamente relacionado con el olfato: ¿a que no sabe a nada la comida cuando estamos resfriados? No es una cuestión de disminución de la sensibilidad de nuestras papilas gustativas, sino que hasta el 80% de la percepción de lo que *entendemos* por sabor en realidad proviene de su integración sensorial con el olfato. Sin embargo, son dos sentidos completamente diferentes: mientras que somos sensibles a cientos de olores diferentes, sólo somos sensibles a cinco tipos de sustancias:

- Glúcidos, sacarina, y ciertos **aminoácidos**, que interpretamos como el gusto **dulce**. Sus receptores reconocen sustancias cuyos alimentos son útiles para el metabolismo energético, y emocionalmente están ligados al placer.

- Na^+ y otros **iones metálicos**, que interpretamos como el gusto **salado**. Sus receptores reconocen sustancias cuyos alimentos contienen sales cuya concentración debemos regular en la homeostasis hidroelectrolítica.

- H$^+$, que interpretamos con el gusto **ácido**. Sus receptores reconocen los protones con potencial tóxico. Ya conocemos la importancia del mantenimiento del pH intracelular.

- K$^+$, Mg^{2+}, **alcaloides**, y una larga lista de **sustancias potencialmente perjudiciales** que interpretamos como el gusto **amargo**. Sus receptores reconocen sustancias en mal estado o venenosas, y emocionalmente está ligado al asco, aunque existen factores sociales y culturales que afectan a su percepción.

- **Glutamato** y **aspartato**, que interpretamos como el gusto **umami**: Sus receptores detectan aminoácidos que pueden formar parte de nuestras proteínas. Se usa en cocina frecuentemente como potenciador del sabor.

Cada uno de estos receptores se encuentra en uno de los cinco tipos de **células gustativas**. Son grupos de unas 100 células que forman los **botones gustativos**, unas estructuras situadas principalmente en la lengua, que a su vez se agrupan en las **papilas gustativas** (figura 8.7). Las sustancias a las que respondemos por medio del gusto se deben disolver en la saliva para unirse a sus receptores, estimulando la transducción de la señal. Como respuesta, las **células gustativas** liberan a su vez diferentes moléculas que activan a las **neuronas gustativas primarias**, que llevan la información a través de los pares de nervios craneales facial, glosofaríngeo y vago al **córtex gustativo. Este córtex** se localiza en la **ínsula**, una corteza especial que se encuentra bajo la unión entre el lóbulo temporal y el frontal. En la propia ínsula se encuentra su área de asociación, que nos lleva a la percepción del gusto.

Las aferencias gustativas no sólo nos conducen a la percepción del gusto, sino que además forman parte del **sabor**, una percepción que integra estímulos gustativos, visuales, olorosos o táctiles, que nos sirven para reconocer y apreciar el alimento. Y es una percepción dinámica, ya que determinados alimentos cambian durante su estancia en la boca cuando los masticamos y los enzimas de la saliva ejercen su acción. Además, el sabor depende del hambre que tengamos y de factores conductuales y sociales, como donde comemos, con quien comemos, las expectativas que me ha generado esta comida, o como de estresados nos encontremos. A medida que nos vamos *llenando* cuando ingerimos la comida, nuestras vías neuronales se desensibilizan, lo que lleva a una menor percepción del sabor. De hecho, antes de llegar a la corteza insular, la información gustativa se integra en el tronco del encéfalo con información aferente vagal proveniente del tubo digestivo, que informa de la distensión del estómago, a su vez dependiente de la cantidad de alimento ingerida. Cuando hemos comido suficiente, esta información vagal lleva a una disminución de la intensidad del sabor. De forma adicional, las células gustativas cuentan con receptores hormonales para leptina y vasopresina, y la unión de estas hormonas produce cambios en la sensibilidad gustativa en función del apetito y sed que tengamos.

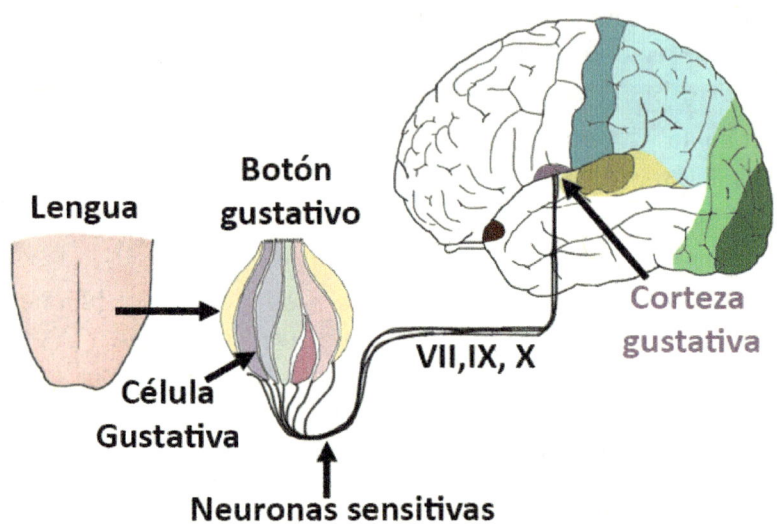

Figura 8.7. Vías gustativas. Las células gustativas, que tienen una vida media de 10 días, contienen los receptores gustativos en sus microvellosidades, y cada célula contiene un solo tipo de receptor. Las células gustativas se agrupan en botones gustativos, que a su vez se agrupan en las papilas gustativas. Tenemos papilas, además de en la lengua, en el paladar, laringe, epiglotis y esófago. Las neuronas que recogen los estímulos captados por las células gustativas se dirigen por los pares de nervios craneales facial, glosofaríngeo y vago hasta la ínsula, una corteza interna, sólo visible si desplazamos el lugar de unión entre el lóbulo temporal y el frontal. Además, la estimulación de los receptores gustativos produce reflejos de anticipación por medio del nervio vago, que pone en marcha de la maquinaria digestiva secretando H^+ al estómago antes de la llegada del alimento.

Continuemos con el estudio del sentido exteroceptivo de la **audición**. Para comprender la fisiología auditiva, hemos que conocer un poco de física. Determinados objetos tienen la capacidad de vibrar, y la **vibración** que generan se puede transmitir por el aire en forma de unas **ondas de energía mecánica**. La energía se propaga a través del movimiento de moléculas en el aire, generando zonas alternas de alta y baja presión que se denominan ondas sonoras (figura 8.8). Estas ondas son capaces de estimular a determinadas células de nuestro oído, que transducen la señal auditiva, señal que se dirige al nuestro sistema nervioso central donde las interpretamos como los **sonidos**.

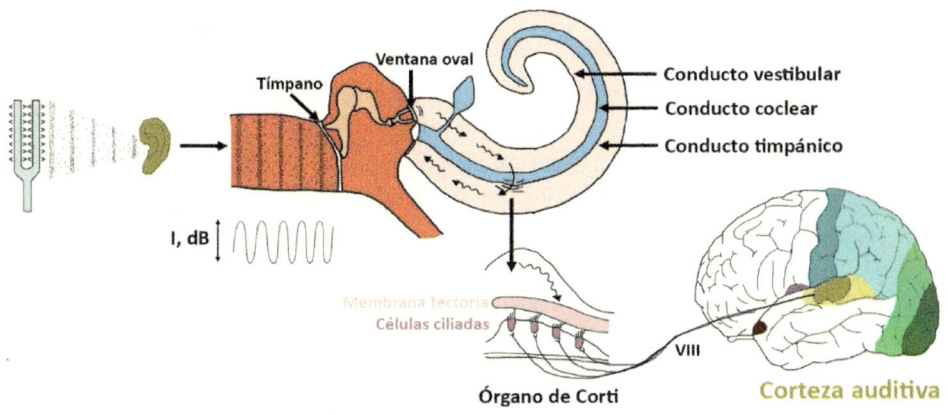

Figura 8.8. Oído. Las vibraciones generadas por el diapasón forman las ondas sonoras, que llegan al pabellón auricular. Las ondas pasan al oído externo y hacen vibrar a la membrana timpánica, que transmite esta vibración a los huesecillos del oído medio. En el oído medio también encontramos la trompa auditiva o de Eustaquio, una estructura que se conecta con la faringe. Está normalmente cerrada, y se abre cuando mastica-mos, tragamos y bostezamos para equilibrar la presión del oído medio con la atmosférica. Para entrar al oído medio, las vibraciones se transmiten del estribo a la ventana oval, y cambian de medio al entrar en la cóclea, transportándose por el líquido de la perilinfa. Las ondas se desplazan hasta llegar a diferentes lugares de la cóclea en función de su frecuencia. La cóclea está desenrollada para facilitar su observación. La vibración se trans-mite hacia el conducto coclear, donde se encuentra el órgano de Corti, responsable de la transducción de la señal. Los nervios vestibulococleares llevan la información hacia la corteza auditiva, situada en el lóbulo temporal. Previamente, parte de las aferencias se intercambian, de manera que las dos cortezas auditivas reciben información de los dos oídos. I, intensidad (decibelio, dB).

Las células con sensibilidad para la audición han de ser capaces de transducir información proveniente de dos propiedades físicas de estas ondas mecánicas:

- **La frecuencia** de las ondas que llegan a nuestros oídos, que es el número de ondas por segundo o Hertzios, Hz. Es una propiedad que interpretamos como **el tono** de un sonido. A mayor frecuencia, más agudo es un sonido, y viceversa, cuanta menos frecuencia, más grave es el sonido. Somos sensibles a frecuencias desde 20 hasta 20.000 Hz. Especialmente, la mayor sensibilidad se encuentra entre los 1000 y los 3000 Hz, rango en el que se encuentra la voz humana.

- La **amplitud** de las ondas es la fuerza realizada por el objeto que vibra sobre las partículas de aire que lo rodea. En la onda mostrada en la figura 8.8 corresponde a la altura de la curva. Nuestro cerebro la interpreta como la **intensidad** o **volumen** con que llega el sonido. La medimos en decibelios, una escala relativa, en la que 0 decibelios corresponde con el umbral humano de detección del sonido. Es una escala logarítmica: un incremento desde 60 dB (decibelios, conversación normal) a 70 dB duplica la intensidad sonora. A partir de 120 dB, podemos sentir dolor. Para evitar el dolor ante una onda muy intensa y repentina, contamos con los músculos tensor del estribo y estapedio, que se contraen automáticamente incrementando la resistencia a la vibración.

Las ondas mecánicas del sonido se perciben de manera eficiente por medio de nuestro **oído**. El **pabellón auricular** (oreja) tiene su forma para dirigir adecuadamente las diferentes ondas sonoras y que lleguen eficientemente al **conducto auditivo** del **oído externo**. Las ondas del conducto auditivo llegan al **tímpano**, una lámina membranosa que es capaz de vibrar cuando llegan las ondas sonoras y transmitir la energía mecánica al **oído medio**. La energía se transfiere a los **huesecillos del oído medio**, martillo, yunque y estribo, que se encargan de amplificar la presión sonora al disminuir la superficie sobre la que incide la onda. El estribo lleva las vibraciones a otra membrana, la **ventana oval**. Y aquí comienza el **oído interno**, en el que encontramos la **cóclea**, una estructura llena de líquido que se enrolla sobre sí misma. La cóclea está separada en tres conductos. La **ventana oval** es una membrana que transmite las vibraciones del estribo al **conducto vestibular**. Es un conducto que contiene perilinfa, un líquido de composición similar al intersticial. El conducto intermedio se denomina **conducto coclear**, que contiene endolinfa, un líquido de composición similar al intracelular. El conducto inferior mostrado en la figura es el **conducto timpánico**, lleno de perilinfa al igual que el vestibular, y que contacta con la **ventana redonda** en su unión al oído medio.

Las vibraciones sonoras se transmiten por la ventana oval a la perilinfa del conducto vestibular. Dependiendo de su frecuencia, las ondas se transmiten hasta lugares diferentes de la cóclea, en los que las ondas pasan por el conducto coclear hacia el conducto timpánico, y vuelven hacia la ventana redonda para dispersar la energía. En el conducto coclear se encuentra la estructura que transduce las señales para generar la sensación de sonido, el denominado **órgano de Corti** (figura 8.8). La vibración transmitida por la membrana tectoria, en contacto con los cilios de las células del órgano de Corti, estimula la generación de un potencial de acción que lleva la señal de una determinada frecuencia por el **nervio coclear** hacia la **corteza auditiva**, situada en el lóbulo temporal. Las ondas de alta frecuencia, de mayor energía, hacen vibrar a la primera parte de la cóclea, que interpretaremos como sonidos agudos; mientras que las de baja frecuencia llegan al final de la cóclea, y son las que interpretamos como sonidos más graves. La percepción que nos permite diferenciar cada tono se lleva a cabo en el área de asociación auditiva, situada en el lóbulo temporal, en las cercanías de la corteza auditiva.

Para identificar los sonidos, es muy importante procesar de manera adecuada el ritmo con el que llegan al cerebro. Para ello, en las áreas de asociación auditiva se deben de combinar las sensaciones provenientes de los dos oídos estudiando diferencias de tiempo que tarda en llegar el sonido a uno u otro, lo que permite diferenciar la cercanía del sonido, su localización, y si la fuente del sonido se mueve (o si nosotros nos estamos moviendo). En realidad, no percibimos normalmente sonidos puros, sino que resultan de la mezcla de diferentes ondas mecánicas. Diferenciamos entre sonidos procedentes de distintos tipos de fuentes en lo que denominamos el **timbre** de un sonido. Por ejemplo, el sonido de una guitarra o de un piano tiene un timbre diferente. Por tanto, debemos integrar continuamente la información de fuentes sonoras de diferencias procedencias. Tenemos la capacidad de poder dirigir nuestra atención específicamente a algunas de ellas, como cuando queremos diferenciar el sonido de un clarinete entre todos los sonidos que nos llegan de una orquesta. Especialmente, esta capacidad es útil para la comunicación humana, ya que podemos distinguir los mensajes provenientes de una persona, su entonación, o su parte emocional (si está contento o enfadado, por ejemplo). En relación a la parte emocional, los sonidos pueden formar música, en la que diferentes sonidos crean combinaciones de ritmos, armonías y melodías con capacidad de estimular sentimientos únicos, como los de nuestro grupo musical preferido o cuando escuchamos una sinfonía que nos gusta.

En el oído interno contamos también con la estructura responsable de las sensaciones imprescindibles para el **equilibrio**, un sentido implicado en la información de la posición en el espacio de nuestra cabeza y de los cambios de la posición del cuerpo en el espacio. Esta información **se coordina con señales propioceptivas y visuales para establecer la posición relativa de cada parte del cuerpo** respecto al resto, y **su relación con el entorno.** Anatómicamente las sensaciones relacionadas con el equilibrio se transducen en el **aparato vestibular** del oído interno (figura 8.9). Es una estructura en la que encontramos receptores sensibles a la gravedad, a la posición y a los movimientos lineales y circulares de nuestra cabeza. Tiene como objetivo enviar aquella información que es importante para mantener la postura y el equilibrio, especialmente cuando realizamos movimientos. Contamos con dos estructuras diferenciadas que informan de diferentes sensaciones:

- Los **canales semicirculares**, que son 3 conductos orientados en 3 ángulos rectos entre sí. Detectan los movimientos en las 3 dimensiones que afectan a la cabeza: giro hacia los hombros, giro hacia delante y atrás, y rotación izquierda-derecha. Por dentro se encuentran llenos de endolinfa, al igual que el conducto coclear. Para transducir las señales, contamos con células ciliadas localizadas en unos ensanchamientos de los canales que se denominan **ampollas**. Cuanto más nos movamos en una de las tres dimensiones, las células ciliadas presentes en las ampollas del canal semicircular que se encuentre en esa dirección se activarán en mayor medida, y nuestro cerebro interpreta el movimiento principalmente hacia esa dimensión espacial.

- Los órganos otolíticos **utrículo** y **sáculo**, que se encuentran entre la cóclea y los canales semicirculares. En ellos se encuentran los **otolitos**, unos cristales que se mueven en respuesta a los cambios en la gravedad. Ante nuestros movimientos corporales, los otolitos se desplazan de posición, estimulando por un lado a las células del **utrículo**, que interpretamos como la inclinación de la cabeza, y la aceleración lineal hacia delante y hacia atrás; y por otro lado se estimulan las células del **sáculo**, que interpretamos como la aceleración vertical, como la que sentimos cuando baja o sube un ascensor.

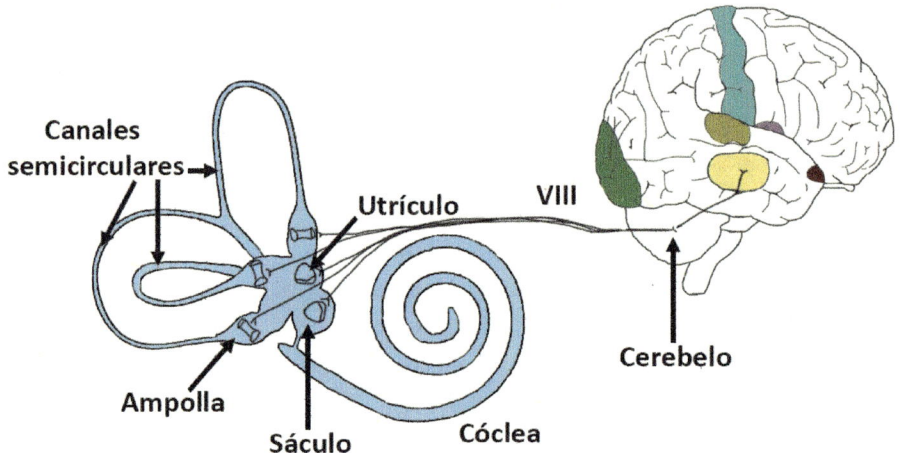

Figura 8.9. Aparato vestibular. La información relativa a los diferentes movimientos se obtiene de las señales que se transducen en las ampollas de los canales semicirculares y en el utrículo y el sáculo, al cambiar la posición de unas células ciliadas similares a las que se encuentran en el órgano de Corti. La endolinfa que recorre la cóclea también se encuentra presente en el aparato vestibular, ya que la cóclea se conecta con el sáculo. La información se dirige por el nervio vestibulococlear hasta el cerebelo y el bulbo raquídeo (no mostrado), de donde posteriormente se dirige hacia el tálamo, y de allí a diferentes lugares de la corteza para la interpretación e integración del equilibrio con la propiocepción y resto de sensaciones que nos dan la percepción corporal y de su relación con el entorno cercano. Los órganos otolíticos utrículo y sáculo se denominan también máculas.

Toda esta información se recoge en el nervio vestibular, que se une al coclear formando el **par craneal VIII** o **vestibulococlear**. Previo a su llegada a los hemisferios cerebrales, la información proveniente del aparato vestibular se dirige al **cerebelo**, la zona del encéfalo que registra los movimientos de forma precisa, e integra la información vestibular en coordinación con neuronas del bulbo raquídeo. Antes de llegar al córtex cerebral, la información pasa por el tálamo, donde se combina con información propioceptiva, auditiva y visual. En el sentido del equilibrio no contamos con una corteza primaria, sino que la información conecta con diversas localizaciones, haciendo conexión con áreas relacionadas con la memoria espacial (hipocampo), y con nuestra autoconsciencia y con la percepción de nuestro propio cuerpo (corteza insular). Al no disponer de un área de asociación, no tenemos una percepción consciente del equilibrio, sino que está integrada con otros sentidos.

Estudiemos el último de los sentidos exteroceptivos: **la visión**. Al igual que con el sonido, debemos de comenzar por estudiar una pequeña base de física. Lo que conocemos por luz es una forma de energía, una onda electromagnética formada por fotones de diferentes longitudes de onda. No son ondas mecánicas como las del sonido, sino que se trata de ondas que no necesitan materia para propagarse, y pueden desplazarse por el espacio vacío, de ahí que podamos observar las estrellas, pero no podríamos escuchar su explosión en el espacio. La energía que se transporta en forma de ondas electromagnéticas abarca desde aquellas con mucha energía, como los rayos gamma o los rayos X, hasta aquellas con muy baja energía, como las ondas de radio. La energía de estas ondas se determina por su frecuencia, el número de ondas que pasan por un determinado lugar en cada segundo. Y esta **frecuencia** es inversamente proporcional a la **longitud de onda** (Figura 8.10). Lo que nosotros llamamos luz, en realidad corresponde a un porcentaje muy pequeño de todas las ondas electromagnéticas, a la parte del espectro electromagnético que tiene una longitud de onda entre 400 y 750 nm. Las diferencias entre las distintas ondas se interpretan en nuestro cerebro como los diferentes colores. El límite de detección por debajo y encima de estas longitudes de onda es el de la luz ultravioleta e infrarroja, que no somos capaces de detectar.

Por tanto, somos capaces de detectar **la luz de determinadas longitudes de onda que reflejan los objetos de nuestro entorno**. Para ello, contamos con **el ojo**, nuestro órgano especializado (figura 8.10):

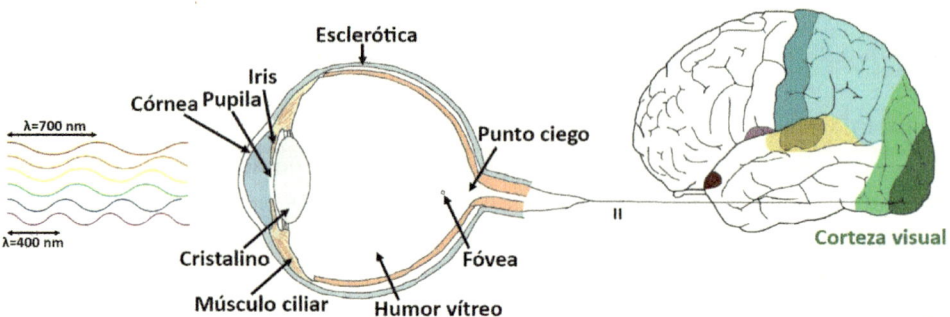

Figura 8.10. Visión. Los fotones de luz de diferentes longitudes de onda atraviesan las diferentes capas del ojo hasta llegar a la retina, que es el lugar donde se produce la transducción de la luz. La fóvea es el lugar de mayor agudeza visual, mientras que el punto ciego es el lugar donde no contamos con receptores, ya que supone el lugar de salida del nervio óptico y de la entrada y salida de vasos sanguíneos. La información proveniente de la retina se dirige por el nervio óptico hasta la corteza visual, situada en el lóbulo occipital. En las áreas de asociación visuales, la parte ventral se encarga de definir las características del objeto y de asociarlas con imágenes similares de nuestra memoria, mientras que la dorsal se encarga de la monitorización del movimiento y la posición de los objetos. Consideramos que es un sentido tan importante, que dedicamos una tercera parte de nuestra corteza cerebral a la visión para su procesamiento. λ, longitud de onda (nm).

La luz ha de pasar por una serie de diferentes estructuras para poder estimular a sus receptores. Los fotones atraviesan la **córnea**, un epitelio que protege el ojo y cambia la dirección de la luz. Supone la primera de las dos **lentes** que **refractan los haces de luz** para proyectarlos sobre la **retina**, la capa donde se encuentran nuestras células fotorreceptoras. Tras la córnea encontramos un líquido llamado **humor acuoso**. Tras él, la luz atraviesa la **pupila**, que es la apertura modificable que deja pasar mayor o menor cantidad de luz al interior de nuestro ojo. Es modificable por la presencia del **iris,** un tejido pigmentado que nos da el color de nuestros ojos, compuesto por músculos lisos situados alrededor de la pupila. Los músculos que conforman el iris se pueden contraer o relajar por la acción de nuestro sistema nervioso autónomo. Con luz muy brillante, el diámetro de la pupila puede ser menor a 2 mm de diámetro por la **contracción del músculo esfínter de la pupila**, regulado por neuronas parasimpáticas. Sin embargo, en plena oscuridad, el diámetro de la pupila puede llegar a ser hasta de 8 mm, aumentando casi 30 veces la cantidad de luz que entra por la acción de neuronas simpáticas que activan el **músculo dilatador del iris**. Además, por las propiedades de la luz, el diámetro de las pupilas determina la **profundidad de campo**, que es la proporción de la imagen enfocada. Si sois aficionados a la fotografía, seguro que habéis visto imágenes de retratos con el sujeto enfocado y el fondo desenfocado (el *bokeh*, que nos da un efecto artístico maravilloso). Esto lo realizamos con diafragmas (*pupilas*) muy abiertos. Por tanto, a mayor dilatación de la pupila, menor profundidad de campo, lo que nos hace centrar nuestra vista en el objeto que queramos visualizar en mayor detalle.

Tras atravesar la pupila, los fotones se encuentran con la segunda lente que permite enfocar los objetos: el **cristalino**. Su curvatura puede cambiar por la contracción del **músculo ciliar del ojo**, lo que nos permite enfocar objetos cercanos o lejanos de forma precisa al dirigir los haces de luz provenientes de diferentes distancias. Tras el cristalino, llegamos a una cámara enorme rellena de un líquido denominado **humor vítreo**, una matriz gelatinosa de composición similar al plasma pero sin proteínas, que da la forma de globo a nuestro ojo por la presión que ejerce sobre él. Rodeándolo nos encontramos una capa externa que continua a la córnea que denominamos **esclerótica**.

Tras atravesar el humor vítreo, los fotones llegan a la **retina**, la capa donde se encuentran las células sensibles a la luz. Hasta 5 tipos de células con diferentes propiedades combinan sus funciones para procesar la información lumínica recibida, antes de enviarla al cerebro. Aunque hemos comentado que la pupila nos permite mayor o menor cantidad de luz hasta en un factor de 30 veces, en realidad la mayor parte de nuestra sensibilidad a la luz se debe a nuestros **fotorreceptores**: gracias a ellos podemos detectar diferencias de ¡100.000! veces en intensidad de la luz, un rango enorme que nos permite discriminar entre condiciones de poca y mucha luminosidad. Cuando los fotones de luz llegan por fin a nuestra retina, estimulan a los fotorreceptores, que se dividen en dos tipos principales: los conos y los bastones (figura 8.11):

- **Bastones**: son las células responsables de la sensibilidad a bajas intensidades luz, que denominamos visión **escotópica**. Interpretamos la luz que transducen como en blanco y negro. Son mucho más sensibles que los conos.

- **Conos**: son las células responsables de la sensibilidad a altas intensidades de luz, que denominamos visión **fotópica**. Los conos nos permiten ver en colores. Tenemos 3 tipos, unos con capacidad de detección de luz azul, otros de luz verde, y otros de luz roja. Necesitan mucha mayor cantidad de fotones para activarse que los bastones.

Los distintos conos y los bastones se diferencian por los **pigmentos visuales** que contienen, y que reaccionan ante fotones de diferentes longitudes de onda, llevando a la percepción de los distintos colores. Los fotopigmentos de los bastones son las **rodopsinas**, y son tan sensibles que la llegada de un solo fotón puede producir una señal que **transduce** la energía lumínica en cambios en el potencial de membrana celular. La **fototransducción** por tanto **transforma la señal electromagnética en potenciales de acción** que informan a nuestro sistema nervioso central. Por su parte, contamos con 3 fotopigmentos diferentes para los conos. Si la luz que llega está en el orden de 450 nm, la interpretamos como azul; la de 550 nm, como verde, y la de más de 600 nm, como roja. Cuando nos llega una mezcla de diferentes de onda, la interpretamos como luz blanca.

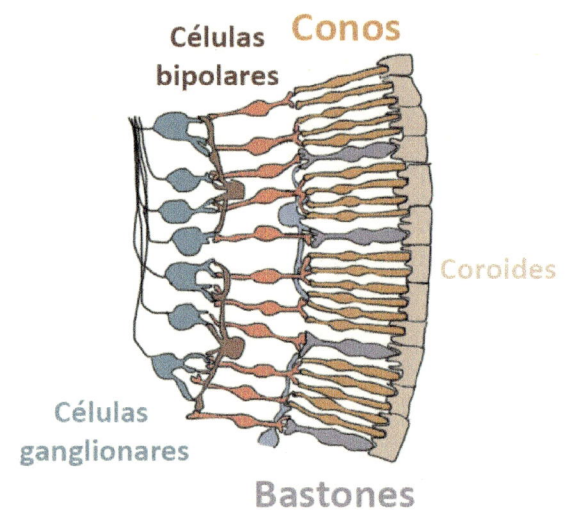

Figura 8.11. Retina. Además de los 120 millones de conos y bastones en relación 1:20, hay otros 4 tipos de células en la retina con diferentes funciones. Entre ellas, las células bipolares, a las que les envía la información los conos y bastones, y las células ganglionares, que son las que transportan la información por el nervio óptico hacia la corteza visual. Para la transducción de la señal, en los conos y bastones contamos con las rodopsinas, moléculas formadas por un derivado de la vitamina A llamado retinal, que es la parte del pigmento que absorbe la luz, y unas partes proteicas denominadas opsinas, implicadas en la transducción de la señal ante la activación del retinal por la luz. Los fotorreceptores se sitúan al final de la retina, por lo que la luz tiene que atravesar las células y los vasos sanguíneos y el resto de células para llegar a ella. La teoría más aceptada es que esta es la manera más eficiente de evitar los reflejos lumínicos, que interferirían en el procesamiento de la señal. Para ello, contamos con una capa oscura que absorbe fotones tras la retina denominada **coroides**, situada entre la esclerótica y la retina.

En la retina encontramos la **fóvea**, una zona con alta concentración de conos gracias a la cual percibimos la máxima agudeza visual. En ella *enfocamos* la zona que más nos interesa de la imagen, ya que la visión periférica en comparación es muy pobre. Pero la visión periférica es igualmente importante, ya que se encarga de darnos información sobre los grandes rasgos de la imagen, lo que puede ser imprescindible para nuestra supervivencia.

La información que se envía desde los fotorreceptores finalmente llega a otras células de la retina denominadas células ganglionares, que forman el segundo par craneal, el **nervio óptico**. En ese punto, todos nosotros tenemos un **punto ciego**, en el que el que no podemos recibir información visual. Los nervios ópticos de los dos ojos se cruzan e intercambian muchas de las fibras en el quiasma óptico, una zona cercana al hipotálamo, así que las mitades izquierda y derecha de la corteza cerebral reciben aferencias visuales de cada ojo. El destino de los nervios ópticos se localiza en la **corteza visual**, situada en el lóbulo occipital. Adyacente a la corteza visual, se encuentra el **área de asociación visual**, que se encarga de la interpretación de las ondas electromagnéticas y su percepción como colores. Y tiene trabajo, porque no todo es percibir el color de una escena visual: constantemente tenemos que determinar el tamaño, la forma, la distancia a la que está cada objeto, los contrastes entre los diferentes objetos, así como detectar cada movimiento localizando con precisión su localización. Necesitamos integrar la información de los dos ojos para formar una imagen tridimensional en nuestro cerebro.

Para terminar de complicarlo, ver no significa reconocer lo que vemos. Necesitamos interpretar los lugares y objetos, para lo que debemos recurrir a nuestra memoria y poder reconocer escenas de nuestro entorno ante las que debemos responder en poco tiempo. No sólo en un momento, sino a lo largo de nuestra vida, ya que nuestra capacidad para reconocer cambios sutiles en las imágenes es asombrosa. Este reconocimiento es especialmente relevante en la identificación de las caras humanas y las emociones de las personas que vemos, y es muy importante para nuestra capacidad de sociabilización y la empatía con los demás. Por otro lado, las áreas de asociación completan la información faltante de una escena visual, como la que no podemos obtener por la existencia del punto ciego. Para ello, usa partes cercanas de la misma imagen, como si rellenáramos una escena con la herramienta tampón de clonar de *Adobe Photoshop*.

Hasta aquí hemos estudiado una pequeña base en lo referente a la parte sensitiva y perceptiva de nuestro sistema nervioso. Nos ayudará a conocer mejor como nos emocionamos, pensamos, nos comunicamos y memorizamos, que forma la última parte de este libro.

Fisiología emocional

Me emociono, luego existo

Continuemos con el estudio de las **emociones**. Son **reacciones psicofisiológicas automáticas que se producen en respuesta a determinados estímulos sensoriales tanto externos como internos, estímulos que percibimos como una amenaza o una oportunidad para nuestra supervivencia**. Suponen un nexo de unión entre funciones cognitivas como el razonamiento, y aquellas que nos permiten sobrevivir, las *homeostáticas*. Nos emocionamos ante el peligro, el afecto, la recompensa, la ofensa o el reconocimiento de los demás. La alegría, la tristeza, la ira o el miedo están entre las emociones, y aunque no seamos conscientes, influyen en todos los aspectos de nuestra vida, ya que cualquier situación que vivimos conlleva decisiones inconscientes que guiamos en mayor o menor medida por nuestras emociones. **Nuestra vida está ligada a un trasfondo emocional** que lo inunda todo. Y es que todo lo que sentimos y percibimos depende de nuestras emociones, y en ellas se basa gran parte de nuestro comportamiento. Las emociones afectan a las funciones ejecutivas, como a la planificación, al autocontrol, al control atencional, a la memoria de trabajo, al proceso de aprendizaje, y a la toma de decisiones. Incluso podemos emocionarnos sin estímulos externos, solo imaginando situaciones de peligro, generando miedo, o imaginando que *nos tocan los cupones*, generando alegría.

Se denominan psicofisiológicas porque producen cambios fisiológicos del sistema nervioso autónomo. Por ejemplo, algunas emociones incrementan la liberación de cortisol desde la corteza suprarrenal y de adrenalina desde la médula suprarrenal, lo que comporta incrementos en la frecuencia cardiaca y respiratoria, el rubor, la palidez, la sudoración, la motilidad gastrointestinal y la piloerección. Incluso tenemos respuestas involuntarias del sistema motor somático ante las emociones, como los tics. También pueden ser conductuales, guiando nuestra atención hacia algo importante o incitándonos a actuar ante situaciones que lo requieran. En este sentido, en ocasiones toman nuestro control completamente, para facilitar nuestra supervivencia, como en el caso de situaciones en las que nos conviene sentir miedo y escondernos o huir.

Las emociones están completamente ligadas a las sensaciones. La teoría de los marcadores somáticos del neurocientífico Antonio Damasio nos dice que las sensaciones corporales son recogidas por el cerebro, dando lugar a emociones, que influyen en nuestras decisiones. A su vez, las emociones nos llevan a cambios en la sensibilidad que se reflejan en las sensaciones corporales de manera inconsciente. La ira nos lleva a activar las sensaciones táctiles manuales y mandibulares, el miedo incrementa la sensibilidad del tórax, la sorpresa la de los ojos, la alegría la de la cara y la tristeza nos lleva a una la disminución general de las sensaciones. Además, conciernen a nuestra comunicación con otras personas, a través de las reacciones inconscientes en la cara y por nuestra posición corporal

Se ha demostrado la existencia de circuitos neuronales que engloban a los lugares del sistema nervioso que regulan nuestras emociones. A grandes rasgos, anatómicamente existen circuitos entre unas estructuras subcorticales que rodean al tálamo: la **amígdala**, el **hipocampo**, y la **corteza cingulada**, además de la **corteza prefrontal orbital y medial** (figura 8.12).

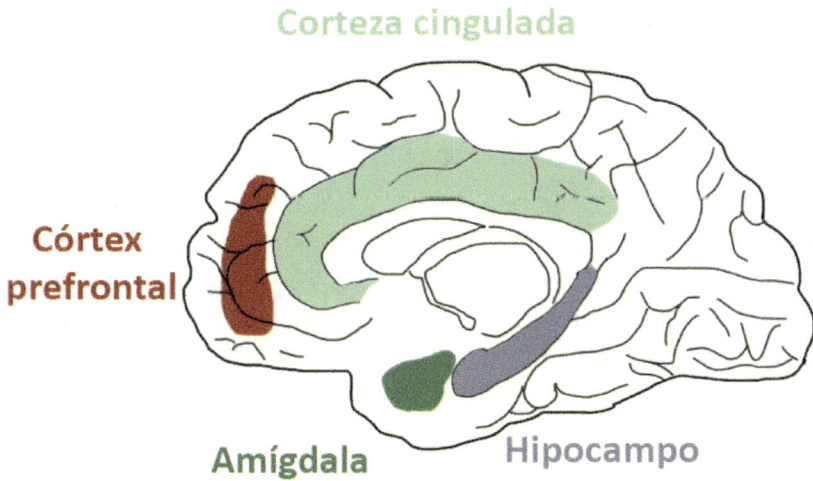

Figura 8.12. **Estructuras anatómicas relacionadas con las emociones.** La generación de las emociones tiene lugar en núcleos subcorticales como la amígdala, lugar donde también guardamos la parte emocional de los recuerdos. Para ello, es clave su relación con el hipocampo. Otros autores incluyen estas estructuras como el sistema límbico, aunque muchos neurocientíficos huyen de esa definición en la actualidad. Además de los descritos en esta figura, cada emoción está regulada por circuitos neuronales específicos en los que están implicados diferentes núcleos, que están fuera del alcance de este libro. No confundamos las emociones con nuestro estado de ánimo, que no es una emoción, sino un estado emocional de larga duración, completamente subjetivo.

Un lugar central en el procesamiento de las emociones es la **amígdala**, que simplificando se encarga de la **generación de las emociones y de la memoria de la parte emocional de los recuerdos.** Mantiene **conexiones con el hipotálamo**, encargado de liberar hormonas que influyen con nuestro cuerpo provocando las **reacciones fisiológicas incontroladas.** Y lo hace porque es necesario preparar homeostáticamente al cuerpo para inducir una respuesta, como por ejemplo ante las emociones generadas por un peligro, como el miedo para huir o la ira para luchar. La amígdala recibe la información sensorial antes de que se haga consciente y la analiza buscando estímulos que supongan una amenaza, en cuyo caso provoca reacciones inconscientes (que con posterioridad se hacen conscientes) para prepararnos ante el peligro. A la par, la amígdala tiene estrechas conexiones con el **hipocampo**, un lugar importante en la generación y conservación de recuerdos en nuestra memoria. La memoria es selectiva, y registra lo que considera que tiene un significado importante, tanto porque nos agrada como porque nos disgusta. **La conexión entre la amígdala y el hipocampo está en la base de que recordamos lo que nos emociona de forma especial.** Además, encontramos la **corteza cingulada**, una zona subcortical situada en el interior de los hemisferios cerebrales. La corteza cingulada está conectada por un lado con el hipocampo, el hipotálamo y la amígdala, y por otro lado con la corteza prefrontal, y se piensa que la **activación de sus neuronas está detrás de los mecanismos que incrementan el aprendizaje ligado a las emociones.**

Cuando se desata una emoción, la reacción ocurre de forma tremendamente rápida, lo cual es necesario para protegernos ante situaciones que ponen en riesgo nuestra vida. Sin embargo, nos pueden desbordar. Para evitarlo, la **corteza prefrontal, específicamente la orbital y medial, modula las emociones procedentes de la amígdala.** La corteza prefrontal es el lugar de nuestro sistema nervioso cuyas neuronas se activan durante nuestros razonamientos, pero ¿cuánto tiempo se tarda en hacerlo? Demasiado, teniendo en cuenta la rapidez necesaria para la supervivencia en determinadas situaciones. El equilibrio entre razón y emoción no es sencillo. Por otro lado, si no contáramos con las emociones, tomaríamos decisiones equivocadas continuamente: la razón, las emociones y los sentimientos son compañeros inseparables de nuestro viaje por la vida.

Las interpretaciones subjetivas de las emociones son nuestros sentimientos, que provienen de la consciencia de la experiencia emocional. Las **emociones**, esas reacciones fisiológicas universales y **objetivas**, llevan a la formación de los **sentimientos** conscientes, **subjetivos** de cada persona. Los sentimientos son subjetivos porque son dependientes de lo aprendido y memorizado, de las expectativas generadas y de la atención. En el momento que los sentimientos se hacen conscientes, percibimos emociones básicas como la ira, el miedo o la alegría, pero también florecen sentimientos más complejos con componentes sociales como la vergüenza o el odio. Esta subjetividad es la causa de que un mismo estímulo emocional produzca sentimientos muy diversos en cada persona, ya que influyen factores sociales para su interpretación y contextualización. A nivel fisiológico, las conexiones entre la corteza cingulada anterior y la corteza prefrontal son las responsables de que las emociones se hagan conscientes dando lugar a los sentimientos.

Podemos modular nuestros sentimientos una vez son sometidos al razonamiento abstracto, cambiando así nuestros actos e impulsos en el **control de las emociones**, pero **siempre estamos sometidos a una base emocional**. Aunque atente contra nuestras ideas, nadie, absolutamente nadie es objetivo, porque nuestros razonamientos están influidos no sólo por nuestras emociones, sino por lo *sentido* y lo *vivido*, que es algo completamente personal. Convencernos de la existencia del componente subjetivo de nuestras emociones y de que nos influyen más allá de lo que podamos pensar sobre nuestros razonamientos nos puede ayudar a dar una opción a la duda. Para mí personalmente este concepto es clave para entender y respetar a las personas que me rodean en todos los ámbitos, tanto familia, amigos o estudiantes. Por otro lado, el control de las emociones se puede realizar mediante la *modificación fisiológica* de aspectos corporales. Por ejemplo, la modulación voluntaria de la respiración, realizando inspiraciones conscientes profundas y tranquilas, lleva a estados emocionales de calma, además de activar nuestra atención.

Las cuatro emociones universales en el ser humano son la **alegría**, la **tristeza**, el **miedo** y la **ira**. Otros muchos autores piensan que otras emociones se encuentran en todos los seres humanos, como el asco y la sorpresa o el cuidado maternal. El resto se pueden inferir de las demás y están construidas socialmente, como la curiosidad o la ansiedad. Podemos comprender fácilmente como el asco, el miedo o la ira son emociones que favorecen nuestra supervivencia. Entonces, ¿por qué existen entonces las emociones positivas como la alegría, y negativas como la tristeza? La respuesta la podemos encontrar en la sociabilidad. Mostrar la alegría facilita las interacciones sociales al estar muy relacionada con el juego entre iguales, momento en el que nuestra supervivencia no está amenazada. Además, parece hacernos ser más creativos, aunque quizá menos precisos. Igualmente, la tristeza lleva a las personas que nos quieren a preocuparse por nosotros. Además, nos lleva a focalizarnos en los detalles y ser más precisos en lo que hacemos, lo que puede ser útil bajo ciertas circunstancias.

En los últimos tiempos, se ha demostrado la importancia de una emoción denominada **búsqueda y anticipación**. Podemos entenderla como nuestro entusiasmo por hacer lo que hacemos, y está en la base de todas las demás. Es esa emoción por la que en determinadas ocasiones te levantas con energía casi infinita por la mañana, por la que te hace una ilusión enorme de hacer un viaje, o la sientes cuando tienes muchas ganas de ver a un ser querido, y que nos motiva incrementando la curiosidad por el mundo exterior. Es la emoción que nos pone en marcha cada día, la que nos provoca el deseo y la motivación, y que se activa cuando pensamos en que nos vamos a comer nuestra comida favorita en unos segundos, mientras que en el momento que comemos nos llega el sentimiento de placer.

Las relaciones sociales son importantes en la gestión de nuestras emociones. Imitamos inconscientemente todo tipo de comportamientos, posturas y expresiones de las personas con las que tenemos interacción social, incluso nos intentamos poner en lugar de los demás en las emociones y sensaciones que nos muestran. Si vemos un video de algún *youtuber* que está a punto de caerse de un rascacielos, lo pasamos mal, porque nuestro cuerpo *se pone en su lugar*. Las emociones nos generan empatía con los demás, activando los mismos circuitos neuronales, aunque hay un debate abierto entre los investigadores que piensan que se activan una serie de neuronas denominadas neuronas espejo, y otros que piensan que es un proceso mediado por la interacción entre la corteza cingulada y la ínsula.

Fisiología cognitiva

Pienso, luego existo

Incrementemos la complejidad (y protestaréis, con razón: *¡como si lo que hubié-ramos estudiado hasta ahora no fuera difícil!*). Es cierto, pero lo que vamos a estudiar es de otro nivel, aunque solo sean algunas pinceladas fisiológicas relacionadas con la neurociencia de los procesos cognitivos. Para ello, nos centraremos en el estudio en aspectos sistémicos y no tanto celulares. No voy a centrarme en los diferentes neurotransmisores implicados en las vías neuronales implicadas en cada proceso, ya que es un fenómeno extraordinariamente complejo, para el que nada nos sirven simplificaciones sin sentido como "la dopamina es el neurotransmisor del placer" o la "oxitocina es la hormona/neurotransmisor del amor".

Podemos definir los **procesos cognitivos** como aquellos que usamos para pro-cesar la información que percibimos, con el objetivo de adquirir conocimientos que nos ayuden a comprender el mundo que nos rodea. Estos procesos están influidos por nuestros conocimientos y experiencias conservadas en nuestra memoria, y en-tre ellos encontramos la resolución de problemas, el razonamiento, el lenguaje o el aprendizaje. Están *embebidos* tanto por las emociones de forma inconsciente como por nuestros sentimientos de forma consciente.

Antes de estudiar la base fisiológica de algunos procesos cognitivos, en primer lugar, hemos de definir dos estados funcionales posibles de nuestra mente: podemos estar conscientes o inconscientes. La **consciencia** se define como el **estado por el que un individuo tiene pleno conocimiento de sí mismo** y **de sus relaciones con el entorno**. Vemos, oímos, nos emocionamos o recordamos porque estamos conscien-tes. La consciencia es un estado integrado de todas las percepciones provenientes de nuestro interior y exterior. Siendo conscientes somos capaces de dirigir nuestra atención hacia la percepción de una u otra sensación, hacia lo que recordamos, o hacia lo que imaginamos. La consciencia nos sirve para interpretar nuestro mundo, conocernos a nosotros mismos y las relaciones que tenemos con los demás y con nuestro entorno. Nos flexibiliza ante las respuestas automáticas, integrando nuestra capacidad de respuesta ante sensaciones o emociones con razonamientos que nos permiten adaptarnos a entornos complejos. Nos sirve para corregir errores y mejorar habilidades, tomar decisiones más allá de las respuestas puramente emocionales, y ser seres eminentemente sociales con gran capacidad de empatía.

Somos conscientes de ser conscientes, lo que se denomina **autoconsciencia**, quizá la facultad que nos diferencia del resto de animales. Para la autoconsciencia es importante el estado **interoceptivo** de nuestro organismo, el que nos *dice* cómo nos encontramos internamente en cada momento de nuestra vida, y el estado **propioceptivo**, que contribuye al sentido de estar *dentro de nuestro cuerpo*, y de los límites físicos que encontramos a nuestro alrededor. Pensemos en lo importante que es esta percepción autoconsciente para poder realizar nuestros movimientos voluntarios valorando el entorno, o para mover correctamente una herramienta que sujetamos con la mano. La autoconsciencia también nos guía para gestionar nuestra conducta, pensando en las consecuencias que los actos que realizamos han tenido o tendrán sobre nuestra vida. Anatómicamente, la autoconsciencia se produce por las interconexiones entre la corteza cingulada (figura 8.12) y la corteza insular. La corteza cingulada además es el lugar cuyas neuronas se activan cuando nuestras sensaciones se hacen conscientes, mientras que la ínsula está implicada en la percepción del tiempo y el espacio, en la posición corporal o en el reconocimiento de personas.

Podemos sufrir procesos patológicos, en los que perdamos la consciencia. Pero de manera fisiológica, nos pasamos un tercio de cada día de nuestras vidas en el **sueño,** que es un estado inconsciente pero reversible. En las transiciones entre los estados consciente e inconsciente al dormir y despertar contamos con la **formación reticular**, una red difusa en la que neurotransmisores como catecolaminas, serotonina y acetilcolina comunican núcleos del tallo encefálico, el tálamo, y la corteza cerebral. Las conexiones ascendentes y descendentes cortico-talámicas son clave para el encendido y apagado de la consciencia, aumentando su actividad en el estado consciente.

La consciencia es una de las variables que cambian fisiológicamente con los **ritmos circadianos**. En estado de **vigilia,** cuando estamos despiertos, somos conscientes del mundo que nos rodea. Cada día, la vigilia se alterna con el **sueño**, un **estado fisiológico activo**, **recurrente** y **reversible** con **desconexión perceptiva** y **ausencia de respuesta al entorno**. Pasamos gran parte de nuestra vida dormidos, momento que nos hace extremadamente vulnerables por la falta de consciencia. Entonces, ¿para qué dormimos? Obviamente descansamos, disminuyendo la fatiga. Existen numerosas teorías sobre su función. En primer lugar, **consolidamos lo aprendido** durante el día. Procesos cognitivos como la intuición, esa capacidad apartemente irracional de resolver problemas de forma espontánea, y la creatividad, en la que asociamos nuevos procesos que no se nos ocurrieron previamente, son promovidos y procesados mientras dormimos. Otros procesos mentales también se reestructuran y ordenan, generando nuevos conocimientos que son van más allá a la simple suma de los que teníamos antes de dormir. Además, **se potencian las funciones inmunitarias**. El aumento del anabolismo de proteínas importantes para la función neuronal, y el incremento de la eliminación de deshechos desde el líquido cefalorraquídeo, son otras propuestas de la función del sueño. Por otro lado, todos conocemos como la falta de sueño nos lleva a un estado con disminución de habilidades cognitivas, sensitivas y motoras.

Múltiples partes de nuestro encéfalo participan en el sueño: la formación reticular, cuyas neuronas están implicadas en la transición entre consciencia e inconsciencia; el tálamo, que filtra las sensaciones externas y nos *desconecta* del ambiente; o la amígdala, que gestiona la parte emocional de nuestros recuerdos. Otro lugar del encéfalo implicado en la generación de la sensación de sueño es el reloj interno que nos marca los ciclos circadianos, formado por la conexión de la epífisis o glándula pineal (figura 7.1) con el núcleo supraquiasmático del hipotálamo. La epífisis es el lugar de síntesis de melatonina, la hormona que regula nuestros ciclos sueño-vigilia. Esta síntesis es inhibida por la luz y estimulada por la oscuridad, de forma ante la falta de luz, la melatonina liberada activa al núcleo supraquiasmático del hipotálamo, lo que nos produce la sensación de sueño. Por otro lado, en el prosencéfalo basal, que se localiza cercano al hipotálamo y a los ganglios basales, se va acumulando adenosina desde que nos despertamos. Cuando la cantidad acumulada de este neurotransmisor es suficiente, se induce la sensación de sueño. Para los *muy cafeteros*, el mecanismo de acción de la cafeína que nos mantiene despiertos se basa en la inhibición que provoca la cafeína en la unión de la adenosina a su receptor.

El sueño se divide dos fases principales, la **REM** (*Rapid eye movement*) y la que no lo es, **No-REM**. Se trata de fases cíclicas que se alternan entre 5 y 7 ocasiones por noche. La No-REM es la que comienza cuando nos dormimos. Poco a poco vamos disminuyendo el consumo de O_2, la tensión muscular, la temperatura corporal y la frecuencia respiratoria. Se aceleran los procesos digestivos, y descansamos especialmente en la última parte, de la que es más difícil despertar. Cuando acaba esta fase, que dura una hora aproximadamente, comienza a fase REM, que dura unos 20 minutos. Aumentan las frecuencias cardiaca y respiratoria y la presión arterial, y consumimos el mismo O_2 que en estado de vigilia. Nos paralizamos muscularmente, disminuimos la respuesta a los estímulos sensoriales, y es la fase en la que soñamos vívidamente (en la fase No-REM también, pero no nos acordamos del sueño si nos despertamos cuando estamos en ella).

Continuemos con los procesos cognitivos. En los últimos años se han agrupado ciertas funciones relacionadas con estos procesos bajo la denominación de **funciones ejecutivas**. Son una serie de **habilidades cognitivas** responsables **de monitorizar y regular** (planificar, organizar, guiar, revisar, y evaluar) **los procesos cognitivos necesarios para adaptarse eficazmente al entorno** y así alcanzar metas que exigen **actividades mentales complejas**. Por tanto, se trata de *destrezas mentales* que adquirimos con nuestro desarrollo personal y con nuestra experiencia, y que son útiles para responder a situaciones que nos encontramos en el día a día. Nos permiten anticiparnos y planificar nuestras rutinas para llegar a metas, regulando nuestro comportamiento en cada momento, controlando la atención, solucionando problemas y siendo eficientes para lograr los objetivos. Algunos ejemplos de funciones ejecutivas de un estudiante en el contexto de un aula de una universidad podrían ser:

- Elaborar un **plan de actuación para conseguir un objetivo**: *¿cómo estudio fisio para aprobar el examen?*

- **Toma de decisiones**: *¿me voy de* juevintxo *hoy, o me quedo estudiando?*

- **Autocontrol**: *que no, que no, que me quedo estudiando hoy.*

- **Inhibición conductual**: *esta vez no voy a mirar el móvil durante la clase.*

- **Control atencional**: *todos mis sentidos están centrados en aprender en el aula.*

- **Solución de problemas**: *como no funciona mi ordenador, voy a tomar prestado un libro de la biblioteca.*

- **Velocidad de procesamiento cerebral**: *clase a las 8h. ¿el profe va demasiado rápido, o yo estoy lento?*

- **Flexibilidad cognitiva:** *soy capaz de trasladar el conocimiento y las habilidades adquiridas en clase más allá del contexto en el que las aprendí.*

- **Fluidez verbal:** *Se me lengua la traba.*

En relación con la fluidez verbal, estudiemos las bases fisiológicas del **lenguaje**, una de nuestras conductas cognitivas más elaboradas. Para comprender su funcionamiento, en primer lugar imaginemos que vemos una palabra escrita. Las aferencias visuales llevan la información hasta la corteza visual y su área de asociación, donde interpretamos las letras que componen las palabras en el texto. Un proceso similar ocurre cuando reconocemos una palabra oída. Las ondas de presión llegan a nuestra corteza auditiva, e interpretamos la palabra en su área de asociación. Pero ver u oír una palabra no implica saber su significado. Para ello, estas palabras tienen que procesarse en el **área de Wernicke**, una zona de nuestro lóbulo temporal que permite reconocer cada palabra (figura 8.13). Y la reconocemos porque contamos con un **vocabulario** o léxico. Si el área de Wernicke no funciona adecuadamente, no comprendemos el significado de cada palabra. Pero nosotros usamos miles de palabras, y formamos continuamente frases con infinitas posibilidades de ordenar un grupo determinado de palabras. Para enlazarlas de forma correcta, necesitamos la **sintaxis**, la parte de la **gramática** que nos indica como ordenar adecuadamente las palabras en las frases. La sintaxis se procesa en el **área de Broca**. Si esta área no funciona adecuadamente, no podemos comprender las frases en su globalidad.

También podemos estudiar el proceso contrario. Cuando queremos comunicarnos, formar palabras y frases, por ejemplo, repitiendo una palabra oída o escrita, desde el área de Wernicke se eligen las palabras que se enlazan en frases generadas en el área de Broca. La conexión de esta última con la **corteza motora** genera los movimientos necesarios para la vocalización, o para mover nuestras manos en el caso de la escritura.

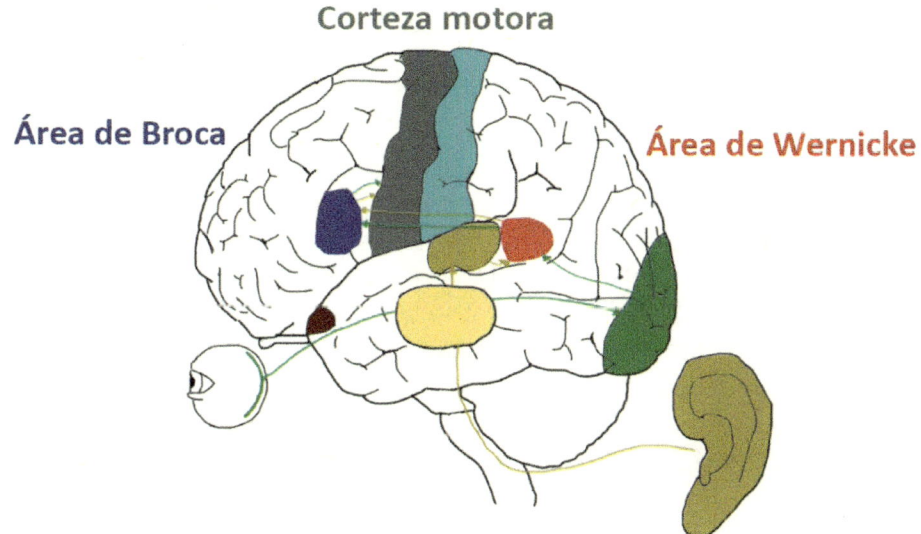

Figura 8.13. Vías neuronales implicadas en el lenguaje. El área de Broca fue la primera en la que se asoció una función a un lugar concreto de nuestro cerebro. Tras pasar por el tálamo, la comunicación recibida por la vía auditiva o la visual se dirige hacia su respectiva corteza sensorial, y se interpreta en las áreas de asociación. La comprensión de cada palabra se realiza en el área de Wernicke, mientras que el sentido de las frases corresponde descifrarlo al área de Broca. Si queremos escribir o pronunciar una frase, se integran estos dos lugares con la corteza motora para la escritura o para la fonación.

Estudiemos el último tema de este libro, no por ello menos importante: la **memoria**. **Todo lo que hacemos se basa en nuestra memoria**, desde andar, comunicarnos, o simplemente pensar. **El razonamiento sin memoria es imposible**, y las experiencias sensoriales se pueden interpretar gracias a lo memorizado. Nos permite relacionar nuestros recuerdos y conocimientos para reaccionar de la mejor manera ante nuevas situaciones. Nos proporciona la capacidad de formar recuerdos que nunca tuvieron lugar, es decir, imaginar. **Somos nosotros mismos porque tenemos memoria**. Es **indisoluble del proceso de aprendizaje**, y ambos están en la base de los procesos cognitivos que nos hacen únicos. A nivel estructural, necesitan de la plasticidad neuronal, es decir, de la capacidad de formación de nuevas conexiones neuronales constantemente, a lo largo de toda nuestra vida. Detrás de esta plasticidad se encuentran mecanismos celulares como la facilitación sináptica, la potenciación a largo plazo glutamatérgica o la sensibilización de receptores, que están fuera del alcance de este libro. La plasticidad neuronal no es ni mucho menos exclusiva de estos procesos, ya que ocurre constantemente en todo nuestro cerebro, pero se hace especialmente relevante en nuestra manera de aprender y recordar.

Denominamos **aprendizaje** al proceso de adquisición de conocimientos, conductas y habilidades. Aprendemos al dar sentido a nuestro mundo y su entorno, relacionando lo que conocemos con las nuevas experiencias. Para ello, contamos con mecanismos implicados en recoger la información procedente de los sentidos para memorizarlos posteriormente. Se divide clásicamente en dos tipos, **asociativo** y **no asociativo**. En el primero, el aprendizaje lleva a la asociación de dos estímulos, de manera que el segundo estímulo evoca la respuesta que producía antes sólo el primero. Es el caso del famoso experimento del perro de Pávlov, en el que un estímulo auditivo (sonido de una campanilla, segundo estímulo) consigue el efecto (incremento de saliva) que antes solo conseguía el primer estímulo (visualización de comida). Dentro del aprendizaje asociativo, también encontramos el condicionamiento operante, en el que se asocia una conducta a un premio o a un castigo. Al contrario, para el **aprendizaje no asociativo**, lo **importante es la práctica**, la repetición de aquello que se quiere aprender. En este caso, el cambio en nuestra memoria se consigue por la exposición repetida a un estímulo, como cuando aprendemos a montar en bicicleta. En ambos casos, **para que el aprendizaje sea significativo, hemos de ser capaces de cambiar conexiones nerviosas para poder recordar lo aprendido.** Voy a evitar el término *almacenar*, porque nos lleva a una concepción errónea: nuestra memoria no funciona exactamente como la de un ordenador, almacenando datos en carpetas diferenciadas a las que podamos llegar de manera ordenada. Los procesos cognitivos de la memoria humana son mucho más complejos.

El aprendizaje sin memoria es imposible, ya que la memoria es la capacidad que nos permite aprender. Podemos definir la **memoria** como el proceso por el cual el conocimiento adquirido es **codificado** y **conservado** en nuestro cerebro para poder ser **evocado** con posterioridad. En la definición han aparecido diferentes palabras clave:

- **Codificación**: Obtención de la información. Necesita de la **consolidación** para que sea relevante.

- **Conservación**: Forma de contener la información en nuestro cerebro.

- **Evocación**: Capacidad de recuperar la información codificada y conservada.

Existen diferentes teorías de cómo funciona la memoria, y aquí vamos a estudiar una de ellas, tal como expone el neurocientífico y divulgador Héctor Ruiz Martín en sus libros, basados en las últimas evidencias científicas. En primer lugar, no existe *una memoria*, sino que podemos dividirla en tres diferentes, que van mucho más allá del concepto de almacenaje:

La **memoria sensorial** es aquella que supone la puerta de entrada a nuestra mente de todos los estímulos que nos llegan. Simplificando, hay una por cada sentido, que ininterrumpidamente y de forma automática registra y codifica la información que proviene de cada sensación, tanto exteroceptiva como interoceptiva. Es una memoria que dura tan solo unos milisegundos o segundos, conservando las sensaciones durante ese tiempo de manera inconsciente, y permitiendo analizar **aquellos estímulos sobresalientes que necesiten nuestra respuesta inmediata**. El tiempo que pasan las sensaciones en la memoria sensorial hace posible que nuestro cerebro recopile la información y **decida en cada momento qué merece la pena hacer consciente**, que es lo que **podremos conservar en la memoria a largo plazo**. A la par que lees estas líneas, en las que centramos nuestra percepción consciente, nuestros oídos captan sonidos que llegan a la memoria sensorial, que decide si algo es interesante y si merece nuestra atención. Igualmente, mucha de la información inconsciente como la propiocepción llega a esta memoria sensorial. Es la responsable de que seamos capaces de recordar objetos de una escena cuando pasan segundos tras visualizarla y ya no la tenemos presente, o que podamos responder a una persona que hace unos segundos nos hizo una pregunta cuando estábamos atentos a otra cosa.

La **memoria de trabajo**, que es la parte de la memoria que **gestiona aquella información que se hace consciente**. Puede provenir de la memoria sensorial, cuya información se conserva y manipula de forma temporal, o también desde nuestra memoria a largo plazo, cuando accedemos a nuestros recuerdos. Supone la **capacidad de mantener y manipular en nuestro espacio mental consciente la información a la que prestemos atención durante un periodo determinado de tiempo**. En la memoria de trabajo **combinamos la información sensorial, cognitiva y los recuerdos conservados para razonar, imaginar y aprender**. Anteriormente, se definía como la memoria a corto plazo, pero la memoria de trabajo es mucho más. No es una memoria que contiene recuerdos que se olvidan pronto. **Es el lugar mental donde razonamos, donde percibimos las sensaciones y las emociones que se hacen conscientes**. Tiene una determinada capacidad que depende de cada individuo, y puede albergar una cantidad limitada de información. Es una memoria que se puede saturar, llevándonos a ser menos eficientes por ejemplo al recibir una cantidad de estímulos o procesos que supongan gran complejidad. Si estamos pensando en varias cosas a la vez, todas forman parte de la memoria de trabajo. En el ámbito de un aula, para maximizar la capacidad de atención y concentración en lo que explica el profesor es extremadamente importante que nuestra memoria de trabajo no esté ocupada en otros menesteres. La **información de la memoria sensorial que pasa a la memoria de trabajo lo hace en base a la atención** que dediquemos a la información que nos llega. Atención y consciencia son dos conceptos diferentes, porque podemos ser conscientes del medio que nos rodea, pero no prestarle atención. Un ejemplo lo vemos cuando salimos de casa y *estamos pensando en otra cosa*, y nos palpamos los bolsillos para ver si están las llaves. Luego pensamos si hemos cerrado con llave o no. Éramos conscientes, pero no estábamos atentos, y esto nos ocurre frecuentemente con operaciones que hacemos de rutina. Otro ejemplo lo vemos los profesores a diario en el aula, cuando algunos alumnos están de cuerpo presente, pero su mente *por los cerros de Úbeda*.

Ejemplos de usos de la memoria de trabajo son el recuerdo de la frase que acabas de leer en este libro, el intento de memorizar un número de teléfono, la aplicación de tus conocimientos para resolver problemas, el cálculo mental de la cuota de una hipotética hipoteca, o imaginar cómo te sentirás en el examen práctico de conducir. **Todo lo que aprendemos pasa por la memoria de trabajo**, y si la saturamos con demasiada información, no podremos formar de forma eficiente los recuerdos en la memoria a largo plazo. Cada uno de nosotros tiene una determinada carga cognitiva, y conocernos nos ayuda a saber hasta qué punto podemos afrontar la llegada de más información a nuestra memoria de trabajo. Podemos hacer una analogía de la memoria de trabajo con la memoria RAM de un ordenador. La suma de todos los programas que tenemos abiertos en el ordenador sería equivalente a nuestra memoria de trabajo. ¿Qué ocurre cuando tenemos abiertos diferentes tipos de software, especialmente con aquellos que ocupan mucha memoria RAM como Adobe Photoshop? Que el ordenador *va lento*, incluso se puede bloquear, *podemos saturar su memoria de trabajo*. La memoria de trabajo es crucial para todos los tipos de aprendizaje, ya que supone la antesala de la memoria a largo plazo, donde conservamos la información. La información es **codificada en el paso de la memoria de trabajo a la de largo plazo**.

La **memoria a largo plazo** es la que llamamos coloquialmente memoria. Es la que nos **permite recuperar una información de la que previamente fuimos** conscientes, a la que ya no prestamos atención, y que por tanto conseguimos conservar, da igual si hace minutos o años. Aunque concebimos la memoria como la capacidad de conservar datos, en realidad nos da la capacidad de conservar información de eventos y hechos, praxias (habilidades motoras), procedimientos cognitivos como leer, resolver ecuaciones, o concebir ideas. **Es una memoria inconsciente, y la información que contiene solo se hace consciente cuando pasa a la memoria de trabajo**, momento en que recordamos nuestros conocimientos conservados. Este proceso se denomina **evocación**. Volvamos al ejemplo del ordenador, en el que tenemos las carpetas con toda la información, más o menos en orden. Aquí observamos dos grandes diferencias con nuestra memoria. En primer lugar, nosotros no tenemos carpetas ordenadas en c\:*mis documentos* con la información. **La memoria a largo plazo guarda ciertos detalles de la información.** Los recuerdos se encuentran en diferentes lugares físicos, según el tipo de información que contienen (visual, emocional, temporal, etc.), que se mantienen conectados para generar un recuerdo, además de estar vinculados a conocimientos previos. Si queremos recuperar conscientemente estos recuerdos, hemos de realizar una *búsqueda por palabras clave* para poder llegar a la información conservada. La segunda gran diferencia entre nuestra memoria a largo plazo y un ordenador es que cuando abrimos un archivo informático, la información es la misma que cuando la guardamos. Sin embargo, nosotros **modificamos la información cada vez que la evocamos**. Al evocarlos, introducimos sin saberlo elementos de otros recuerdos, especialmente aquellos a los que estén vinculados por significado (lo explico más adelante), o incluso se puede perder información durante el proceso.

Podemos definir dos tipos principales de memoria a largo plazo, que interactúan entre ellas:

- **Memoria a largo plazo explícita o declarativa**: Es aquella que crea y conserva representaciones del mundo que nos rodea. Forma recuerdos y conocimientos generados conscientemente por la información que entra a nuestros sentidos y a la memoria de trabajo. A su vez, se divide en:

  o **Episódica**: nuestra memoria autobiográfica, que monitoriza nuestras rutinas, y cuyos recuerdos se vinculan a lugares y momentos. Conserva recuerdos de los episodios de nuestra vida diaria, en mayor medida si les prestamos más atención.

  o **Semántica**: la memoria que recoge nuestro aprendizaje sobre cómo es el mundo, su funcionamiento, y los significados de cada objeto. Contiene los recuerdos de hechos y conceptos aprendidos, además de las ideas que desarrollamos

- **Memoria a largo plazo implícita o procedimental**: Es aquella que nos lleva a aprender habilidades, que no requiere esfuerzo consciente para evocarla, y cuyo aprendizaje depende en gran medida de la práctica, como atarnos los cordones o montar en bici. No sólo se encarga de las habilidades motoras, sino también de otras como las lectoras. También supone la memoria de los conocimientos que aprendimos por asociación en el condicionamiento clásico u operante, o con condicionamientos de emociones fuertes, como el miedo en una situación angustiante.

Los circuitos neuronales asociados al aprendizaje y la memoria están basados en **cambios estructurales** en determinados lugares de nuestro cerebro en el momento en el que **generamos un recuerdo o un conocimiento**. Son especialmente importantes unos **grupos de neuronas que interconectan el hipocampo con el córtex cerebral**, que se preestablecen durante nuestro desarrollo, por lo que están ya presentes cuando se genera el proceso de aprendizaje y memoria. La teoría más aceptada es **que cada una de nuestras experiencias sensoriales activa a un conjunto de neuronas específico**, denominado patrón neuronal o **engrama. Los engramas que organizan nuestros conocimientos en la memoria se conectan mediante relaciones de significado**. Es decir, necesitamos asociar un determinado conocimiento o recuerdo a un significado para poder conservarlo. Cuando activamos posteriormente un engrama determinado, se nos representa la imagen mental de esa experiencia. Para ello, el hipocampo registra, conserva y moviliza la información de forma temporal. Esta estructura es imprescindible para la adquisición de recuerdos, de manera que los pacientes a los que se les ha extirpado sufren amnesia anterógrada, que imposibilita la formación de nuevos recuerdos. Aunque parece ser cierto que el hipocampo humano tiene una pequeña capacidad de formar nuevas neuronas, la memoria se basa en alterar propiedades sinápticas de las conexiones nerviosas, como su actividad, número o cantidad de diferentes receptores del neurotransmisor glutamato.

Para comprender como aprendemos debemos contar con el factor del **olvido**. Cuando pasa una hora desde que aprendimos algo, se ha olvidado más de la mitad de sus componentes, porcentaje que es mayor si no prestamos atención a lo que aprendemos o lo hacemos bajo condiciones de estrés. Olvidar es fisiológico: ¿para qué necesitamos recordar cada percepción que se hace consciente? ¿es acaso esto bueno para nuestra supervivencia? No, porque hemos de centrarnos en los estímulos sobresalientes en los que necesitemos focalizar nuestra atención. Para evitar los efectos del olvido, debemos de **consolidar** lo aprendido. Para ello, podemos *revivir* lo aprendido de diferentes maneras, y una de las más efectivas es **reflexionar sobre las relaciones de lo que acabamos de aprender con conceptos que ya conocemos.** En el contexto del aula, para consolidar lo estudiado podemos repasar los apuntes pensando en lo que dijo el profesor, o incluso mejor, leer un libro que muestre un punto de vista diferente sobre ese tema, siempre reflexionando y asociando con lo que ya sabemos sobre el tema. Los mecanismos de consolidación se producen en nuestro hipocampo desde el momento del aprendizaje hasta horas más tarde, incrementando el número y eficiencia de las sinapsis en los engramas. Cuando consolidamos, las regiones de la corteza cerebral de los engramas se conectan entre ellas, hasta que no es necesaria la participación del hipocampo para su evocación. Muy importante, necesitamos el sueño para consolidar los recuerdos, momento en que se cree que se conectan en mayor medida las neuronas pertenecientes a su engrama.

Para recordar lo aprendido, procedemos a **evocar** el recuerdo **en ausencia del estímulo que lo generó**, para lo cual **lo trasladamos de la memoria a largo plazo a la memoria de trabajo consciente.** La evocación **activa a determinadas neuronas,** que producen una **comunicación con el resto del engrama que forman, provocando una sincronía entre todas ellas.** Dependiendo de cómo de sólida sea la información codificada en nuestra memoria a largo plazo, será más o menos fácil la evocación. De menor a mayor grado de afianzamiento en la memoria, los recuerdos nos pueden: *sonar*; los *reconocemos*, pero no sabemos qué son; podemos recordarlos *si nos dan pistas*; o podemos recordarlos libremente cuando queramos. En el contexto del aprendizaje en un aula, el objetivo debe ser el de aprender nuevos conceptos para llevarlos a nuevas situaciones en las que aplicar lo aprendido, no a memorizar para reproducir los apuntes. Por tanto, **para aprender y memorizar de manera relevante, hemos de realizar un aprendizaje activo, relacionando el nuevo concepto con los que ya conocemos, y reflexionando sobre el efecto que tienen en estos.** Hemos de razonar y pensar cada frase que leemos y queremos interiorizar. **De apenas sirve el aprendizaje reproductivo**, es decir, repetir lo que dicen los apuntes. Eso de *estudiar de memoria* tal como lo conocemos es ineficiente, más allá de aprobar un examen. Subrayar y subrayar apuntes de clase no es efectivo en comparación con reflexionar sobre lo que se está estudiando, si queremos aprender. Para ello, **el esfuerzo ha de estar focalizado en la comprensión de los conceptos, y practicar la evocación de lo aprendido es una forma de consolidarlo.** La autoevaluación o la explicación de los conceptos a un tercero puede ayudar a la consolidación y a la facilidad de evocación de los conceptos.

Todos podemos **mejorar nuestra capacidad de aprender y memorizar.** En primer lugar, depende de nuestra **atención** y nuestra **motivación** para aprender. En segundo lugar, para **aprender de manera relevante** en nuestras vidas es **fundamental asociar la información a un contexto significativo.** En tercer lugar, **los conocimientos adquiridos previamente en nuestra memoria son la base sobre los que añadir nuevos conocimientos**, y cuanto más sabemos de algún tema, más fácil es aprender sobre él. Los nuevos engramas que formamos se relacionan con los engramas ya establecidos que tengan relación sobre aquellos conocimientos a los que se puedan asociar, de hecho se refuerzan mutuamente. Si no podemos relacionar la información nueva con los conceptos anteriores, es más difícil que forme parte de nuestra memoria a largo plazo: **contamos con mayor capacidad de aprendizaje cuantos más conocimientos previos tenemos sobre ese tema.** Así, integrar los conceptos de fisiología conociendo su significado nos sirve para aprender más fisiología, porque conectamos la nueva información a la que ya sabemos. Por el contrario, nos cuesta más aprender sobre temas nuevos, especialmente aquellos que cuentan con componentes abstractos.

Un aspecto que influye sobre el proceso del aprendizaje y la memoria es el estado emocional en el momento del aprendizaje, y esto ocurre tanto de forma positiva como negativa. El miedo al error sería un ejemplo de emoción que frena el aprendizaje. Por otro lado, existen emociones positivas que influyen aumentando la consolidación de lo aprendido en la memoria. Especialmente, **algunas emociones** como la sorpresa y la curiosidad que se forman en situaciones nuevas o fuera de nuestras rutinas, o que nos generen ganas de conocer el resultado, **potencian el aprendizaje.** Los estímulos emocionales intensos son capaces de hacernos recordar mejor los recuerdos que tenemos asociados a ellos por las conexiones entre la amígdala, que guarda la memoria emocional y genera las emociones, y el hipocampo, lugar donde conservamos la memoria explícita.

Por otro lado, es importante **diferenciar entre emoción y motivación,** conceptos que se confunden en muchas ocasiones. La motivación nos impulsa a la realización de un objetivo, y es clave en el aprendizaje. Genera expectativas, tanto del resultado como de la percepción de nuestra propia eficacia para conseguirlo, y estas expectativas influyen sobremanera en el aprendizaje final. Cuando estamos motivados para aprender, aumentamos el tiempo y el esfuerzo dedicado, además de prestar mayor atención para lograr el objetivo. Y aquí está la clave, en **la atención que tenemos el momento de nuestras vidas** hacia situaciones con alta carga emotiva. Además, cuando algo nos emociona, volvemos a su recuerdo y lo rememoramos gran cantidad de veces, lo que ayuda a su consolidación.

Espero que este libro os haya emocionado y motivado para el aprendizaje, y que queráis descubrir el conocimiento fisiológico que se sitúa en la parte oculta del iceberg.

BIBLIOGRAFÍA

Académica

- Berne, R. M., & Levy, M. N. (2018). *Fisiología* (7ª ed.). Elsevier.

- Costanzo, L. S. (2018). *Fisiología* (7.ª ed.). Elsevier.

- Guyton, A. C., & Hall, J. E. (2020). *Tratado de fisiología médica* (14ª ed.). Elsevier.

- Marieb, E. N. (2018). *Human Anatomy & Physiology* (12ª ed.). Global Edition.

- Mulroney, S. E., & Myers, A. K. (2019). *Fundamentos de fisiología* (2ª ed.). Elsevier.

- Silverthorn, D. U. (2019). *Fisiología Humana: Un enfoque integrado* (8ª ed.). Editorial Panamericana.

Divulgativa

- Bryson, B. (2020). *El cuerpo humano*. RBA.

- Campillo, J. E. (2019). *El mono obeso*. Crítica.

- Castellanos, N. (2019). *Cuerpo y mente*. Órbita.

- Damasio, A. (1994). *El error de Descartes*. Crítica.

- López Goñi, I. (2019). *Microbiota: Los microbios del organismo*. Books4pocket.

- Mariño, X. (2018). *Neuronas para la emoción*. Shackleton Books.

- Morgado, I. (2019). *Los sentidos*. Ariel.

- Morgado, I. (2020). *El cerebro y la mente humana*. Ariel.

- Ruiz Martín, H. (2019). *Como aprendemos*. Grao.

- Ruiz Martín, H. (2020). *Los secretos de la memoria*. Sinequanon.